全国高等医药院校护理系列教材

社区护理

总主编 翁素贞

主　编 刘薇群 杨颖华

副主编 江长缨 黄 煊 陈利群 赵 媛 汤培凤

编　者（按姓氏笔画排序）

　　　　王　茵（上海中医药大学）
　　　　王艳波（同济大学医学院）
　　　　朱彤华（上海市四平社区卫生服务中心）
　　　　刘颖颜（上海市迎博社区服务卫生中心）
　　　　刘薇群（上海市浦东新区周浦医院）
　　　　江长缨（上海市南码头社区卫生服务中心）
　　　　汤培凤（上海市浦东新区周浦医院）
　　　　杨　郗（上海市东明社区卫生服务中心）
　　　　杨颖华（上海市人口和计划生育宣传教育中心）
　　　　宋莉娟（上海健康职业技术学院）
　　　　赵　媛（大理大学护理学院）
　　　　陆佳韵（上海市浦东新区周浦医院）
　　　　陈利群（复旦大学护理学院）
　　　　居淑勤（上海市平凉社区卫生服务中心）
　　　　荀雪琴（上海市老西门街道社区服务卫生中心）
　　　　黄　煊（上海市浦东新区卫生局医政处）
　　　　梁贞文（复旦大学附属华东医院）
　　　　葛津津（上海市浦东新区周浦医院）
　　　　蒋文珍（上海市北蔡社区卫生服务中心）

学术秘书 葛津津

复旦大学出版社

内容提要

本教材依据社区护理任务、发展方向和社区人群健康需求，依据基本医疗及基本公共卫生工作并重观念，全面体现"以就业为导向，以能力为本位、技能为核心"的职业教育培养理念，以及社区技能型人才的培养要求，努力让学生及临床工作者了解社区、深入社区护理，为其职业发展奠定基础。

本教材分为上下两篇，共 8 章。上篇"基础篇"，内容包括：社区和社区护理、社区护理方法、生命周期与社区护理、社区传染病的护理与管理、社区突发事件的应急处理及救护、社区中医护理及常用技能六大章节；下篇"拓展篇"，内容包括：社区护理管理、社区护理研究及科研方法两大章节。本教材以"必须、够用"为准则，以案例为导向，注重理论教学向临床实践有效过渡；将社区卫生工作新理念、新进展、新要求以知识链接形式展现，扩充学生的知识面。同时结合职业考试特点，配套相关习题，可供高等专科、高等职业教育、成人高等教育、社区护士等参考。

全国高等医药院校护理系列教材
编写委员会名单

总主编 翁素贞

编　委（按姓氏笔画排序）

叶文琴　叶志霞　刘晓虹　刘薇群　孙建琴
张雅丽　姜安丽　施　雁　席淑华　席淑新
徐筱萍　栾玉泉　曹新妹　章雅青　黄　群
程　云　蒋　红　楼建华

秘　书 庹　焱

序 foreword

护理学属于医学的重要分支,在人类健康发展的历史长河中,医学因它的存在而生动,生命因它的奉献而灿然。幸福人生是一种超然的状态,在人们通往健康的大道上,每天都在演绎着心灵的故事,无论是个人还是家庭,患者还是健康者,均有可能接触到医学护理,通过这一"生命驿站"将健康之光代代延续。无疑,护士(师)在任何时代都是最有医学使命和文化责任的崇高职业,之所谓:赠人玫瑰,手有余香。南丁格尔——在我们的精神世界是最为圣洁的使者,她创造了历史的永恒!

今天,我们生活的世界无限扩展,生命的长度不断延伸,这给我们的护理学科带来了空前发展的机遇。护理学是以维护和促进健康、减轻病痛、提高生命质量为目的,运用专业知识和技术为人民提供健康服务的一门科学。随着人类疾病谱改变、社会结构转型及人口老龄化发展趋势,公众对护理服务的需求和护理质量提出新的要求,亟需医药院校培养更多的具有国际化视野、适应我国国情特点的技能型护理人才,护理的职业教育前景广阔。护理职业教育必须着眼于职业教育与护理专业这两个基本特征,而编撰一套符合我国护理职业教育特点、紧密与临床实践结合、权威而有新意的护理学教材显得尤为重要。

为了进一步贯彻、落实《国家中长期教育改革和发展规划纲要(2010～2020年)》关于"大力发展职业教育"的精神,我们汇集了上海市护理界临床、教学方面的资深专家,并整合全国医药高等职业学校护理专业方面的优质资源,策划、编写了本系列护理教材。在编写过程中,我们特别强调结合临床护理的实际需要,忠实体现以"任务引领型课程"为主体的理念与编写思路,以确保教材的编写质量。全套教材包括主教材、实训指导、习题三大部分。其中主教材又分为基础课程、核心课程、专业方向课程、人文素养课程4个版块,并配套课件、操作视频和教学资源网络平台。

　　本系列教材针对护理职业教育的实际情况,突出以下特点:内容设计上,以理论知识"必须和够用"为原则,着重于对学生解决实际问题能力的培养,在技能方面体现其最新技术和方法,以保持教材的科学性与前沿性;体例编排上,突出能力培养特点,以"案例导入"为特色,引入启发式教学方法,便于激发学生的学习兴趣;版面设计上,采用目前国际流行的教材版式,风格清新,特色鲜明,版面活泼。此外,以模块结构组成教材,既可以适应职业教育大众化、技能教育大众化的新要求,又能达到"可教学可自学,可深学可浅学,可专修可免修"的教学目的,方便教师教、学生学,同时可以使职业教育学分制具有实际意义。

　　衷心希望本系列教材能得到护理学科广大师生的认同和喜爱。教材中难免存在疏漏和错误,恳请各院校师生和护理界同仁不吝指正,以便在修订过程中日臻完善。

上海市护理学会理事长　

2015年5月1日

前 言 preface

随着我国老龄人口迅速增长、疾病谱的变化和健康理念的转变,社区卫生服务已成为我国卫生工作发展的重要部分。基于"关口前移、重心下沉"等重要理念的提出,21世纪的社区卫生服务承担着"防未病、治小病、管慢病、转大病",以及"防治结合、中西医结合、医养结合、为老服务",提高全国人民健康水平的重要任务。社区护理作为社区卫生服务的重要组成部分,强调以人为本,以健康为中心,以家庭为单位,以居民整体健康的维护与促进为方向,为居民提供基本医疗和基本公共卫生服务相结合的、全面的、综合的、连续的、长期负责式的护理。社区护理俨然成为护理专业的一门必修课程,且与医学、心理学、社会医学、行为医学等密切相关。

本书依据社区护理任务、发展方向和社区人群健康需求,全面体现"以就业为导向,以能力为本位,以技能为核心"的职业教育培养理念及社区技能型人才的培养要求,努力让学生了解社区、了解社区护理,为其就业奠定基础。本书在编撰过程特别注重贴近临床、贴近实际,特点如下:①编者由长期从事社区工作、社区护理和公共卫生等方面的专家,以及长期从事社区护理教学的高校教师和相关临床医学专家组成,使本书更贴近社区护理工作,突出社区护理特点。②以案例为导向,注重理论教学向临床实践的有效过渡;将社区卫生工作新理念、新进展、新要求以知识链接形式展现,并结合职业考试特点,配套相关习题;依据基本医疗与基本公共卫生工作并重观念,编者不仅将"六位一体"、"三级预防"的工作理念融入全书,还将社区人群服务任务,用人生的生命周期予以贯穿,充分突出适时性、实用性和创新性。

在本书付梓之际,特别感谢各位编委的辛勤劳动和付出、感谢上海市浦东新区周浦医院的支持。限于编者水平和时间仓促，本书难免有不妥之处，恳请各位读者提出宝贵意见，以便再版时进一步修改和提高。

刘薇群

2015年5月

目 录 contents

上篇　基础篇

第一章　社区护理概述　3
项目一　社区与社区卫生服务　3
　任务一　社区　3
　任务二　社区卫生服务　5
项目二　社区护理　6
　任务一　社区护理基本概念　7
　任务二　社区护理发展趋势　9
　任务三　社区护理伦理　12
项目三　公共卫生与社区护理　15
　任务一　公共卫生概述　15
　任务二　预防与社区护理　19

第二章　社区护理方法　22
项目一　社区护理程序　22
　任务一　概述　22
　任务二　社区护理程序的步骤　23
项目二　社区健康教育　30
　任务一　社区健康教育概念　30
　任务二　社区健康教育程序　36
　任务三　社区健康教育方法与技巧　41
项目三　基于家庭医生责任制团队的工作方法　44
　任务一　家庭医生责任制概述　44
　任务二　社区家庭访视管理　46
　任务三　居家护理　50
项目四　健康档案与健康管理　54
　任务一　健康档案　55
　任务二　健康管理　59

项目五　信息技术应用	62
任务一　社区卫生服务信息系统	63
任务二　临床护理工作站	65
项目六　社区常用流行病学研究方法	66
任务一　流行病学概述	67
任务二　常用疾病频率测量指标	69

第三章　生命周期与社区护理　　72

项目一　生命周期	72
任务一　生命周期	72
任务二　社区护理与生命周期	74
任务三　社区护士在生命周期中的作用	75
项目二　生命周期与社区护理之一：社区儿童、青少年健康管理	76
任务一　概述	77
任务二　社区0～6岁儿童健康管理	77
任务三　预防接种和免疫规划	85
任务四　学校卫生保健	88
项目三　生命周期与社区护理之二：社区妇女健康管理	91
任务一　社区妇女保健	92
任务二　备孕期妇女健康管理	94
任务三　孕期妇女健康管理	95
任务四　产褥期妇女健康管理	99
任务五　更年期妇女健康管理	102
项目四　生命周期与社区护理之三：慢性病健康管理	105
任务一　慢性病概述	105
任务二　慢性病社区管理模式	107
任务三　社区常见慢性病健康管理	110
项目五　生命周期与社区护理之四：社区康复护理	133
任务一　康复护理概述	134
任务二　社区康复护理常用技术	136
任务三　社区常见疾病的康复护理	148
项目六　生命周期与社区护理之五：社区老年人健康管理	186
任务一　老年人的生理、心理特点	186
任务二　老年人的健康管理	188
任务三　居家养老模式	191
任务四　失能老人的照护	193

任务五　空巢老人的照护　　196
　项目七　生命周期与社区护理之六：舒缓疗护　　198
　　　任务一　舒缓疗护概述　　199
　　　任务二　临终患者躯体症状护理　　203
　　　任务三　临终患者的心理护理　　207
　　　任务四　癌痛护理管理　　210
　　　任务五　临终患者濒死期护理　　213
　　　任务六　家属哀伤期护理　　217
　　　任务七　社区舒缓疗护护理管理　　218

第四章　社区传染病的护理与管理　　220

　项目一　传染病与社区管理　　220
　　　任务一　传染病概述　　220
　　　任务二　传染病预防与控制原则　　222
　　　任务三　传染病的社区访视管理　　224
　项目二　常见传染病的管理与护理　　225
　　　任务一　病毒性肝炎　　225
　　　任务二　细菌性痢疾　　228
　　　任务三　肺结核　　229
　　　任务四　传染性非典型肺炎与人感染高致病性
　　　　　　　禽流感　　231
　　　任务五　艾滋病　　233
　　　任务六　性传播疾病　　235

第五章　社区突发公共卫生事件的应急处理及救护　　237

　项目一　社区突发公共卫生事件的特点及应急处理　　237
　　　任务一　概述　　238
　　　任务二　社区突发公共卫生事件应急处理　　241
　项目二　急性事件的社区救护　　242
　　　任务一　社区急性事件的特征和预防　　243
　　　任务二　社区救护的原则和程序　　244
　项目三　常见急性事件的社区救护　　245
　　　任务一　心脏骤停　　245
　　　任务二　创伤　　247
　　　任务三　急性中毒　　248
　　　任务四　烧、烫伤　　249
　　　任务五　高温中暑　　250

第六章　社区中医护理及常用技能　253

项目一　常见中成药给药方法及原则　254

项目二　社区常用中医护理技术　256

下篇　拓展篇

第七章　社区护理管理　269

项目一　社区护理管理　269

项目二　社区护理人力资源管理　271

　任务一　社区护理人员配置及岗位管理　272

　任务二　社区护士培训　275

项目三　社区护理质量管理　278

　任务一　社区护理质量管理的方法　278

　任务二　社区护理管理工作的考核与监督　280

项目四　护理安全与风险管理　281

　任务一　概述　281

　任务二　社区护士的风险防范　282

第八章　社区护理研究和科研方法　284

项目一　社区护理研究热点　284

项目二　社区护理研究方法　285

　任务一　社区护理的量性研究　285

　任务二　社区护理的质性研究　288

参考文献　292

上篇 | 基础篇

第一章　社区护理概述

第二章　社区护理方法

第三章　生命周期与社区护理

第四章　社区传染病的护理与管理

第五章　社区突发公共卫生事件的应急处理及救护

第六章　社区中医护理及常用技能

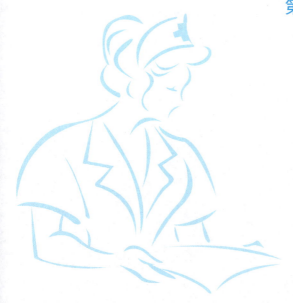

第一章　社区护理概述

项目一　社区与社区卫生服务

学习目标

1. 识记社区及社区卫生服务的基本概念。
2. 理解社区类型及社区功能。
3. 理解社区卫生服务中心的组织架构及基本内容。

任务一　社　区

社区是一种历史悠久的社会形式,通过社区的组织结构,人们得以聚居、合作,分享公共服务体系,并在共有、共享的生活中得到相应的现实利益,人与人之间保持互助和依赖的关系。

一、社区的概念

在汉语里,"社区"是个外来语。20世纪30年代我国社会学家费孝通等将community翻译成"社区",并将此概念引入国内。"社"是指相互有联系、有某些共同特征的人群,"区"是指一定的地域范围。"社区"是相互有联系、有某些共同特征的人群共同居住的一定的区域。世界卫生组织(world health organization,WHO)对社区的定义是指一个有代表性的区域人口数为10万~30万,面积为5 000~50 000 km^2。我国的社区概念为"社区是指聚居在一定地域范围内的人们所组成的社会生活共同体"。社区由众多家庭、社会团体组成,是构成社会的基本单位。我们每天的工作和生活主要都在所在的社区中,也是社区医务工作者工作的场所。

> **知识链接**
>
> 德国社会学家F·滕尼斯于1881年首先使用"社区"这一名词。当时是指"由具有共同的习俗和价值观念的同质人口组成的、关系密切的社会团体或共同体"。第一次给"社区"定义的是美国芝加哥大学的社会学家罗伯特·E·帕克。他认为,社区是占据在一块被或多或少明确地限定了的地域上的人群汇集,"社区"与任何一个社会科学的基本概念一样,不同的学者总会有不同的看法。众多的定义可分两大类:一类强调精神层面(即人群的共同体,如成员必须具有共同的传统价值等);另一类强调地域的共同体(即具有共同的居住地,即在一个地区内共同生活的人群)。我国多数社会学者更强调地域主义的观点。我国城镇按地理位置划分居民区。

二、社区的类型

1. 单位型社区　人群主体由本单位职工及家属构成,有独立管辖界限,封闭式管理。
2. 小区型社区　成建制开发的封闭式小区,功能设施配套,独立物业管理。
3. 板块型社区　主要是以三级以上马路分块划定的社区,多在老城区,是目前城市社区的主要类型。
4. 功能型社区　除地域管辖因素外,具有特色功能的社区,如商贸、文化、公众等比较集中的区域,但一般没有常住居民。

三、社区的功能

1. 管理功能　管理生活在社区人群的社会生活事务。
2. 服务功能　为社区居民和单位提供社会化服务。
3. 保障功能　救助和保护社区内弱势群体。
4. 教育功能　提高社区成员的文明素质和文化修养。
5. 安全稳定功能　化解各种社会矛盾,保证居民生命财产安全。

为了维持社区功能,管理社区的各种事务,社区设有各种管理和服务机构。在我国农村,基层社区管理组织是村民委员会;在城市,基层社区管理组织是居民委员会。

社区管理和服务机构的重要职能是为社区成员提供社区服务,如生活服务,文化体育服务(组织文艺表演、举办体育活动、组织青少年校外活动等),卫生保健服务(设置家庭病床、指导计划生育、免疫接种、打扫公共区域卫生等),治安调解服务(调解家庭和邻里纠纷、法律咨询、办理户口等)等。

任务二　社区卫生服务

一、社区卫生服务概念

1. 社区卫生服务　又称社区健康服务(community health service，CHS)。是指在一定社区中，由卫生及有关部门向居民提供融预防、医疗、康复和健康促进为一体的卫生保健活动的总称。它是社区建设的重要组成部分。社区卫生服务是在上级卫生机构指导下，以基层卫生机构为主体，全科医生为骨干，合理使用社区资源和适宜技术；以人的健康为中心、家庭为单位、社区为范围、需求为导向；以妇女、儿童、老年人、慢性病患者、残疾人、贫困居民等为服务重点，解决社区主要卫生问题、满足基本卫生服务需求为目的，为社区居民提供有效、经济、方便、综合、连续的基层卫生服务。

2. 社区卫生服务中心　是社区卫生服务的组织、管理机构，具有公益性质，属非营利性、综合性的基层卫生服务机构。社区卫生服务机构由地市级政府卫生行政部门审批。

> **知识链接**
>
> "六位一体"：社区"六位一体"是指集社区预防、保健、医疗、康复、健康教育及计划生育技术指导为一体的社区医疗卫生服务网络体系。

二、社区卫生服务组织架构

社区卫生服务中心一般以街道办事处所辖范围设置，服务人口为 3 万～5 万人。对社区卫生服务中心难以覆盖的区域，以社区卫生服务站作为补充。社区卫生服务中心的命名原则是：区名＋所在街道名＋识别名(可选)＋社区卫生服务中心；社区卫生服务站的命名原则是：所在街道名＋所在居民小区名＋社区卫生服务站。社区卫生服务中心的建设纳入社区发展规划和区域卫生规划，与城镇医药卫生体制改革、城镇职工基本医疗保险制度改革紧密结合，并充分利用中医和西医卫生资源。社区卫生服务中心科室设有全科诊疗、护理、康复、健康教育、免疫接种、妇幼保健和信息资料管理等工作部门。

三、社区卫生服务的基本内容

社区卫生服务属初级卫生保障范畴，是卫生体系的基础与核心。它有两个显著特点：①服务的广泛性，即服务对象的广泛性，含健康人群、亚健康人群、高危人群与重点保护人群、患者；②服务的综合性，即预防、治疗、康复和健康促进相结合；院外服务与院内服务相结合；卫生部门与家庭、社区服务相结合。社区卫生服务是适应医学模式的转变而产生的，是整体医学观在医学实践中的体现。具体工作内容如下：①开展社区卫生状况调查，进行社区诊断，向社区管理部门提出改进社区公共卫生的建议及规划，对社区爱国卫生工作予以技术指导；②有针对性地开展（非传染性）慢性疾病、地方病与寄生虫病的健康指导、行为干预和筛查，以及高危人群监测和规范管理工作；③负责辖区内免疫接种和传染病预防与控制工作；④运用适宜的中西医药及技术，开展一般常见病、多发病的诊疗；⑤提供急救服务，以及家庭出诊、家庭护理、家庭病床等家庭卫生保健服务；⑥提供会诊、转诊服务，以及临终关怀服务；⑦提供精神卫生服务和心理卫生咨询服务；⑧提供妇女、儿童、老年人、慢性病患者、残疾人等重点人群的保健服务；⑨提供康复服务，开展健康教育与健康促进工作；⑩开展计划生育咨询、宣传并提供适宜技术服务；⑪提供个人与家庭连续性的健康管理服务；⑫负责辖区内社区卫生服务信息资料的收集、整理、统计、分析与上报；⑬在社区建设中，协助社区管理部门不断拓展社区服务，繁荣社区文化，美化社区环境，共同营造健康向上、文明和谐的社区氛围；⑭根据社区卫生服务功能和社区居民需求，提供其他适宜的基层卫生服务。

学习效果评价·思考题

1. 简述社区卫生服务的概念。
2. 社区卫生服务的基本功能有哪些？

项目二　社 区 护 理

学习目标

1. 识记社区护理基本概念及基本内容。
2. 识记社区护士角色及必备能力。
3. 理解社区护理服务特点。
4. 理解国外社区护理发展趋势及护理内容。
5. 理解国内社区护理现存问题及国外社区护理的启示。

任务一　社区护理基本概念

一、概念

1. **社区护理**（community health nursing）　美国护理协会将社区护理定义为：社区护理是将公共卫生学及护理学理论和技术相结合，用以促进和维护社区人群健康的一门综合学科。社区护理应以维护人的健康为中心，家庭为单位，社区为范围，社区护理需求为导向；以妇女、儿童、老年患者、慢性病患者、残疾人为重点，在开展社区预防、保健、健康教育、计划生育和常见病、多发病、诊断明确的慢性病的治疗和康复工作中提供相关护理服务。社区护理是社区卫生服务的重要组成部分，亦是护理学的重要组成部分。

2. **社区护士**　是指在社区卫生服务机构及其他有关医疗机构从事社区护理工作的护理专业技术人员。社区护士的基本任职条件是：具有国家护士执业资格并经注册；通过地（市）以上卫生行政部门规定的社区护士岗位培训；独立从事家庭访视护理工作的社区护士，具有在医疗机构从事临床护理工作5年以上的工作经历。

二、社区护理的基本内容

1. **疾病预防**　是指防止疾病和伤害的发生，具体体现在社区门诊及家庭病床等护理服务和参与周期性体检、消毒、防疫、预防接种等保健活动上。

2. **健康保护**　是指保护居民免受环境中有害物质的侵袭，具体体现在担负社区签订服务合同、建立家庭健康档案、禁止公共场所吸烟、检查饮水和食品卫生、限制社区居室装潢环境污染等卫生管理工作。

3. **健康促进**　是指促进社区居民健康，具体体现在组织社区居民开展一些全面健身的有益活动，以及宣传计划生育和卫生保健常识上。

原卫生部2002年《社区护理管理指导意见》社区护理工作内容包括：①承担诊断明确的居家患者的访视、护理工作，提供基础或专科护理服务，配合医生进行病情观察与治疗，为患者和家属提供健康教育、护理指导与咨询服务；②对老年患者、慢性病患者、残疾人、婴幼儿、围产期妇女提供康复及护理服务；③承担就诊患者的护理工作；④为临终患者提供临终关怀护理服务；⑤参与完成社区儿童计划免疫任务；⑥参与社区康复、精神卫生、慢性病防治与管理、营养指导工作；⑦参与计划生育技术服务的宣传教育与咨询；⑧参与恢复健康、促进健康、保护健康、预防疾病及残障工作。

三、社区护理的特点

1. **护理服务综合性**
（1）服务内容综合性：社区护理服务包括生理、心理、社会等方面的护理。
（2）疾病护理综合性：社区护理面临各种疾病及不同程度疾病的护理。

2. **护理对象广泛性**　护理服务对象涉及各个年龄段。

3. 护理场所分散性 社区护士需走进居委会、辖区内单位,以及居民家庭。

4. 护理服务长期性 我国医疗资源短缺与有些患者愿意居家治疗、康复、调理、休养等原因有关,导致社区护理服务的长期性。

5. 护理服务独立性与自主性 护理服务对象广泛、护理场所分散、社区护理人员配置尚不足等原因,导致护士经常独立工作,并自主判断、处理问题。

6. 护理服务协调性 在家庭医生责任制模式下,护士需与团队成员密切合作;社区工作内容,需社区护士与辖区行政部门、各种单位、机构协作,协同完成相应任务。

四、社区护士的角色

社区护士的角色是指在社区护理服务中,社区护士所特有的地位和职能,以及应当承担的义务,也反映出社区护士在社区与其他成员间的关系。

1. 照顾者 是社区护士最基本的角色。社区护理很多服务活动中都需要社区护士担任和完成照顾者的角色,如家庭访视、慢性病患者的护理、残障者的康复护理等,都是社区护士向个人、家庭、群体提供诊疗护理技术服务和生活照顾。

2. 指导者 是社区护士向社区居民提供各种教育指导与服务。包括患者教育、健康人群教育、患者家属教育等。如孕妇关心胎儿的发育生长、婴幼儿家长关心孩子的营养和成长、社区居民关心运动和营养的知识等,都可以通过健康教育的方式给予指导。

3. 咨询者 社区护士需接受社区居民的各种咨询,有责任解答疑问和难题。具备良好咨询素质的社区护士,能够有效地将咨询和教育相结合,更全面地为社区居民服务。

4. 协调者 面对开放的或复杂的社区,社区护士需具备较强的"亲和力",在与社区卫生服务团队中的其他成员、社区组织、社区服务的群体、个人、家庭的协调中,掌握思考、评价、反思技能,当好协调者。

5. 管理者 社区护士具有管理职能,在社区服务中要组织有关人员共同工作,制订计划,对社区护理工作的进展情况进行协调等。

6. 研究者 社区护理工作离不开收集资料、观察问题、分析问题,为提升服务成效,需要进行科学研究。社区护士要培养观察以及分析问题的技能。

五、社区护士必备能力

社区护理内容、工作职责、工作特性对社区护士的能力提出了要求,社区护士不仅要具备一般护士所应具备的护理基本能力,而且还需掌握以下 7 种能力。

1. 综合护理能力 社区护士会面对各科疾病、各种症状及疾病的各个病期;各种护理需求、各种咨询问题随时会出现在社区护士面前,社区护士即是全科护士。

2. 独立判断、解决问题能力 社区护士不同于医院护士,常常处于独立工作状态。在医院,护士遇到问题往往可以与其他护士、护士长或医生研究解决。但在社区,社区护士将独立进行各种护理操作、运用护理程序、开展健康教育、进行指导或解答咨询。此外,无论是社区服务站还是患者的家庭病房,其护理条件及设备与医疗机构均有差距。独立判断、解决问题或应变能力成为社区护理人员的主要能力。

3. **预见能力** 即对患者与自身风险预见性。社区护士在为患者提供服务时,应预见各种并发症等的发生,需及时发现危险因素,采取有效措施,为患者提供预防性服务或指导;在非医疗环境中工作,亦应预见自身生物性、社会性等风险,主动采取防范措施,减少或规避问题的发生。

4. **人际交往、沟通能力** 社区护士需面对不同的人群,包括患者、家属、健康人群;面对不同的个体:包括罹患不同的疾病、不同的疾病程度、不同的年龄阶段,不同的家庭和社会文化背景的服务对象;面对不同的合作者:除全科医生团队成员,还有社区的管理者,如街道、居委会的工作人员,不同的岗位、不同的工作视角、不同的观念,致使社区护士的沟通显得尤为繁复。

5. **组织、管理能力** 依据社区护士工作内容,社区护士时常会独立组织群体性活动,也会利用社区的各种资源,组织各种形式的健康促进活动。众方面人员、场面、物质、时间的协调,常需社区护士具备较好的组织管理能力。

6. **调研、科研能力** 社区公共卫生服务工作,大量的流行病学调研工作需要社区护士承担。当前我国处于社区护理快速发展期,又是社区护理初始阶段,需社区护士不断发现问题,通过科研手段来解决问题。在社区护理实践中,善于总结经验提出新的观点,探索适合我国国情的社区护理模式,推动我国社区护理事业的发展。

7. **自我防护能力** 社区护士时常需独立身处不同工作环境,在非医院环境中实施护理、接触各类人群,医疗风险、环境风险、自身安全风险相对综合性医院护士易见、易遇,因此社区护士应提高法制意识和自我防护意识与能力,减少或规避不良事件的发生。

社区护士的能力将直接影响社区护理的质量。目前,我国的社区护理仍处于萌芽阶段,只有加强社区护士的能力培养,提高社区护理队伍的整体素质,才能保证社区护理的质量,保证我国的社区护理事业健康蓬勃发展,并圆满地达到我国发展社区护理的目的。

任务二 社区护理发展趋势

一、国外社区护理发展

1. **国外社区护理沿革** 社区护理起源于西方国家。国外社区护理经历了早期家庭护理、地段访视护理、公共卫生护理和社区护理4个阶段。

(1)家庭护理阶段:在19世纪中叶前,生活贫困、医疗水平低下,卫生服务资源匮乏,多数患者居家医养,照护者多为家人。患者只能得到基本的生活照顾,或得到祖先或民间流传的经验医治。简单、质朴、亲情的家庭照护为之后的社区护理发展奠定了基础。

(2)地段访视护理阶段:1854年,在利物浦企业家威廉·勒斯朋和南丁格尔护士学校的协助下,伦敦成立了全英访贫护士协会,之后陆续开设了地段护理服务。护理内容侧重于对居家贫困患者的疾病护理,护士是经过培训的志愿者。她们进入居民家庭,遵医嘱提供护理。

（3）公共卫生护理阶段：1893年，美国护士丽莲·伍德在纽约开设了第一所公共卫生护理机构，制订了公共卫生护理的目标，向居民提供预防疾病、环境监测和健康教育等公共卫生服务，使地段护理发展为公共卫生护理。此阶段护理工作以预防和治疗为主。护士多数经过系统学习培训，少数为志愿者。

（4）社区护理阶段：1970年，美国露丝·依思曼首次提出"社区护理"一词，将公共卫生与社区护理相结合。她认为社区护理是护理人员在不同形式机构内进行多项卫生工作，主要是治疗、预防和健康促进，由高素质护理人员从事这项工作。美国护理协会将这种融医疗护理和公共卫生护理为一体的服务称为社区护理，将从事社区护理人员称为社区护士。1978年，WHO给予充分肯定并加以补充，要求社区护理成为居民"可接近的、可接受的、可负担得起的"卫生服务。从此，社区护理以不同的方式在世界各国迅速发展，社区护士队伍也随之壮大。

2. 国外社区护理内容　　英国是现代社区卫生服务的发源地，20世纪80年代英国卫生事业就从疾病治疗为主转向健康维护和健康促进。护士的健康访视主要是进行疾病访视、婴幼儿及老年人巡视和健康教育。美国社区护理的工作目标主要是促进健康和疾病预防，社区护士每周对所属服务对象及家庭进行定期的家庭访视，内容包括对患者生理、心理评估；按需为居家患者实施静脉给药、精神保健、哺乳咨询、临终关怀等；对家庭成员照顾行为和紧急情况的应对进行指导。在澳大利亚，除了常规护理，还涉及烟酒及毒品的禁戒、口腔卫生、精神心理卫生服务、性传播疾病等公共卫生内容。日本的社区护理分为公共卫生护理和居家护理。①公共卫生护理：以保健所和市、街、村保健中心的保健师为活动主体，实行地区主管负责制。保健师的服务内容包括：地区健康问题诊断、成年人疾病预防、精神障碍者支援等。②家庭护理：基于人口老龄化的特点，家庭护理以老年人为主要对象。服务内容包括身体评估、个人卫生辅助，为患者及家庭成员提供指导、日常生活质量评估、日常生活活动协助。各种诊疗处置、康复护理、用药管理等日常生活指导、援助等。公共卫生护理和居家护理协同发挥预防保健、健康教育、康复诊疗、照顾护理作用。韩国的社区护理事业发展相对较晚，但迅速形成自己的特色，20世纪70年代末护士作为独立的角色担当初级保健任务。韩国的家庭护理服务项目包括健康咨询、定期体检、特殊护理操作、心理护理、手术伤口护理、排泄护理及给药。可见，发达国家社区卫生机构的护理服务内容与我国基本一致，但预防、康复等项目的开展比我国更完善。

二、国内社区护理的发展

我国的社区护理服务工作开展时间较国外不仅时间短，而且工作内涵也存在较大差距。1925年，北京协和医院开展了公共卫生护理；1932年，政府设立中央卫生实验处着手训练公共卫生护士。新中国成立后，一部分医院开设地段保健科或家庭病床及社区卫生服务中心。目前，我国社区护理主要以三级预防为主，与国外社区护理相比比较局限。

三、国内社区护理存在的问题

1. 护理服务内容可及性局限　　虽然国内社区护理对象、服务内容与发达国家基本一致,但社区护理服务内容的可及性与国外相比存在差距,有较大的提升空间。受管理机制、人员配置、社会状况、服务理念、服务能力的影响,目前开设项目有限。家庭访视、重点人群保健、健康宣教、康复护理、心理支持、临终关怀等方面的护理比较薄弱、开展情况不佳。据有关服务内容调查显示,我国社区护士工作70%以上是基础护理,以临床疾病护理为主。

2. 缺乏社区护理专业人才　　从1977年开始,社区护理课程在护理院校陆续开设,并成为护理专业必修课,社区护理硕士研究生教育在高校启动,进一步推动了社区护理的发展。但国内尚未开设社区护理专业,现有的护理教育体系、专业课程结构、培养目标和人才层次等方面不能满足社区护理需求。目前,社区护理准入条件低于其他发达国家。社区护理人员较多来源于临床护理专业,经受过社区护理系统培训人员为数甚少。

3. 缺乏有效的社区护理管理机制　　我国社区护理的服务标准与质量控制内涵不完善、不统一或者缺失,很多地区用综合性医院的护理标准评估社区护理质量,不能正确引导社区护理工作全面落实服务内容。因社区护理管理机制不完善,影响护理新理论、新知识、新技术传入社区护理。社区护理的继续教育内容系统性、针对性欠缺,以及人员安排的随意性,影响社区护理知识的沉淀、应用,以至影响社区护理服务质量。

四、国内社区护理的展望

我国《护理"十二五"发展规划纲要》中提到:随着社会经济发展、慢性病患病率不断上升和人口老龄化进程的加快,护理服务在不断适应人民群众日益多样化、多层次的健康需求中,服务领域在不断拓展,逐步向家庭、社区延伸。近年,社区护理在老年护理、慢性病护理、临终关怀等方面的作用日渐显现。社区护理已成为21世纪护理发展的重要方向之一。

五、国外社区护理对我国的启示

1. 优化社区护理服务理念与模式

(1) 多元社区护理服务内容可及:社区护理重点应从遵医打针、发药,向功能恢复,减少、减轻并发症及残疾,提高生命质量方面努力。护理工作重心应从慢性疾病照顾扩展到预防、康复、保健、健康教育和计划生育技术的指导,形成完善的、适应我国国情的社区护理服务体系。

(2) 多元护理服务人群可及:服务对象不仅是社区的患者,还包括健康人群。①加强老年护理:2010年我国第六次全国人口普查资料显示,65岁以上人口占总人口8.87%。我国已高于7%的国际标准进入老年社会。老年人群不论是否有身体疾患,都需要身体、精神、心理、社会的支持,需要社区医护人员定期随访。②加强孕产妇、儿童护理:孕产妇、婴幼儿和儿童处于生命周期的特殊阶段,在没有疾病的情况下也需要保健服务。③加强残疾人护理:残疾人存在生理和心理的双重问题,迫切需要社区护理干预。④加强居家治疗的患者护理:居家治疗的患者可为手术出院后仍需要继续治疗和康复的患者;常见病、多发病、传染病等适宜在家治疗的患者;晚期肿瘤需支持治疗和减轻痛苦的患者,包括生命终末期患者。这些患者出院后仍有很高的连续性护理的需求。⑤加强健康人群、亚健康人群的健康管理。

（3）多元服务场所可及:服务场所多元是实施社区护理服务内容的重要标志之一。社区护理应从服务中心转向贴近患者、贴近家庭、贴近社会;社区护理服务场所应从服务中心内,走向社区、走向机构、走向家庭。

2. 提高社区护理人员素质　社区护理工作形式独立,由于护理内容涵盖面广,护理对象迥异等,对护理人员的要求也更高。

开设社区护理专业不同层次的学历教育,培养社区护理专业人员,提高社区护理继续教育质量,培养社区广大护理人员。按患者需、护士缺、内容新的理念,为社区护理人员量身定制继续教育科目,提高社区广大护理人员的综合服务能力。迅速培养社区护理"一专多能"专业护士,她们是社区患者的专业护士、是新护理知识传入社区护理的承接者、是社区护士的相关专业的培训师,亦是社区护理知识积累、沉淀的管理者。通过学历教育、继续教育及社区"一专多能"专业护士培养,形成一个多维度的、合理的社区护理人员培养体系,为社区护理培养适宜人才,快速弥补我国与世界发达国家在社区护理的差距。

3. 完善社区护理管理　国外社区护理的组织运行机制的主要特点：①管理制度科学、严谨；②社区护理人员职责明确、分工合作；③强调与其他部门的协调合作；④各州卫生行政管理部门对于涉及的护理内容及其标准均有详细规定；⑤各级护理人员准入标准严格。社区护理规范化建设包括在国家制定相关法律、法规的基础上,护理服务内容与质量控制标准、社区护士准入标准、社区护理人员配置标准等建立与落实迫在眉睫。

社区护理是一项具有重要的社会效益和良好经济效益的服务,可以减轻家庭与社会负担,更重要的是有利于国家构建三级医疗服务网络,缓解"看病难、看病贵"的问题。扩大护理服务领域,提高医疗护理服务的连续性、协调性、整体性,面向社会提供高质量的护理服务。

任务三　社区护理伦理

一、护理伦理的基本概念

护理伦理学是研究护理职业道德的科学,是运用一般伦理学原理去解决护理发展中,特别是护理实践中护理人员与他人、护理人员之间、护理人员与社会之间关系的护理道德意识、规范和行为的科学。

2005年版《国际护士伦理守则》的通则中清楚阐明了护士的伦理责任,即促进健康,预防疾病,恢复健康和缓解痛苦。该通则指出了护理实践的4个要素:护士与民众(需要护理的人)、护士与实践(护理实践的伦理标准)、护士与专业(实施护理实践标准)、护士与同仁(与其他团队合作)。护理伦理学的基本概念有 4 点:支持维护(advocacy)、行动负责(accountability)、关怀照顾(care)、互助合作(cooperation)。常用护理伦理有 5 项主要原则,即自主原则、有利原则、无害原则、公正原则、知情同意原则,同样也适用于社区护理工作。

二、社区护理伦理要求

社区护理在为社区服务对象实施连续性、综合性、整体性社区护理服务的过程中,要面临比医院复杂的护患关系。社区家庭护理存在的潜在医疗风险和医疗纠纷,决定了社区护理工作中应遵循特殊的伦理道德要求。遵守社区护理伦理规范是调整社区居民-家庭-医疗机构关系、减少医疗过程中各种矛盾与冲突的重要环节。本节从护理伦理学 4 项基本概念的视角阐述社区护理应遵守的伦理规范。

1. **社区护理中的"支持维护"与"行为负责"伦理规范**

(1) 面对服务对象

1) 需有责任感:社区护士道德责任感的高低对社区护理服务质量起决定性作用。作为一名社区护士,牢固树立对本职工作高度责任感,是社区护理道德的核心思想。

2) 需恪守有利与尊重信念:支持维护有两条基本原则,即有利和尊重。护理服务于所有人,无论疾病的病情轻重、不论年龄、肤色、信仰、种族、文化、伤残、性别、国籍、政治、种族或社会地位,一律平等、公正对待。护士要维护患者的利益和权利,保护患者的生命、健康、知情选择、隐私、保密以及尊严。护理固有的本质是尊重人的权利,包括尊重人的文化、人的生命、人的选择、人的权力和人的尊严,改善生命质量。

(2) 面对服务内容

1) 需坚持行为负责态度:护理工作是根据护理学原理和患者的实际情况采取的行动。护士的行为负责(accountability)是指护士按照高标准提供护理服务负有责任,即对于一个患者的护理,是护士根据护理学原理和患者实际情况经过周密考虑后的决策,除去那些无法估计的偶然因素,护士应坚持自身护理服务行为无害。

2) 需保持慎独、严谨作风:社区护理工作监督作用弱、独立性强,许多工作从准备到操作,从评价到实施,常常由护士独立完成的。在这种情况下,坚持职业道德标准,做到"慎独"、"严谨"、"一丝不苟";面对千差万别的服务对象,做到一视同仁;在繁琐、具体、紧张的工作中保持冷静和耐心,均源于自觉的道德选择、高尚的道德情操和较强的道德实践能力。

3) 需以保护服务对象为准则:护士应于护理同仁及其他专业人员之间维持合作的关系,当服务对象个人、家庭、社区的健康受到人或事的危害时,护士有责任采取适当的保护行为。在保护服务对象时,保护其隐私尤为重要。长期的社区护理,护士可能对服务的患者、家庭知根知底,切忌泄露患者个人及其家庭的隐私。

4) 保护自身合法权益:社区护理所涉及的法律问题很多。目前虽然尚无明确的法律条文规定,但与整个医学的法律连在一起。所以,社区护理人员应做到:努力学习法律知识,特别是新刑法中有关护理部分;提高自己守法的意识,把遵纪守法作为标准来要求自己。社区工作既复杂,又风险大,护士应运用国家的法律来保护自己的合法权益,维护法律的尊严,以提高社区护理质量。

2. 社区护理中的"关怀照顾"伦理规范

(1) 实践关怀照顾:关怀照顾被认为是护士角色中基本的、不可缺少的要素。护士的关怀照顾是指向保护患者的健康和幸福,也是对保护人类尊严和维护人类健康的承诺。简言之,关怀照顾是护理身份的来源,护理是关怀照顾的实践。

(2) 实践真诚服务:真诚,即真实诚恳,真心实意,坦诚相待,以从心底感动他人而最终获得他人的信任。社区的每一户、每个人都是自己的服务对象。这就要求护士要真诚相待。在为社区群众服务时,热心地为他们查病、防御疾病,用真诚之心感化服务对象,并得到切实的认同。

(3) 实践同情关心:由于社区患者年龄段不同、健康状况不同、疾病程度不同、社会背景不同、经济条件不同,决定其服务需求也多种多样,以及社区护理人际关系的多样性。但无论如何,我们都应同情关心患者。

(4) 良好的语言与非语言沟通:语言交往是对社区服务对象实施不同护理时不可缺少的基本手段。良好的语言与非语言不仅能起很好的沟通作用,还能起到治疗作用。因此在社区护理中护士应加强语言与非语言修养,用准确的语言与非语言行为,传递善意、友情、同情、尊重信息,同时捕捉服务需求信息,提供个性化社区护理服务。

3. 社区护理中的"互助合作"伦理规范(cooperation) 社区护理的互助合作是指护士与其他人(医生或其他护士或其他行业人员)共同参与为社区服务对象提供优质服务。互助合作理念鼓励护士为了共同目标与其他人一起工作,将共同关心的问题置于优先地位,并且为了维持这种互助关系有时甚至牺牲个人的利益;互助合作理念鼓励护士与协作者一起互尊互学、互助互帮。构建良好的团结协作关系,这是社区护理伦理道德中的一条重要的行为规范。

学习效果评价·思考题

1. 简述社区护理基本概念及基本内容。
2. 简述社区护士角色及必备能力。
3. 社区护理的服务特点有哪些?
4. 国外社区护理发展趋势及现存问题有哪些?

项目三 公共卫生与社区护理

> **学习目标**
> 1. 识记公共卫生的定义、健康的定义及其影响因素、三级预防的定义。
> 2. 理解公共卫生的特征、基本公共卫生服务。
> 3. 理解公共卫生的主要内容、预防医学在社区护理中的意义。

任务一 公共卫生概述

一、公共卫生的定义

早在1920年,美国耶鲁大学公共卫生学教授Charles-Edward Amory Winslow就将公共卫生(public health)定义为:"公共卫生是通过有组织的社区行动,改善环境卫生条件,控制传染病的流行,教育每个人养成良好的卫生习惯,组织医护人员对疾病进行早期诊断和预防性治疗,健全社会体系以保证社区中的每个人都享有维持健康的足够生活水准,实现预防疾病、延长寿命、促进机体健康的科学和艺术"。1952年,WHO采纳了Winslow定义,成为全球公认的公共卫生定义。1988年,美国医学研究所(Institute of Medicine,IOM)将公共卫生定义为:"在确保人群健康的情况下,实现社会利益。即公共卫生是履行社会责任,确保能够提供给居民维护健康的条件,这些条件包括生产环境、生活环境、生活行为方式和医疗卫生服务"。2003年7月,时任国务院副总理吴仪在全国卫生工作会议的报告中指出:公共卫生就是组织社会共同努力,改善环境卫生条件,预防控制传染病和其他疾病流行,培养良好卫生习惯和文明的生活方式,提供医疗卫生服务,达到预防疾病,促进健康的目的。这是我国第一次对公共卫生作的权威性定义,明确提出公共卫生是整个社会全体成员预防疾病、促进身体健康的事业,强调公共卫生是一项社会系统工程。

二、公共卫生的特征

公共卫生是以促进人群健康为最终目标、以人群为主要研究重点,强调防治结合和社会参与、以多学科为支撑。具有以下特征。

1. **社会公正** 是公共卫生的基础和出发点,决定社会的每个成员如何分享其应得的社会利益,承担其应担负的社会责任。按照社会公正原则,公共卫生应该为社会上所有人提供公共卫生服务,保护和促进所有人的健康。当需要采取公共卫生集体行动来解决某些问题时,受疾病影响少的人群要承担较多的社会负担,获取较少的社会利益;但当必须采取的公共卫生集体行动不能得到落实时,重要的公共政策问题就不能解决,最终只会增加社会负担,影响整个人群。因此,公共卫生作为一种社会事业,必须遵循社会公正性的原则。

2. 政治内涵　　公共卫生的社会公正性特征决定了其与政治有着密切的关系。当公众健康和个人自由之间产生冲突时,政治将决定政府会采取什么行动来化解和平衡这种冲突。公共卫生问题的解决不能仅靠科学技术,很大程度上还取决于政治对价值和伦理道德的选择。政治决定了公共卫生如何应用科学技术既保障公众的健康,又保护公众的基本权利。

3. 与政府具有密切关系　　公共卫生与政府之间具有极为密切的关系,政府在公共卫生领域发挥着不可替代的作用。只有通过政府才能制定和执行公共卫生法规,才能给社会提供必需的基本公共卫生服务,才能组织力量应对突发公共卫生事件。政府影响公共卫生的策略一般分为两种:①通过制定与社会和环境有关的政策来影响公共卫生;②直接为公众提供公共卫生服务。

4. 专业领域动态扩展　　公共卫生专业领域的焦点会随着不同时期公共卫生问题的变化而相应地动态扩展。例如,1950~1970年,我国公共卫生的主要问题是传染病;而1980年后,慢性病的防治成为公共卫生所关注的重要领域;2003年的"非典"(又称SARS)疫情及其之后的禽流感流行,再一次改变了公共卫生领域的关注重点。

5. 科学性　　公共卫生有别于其他各类社会活动是因为其具有科学性的特征。例如,在SARS的防治过程中,公共卫生依靠流行病学阐明了SARS的基本特征,发现了SARS的传播规律;依靠基础医学,特别是病毒学和免疫学,确定了病原体,了解SARS的发病机制和病理变化;依靠生物统计学,公共卫生设计临床试验来检验新药和疫苗的效果;依靠行为科学,公共卫生正努力说服人们避免各种传播病毒的危险行为等。

6. 多学科交叉性　　要解决公共卫生问题需要不同的学科知识、技术和方法来达成目标。公共卫生专业人员来自包括医学、管理学、社会学、心理学、营养学、统计学、法学、政治学等诸多领域,其共同目标是要解决公共卫生问题。因此,公共卫生具有显著的多学科性和学科交叉的特点。

7. 预防第一　　是我国政府一贯坚持的公共卫生指导原则。预防的特点是在事件发生前采取行动以减少其发生的可能性,或减少事件发生带来的危害。预防的价值虽然重要,但在很多情况下预防的重要性和价值往往不被人们所理解和接受。公共卫生的多学科性也决定了其预防范围的广泛性。例如对于青少年吸烟的预防,涉及健康教育、流行病学、法律学、妇幼卫生、心理学等,哪个学科应该发挥主要作用,其预防效果和价值如何体现,这些都是很难被公众所理解的。

三、公共卫生的主要内容

1. 公共卫生体系建设　　是我国卫生改革与发展面临的重要问题。2009年中共中央国务院《关于深化医药卫生体制改革的意见》中明确将公共卫生服务体系建设纳入医药卫生改革四大体系之中,旨在建立健全疾病预防控制、健康教育、妇幼保健、精神卫生、应急救治、采供血、卫生监督和计划生育等专业公共卫生服务网络,完善以基层医疗卫生服务网络为基础的医疗服务体系的公共卫生服务功能,建立分工明确、信息互通、资源共享、协调互动的公共卫生服务体系,提高公共卫生服务和突发公共卫生事件应急处置能力,促进城乡居民逐步享有均等化的基本公共卫生服务。公共卫生体系的建设和完善是一个长期的系统工程,事关国民健康、国家安全大局,涉及每个人的健康、安全利益。

2. **疾病预防与控制**　加强疾病预防控制能力是公共卫生的核心内容之一。我国疾病预防控制机构的主要职责包括:①为制定与疾病预防控制和公共卫生相关的法律法规、规章制度、政策标准和疾病防治规划提供科学依据,为卫生行政部门提供政策咨询。②制定并实施国家及地方重大疾病防控和重点公共卫生服务工作实施方案,并对工作开展情况进行监督与效果评价。③建立并利用公共卫生监测系统,对影响人群生存环境和生命质量的危险因素进行公共卫生监测,对传染病、地方病、慢性非传染性疾病等重大疾病的发生、发展和分布规律进行流行病学监测,并提出预防控制的对策。④建立并完善疾病预防控制和公共卫生信息网络,负责疾病预防控制及相关信息的收集、分析和预警报告,为疾病预防控制的决策提供科学依据。⑤处理突发公共卫生事件、传染病疫情、重大疾病、救灾防病等公共卫生问题,配合并参与国际组织对重大国际突发公共卫生事件的调查处理。⑥参与开发疫苗研究,开展疫苗应用效果评价和免疫规划策略研究,并对免疫策略的实施进行技术指导与评价。⑦研究开发先进的检测、检验方法,建立质量控制体系,促进公共卫生检验工作规范化,开展健康相关产品的卫生质量检测、检验,安全性评价和危险性分析。⑧实施重大疾病和公共卫生事件专题调查,为公共卫生战略的制定提供科学依据;开展对影响社会经济发展和国民健康的重大疾病和公共卫生问题防治策略与措施的研究与评价,推广成熟的技术与方案。⑨组织并实施健康教育与健康促进项目等。

3. **突发公共卫生事件的危机管理**　突发公共卫生事件是指突然发生,造成或者可能造成社会公众健康严重损害的重大传染病疫情、群体性不明原因疾病、重大食物和职业中毒,以及其他严重影响公众健康的事件。突发公共卫生事件的危机管理主要是指政府、卫生职能部门和社会组织为了预防公共卫生事件的发生,减少事件发生所造成的损害并尽早从事件中恢复过来,针对可能发生和已经发生的危机所采取的行为。危机管理应遵循"公众利益至上、公开诚实和积极主动"的原则。政府和相关职能部门必须把公众利益放在首位,所采取的一切行动和措施都必须优先保障公众利益。在突发公共卫生事件出现的第一时间采取有效措施,及时公开相关信息,避免造成不应有的混乱。

4. **健康危险因素的识别与评价**　健康危险因素是指能使疾病或死亡发生的可能性增加的因素,或者是能使健康不良后果发生概率增加的因素。健康危险因素包括物理因素、化学因素、生物因素、社会因素、心理行为因素等。健康危险因素的识别与评价是在症状、体征、疾病尚未出现时就重视危险因素的作用,通过评价危险因素对健康的影响,促使人们保持良好的生活行为方式,防止危险因素的发生。在危险因素出现的早期,可以测评危险因素的严重程度及其可能对人们健康造成的伤害,预测疾病发生的概率,以及通过有效干预措施后可能增加的寿命。健康危险因素评价的重点对象是健康人群,开展的阶段越早,越有意义。它是一项推行积极的健康促进和健康教育的技术措施,也是一种预防与控制慢性非传染性疾病的有效手段。

5. **公共卫生政策与法律** 公共卫生政策是国家政策体系的一个重要组成部分,其制定受到众多因素的影响,包括政治理念、意识形态、传统观念、行为习俗、专家意见、决策者的兴趣与经验等。公共卫生的法律体系是保障建立公共卫生长效管理机制的基础。我国公共卫生法律体系逐渐完善,为传染病防治、慢性非传染病防治、公共卫生与安全等各项公共卫生工作的有序开展提供法律保障,确保我国依法成功应对抗震救灾防病、奥运及世博安全保障等突发和重大事件,保护公众健康和生命安全,保障经济正常运行,维护社会和谐稳定。

6. **公共卫生安全与防控** 在突发公共卫生事件、突发伤害事件、突发灾害事件及恐怖袭击事件等的处置过程中,应积极防治各种潜在风险,构建能够迅速调动社会资源的应急处理系统,通过加强法制建设合理配置资源和使用应急储备物资和资源。

7. **公共卫生伦理** 公共卫生伦理学是有关人类在人群中促进健康、预防疾病和伤害的行动规范,这些规范体现在一些原则之中,对我们在人群中开展健康促进、疾病预防和伤害防制等行动起指导作用。这些原则包括:①使目标人群受益;②避免、预防和消除对他们的伤害;③产生效用:受益与伤害和其他代价相抵后盈余最大;④受益和负担公平分配(即分配公正)和确保公众参与,包括受影响各方的参与(程序公正);⑤尊重自主的选择和行动;⑥保护隐私和保密;⑦遵守诺言;⑧信息的透明和告知真相;⑨建立和维持信任。按照公共卫生伦理的原则,公共卫生行动也是对公众应尽的义务,但这些义务并不是绝对的,而是初始义务。所谓初始义务是指假设情况不变时必须履行的义务。如果情况有变,这个初始义务是允许不履行的,不履行的理由是为了要完成一项更重要的义务时,不可能同时履行此项初始义务。在公共卫生工作中往往会发生原则或义务冲突的情况,使我们面临一些伦理问题,如在2003年的SARS防控期间,保护公众和个人健康与尊重个人自主性发生了矛盾。对于SARS患者、疑似患者及密切接触者必须采取隔离的办法,这对于保护公众及他们的健康都是不可少的,在这种情况下就不能履行尊重个人自主性和个人自由的初始义务。但如果情况没有改变,而不去履行初始义务,就违反了伦理学的规范。

8. **公共卫生领域的国际合作** 在面对全球性的公共卫生问题时,主权国家不可能去他国实施自己的政策,这样就促生了公共卫生领域的国际合作。例如,在SARS防控期间,通过采取隔离措施可以有效抑制SARS的迅速蔓延,但在由飞鸟带来的禽流感病毒的防控上,隔离病患却起不到任何作用。由此可见,隔离病患并不能解决所有的全球性公共卫生问题,在面对公共卫生领域内的全球问题上,只有国际合作才是正确的选择。

四、基本公共卫生服务

1. **基本公共卫生服务的定义** 基本公共卫生与普通意义上的医疗服务是有一定差

距的。基本公共卫生服务是一种成本低、效果好的服务,但又是一种社会效益回报周期相对较长的服务。美国城乡卫生行政人员委员会对基本公共卫生定义是指通过评价、政策发展和保障措施来预防疾病、延长人寿命和促进人的身心健康的一门科学和艺术。在国外,各国政府在基本公共卫生服务中起着举足轻重的作用,并且政府的干预作用在基本公共卫生工作中是不可替代的。许多国家对各级政府在基本公共卫生中的责任都有明确的规定和限制,以有利于更好地发挥各级政府的作用,并有利于监督和评估。

2. **基本公共卫生服务均等化的含义** 基本公共卫生服务均等化是指每个公民都能平等地获得基本公共卫生服务。我国现阶段的基本公共卫生服务均等化,主要由国家确定若干服务项目,免费向城乡居民提供。

3. **我国基本公共卫生服务的内容** 我国基本公共卫生服务项目自2009年启动以来,在城乡基层医疗卫生机构得到了普遍开展,取得了一定的成效。2011年,卫生部在《国家基本公共卫生服务规范(2009年版)》基础上,组织专家对服务规范内容进行了修订和完善,形成了《国家基本公共卫生服务规范(2011年版)》,包括11项内容:①城乡居民健康档案管理;②健康教育;③预防接种;④0～6岁儿童健康管理;⑤孕产妇健康管理;⑥老年人健康管理;⑦高血压患者健康管理;⑧2型糖尿病患者健康管理;⑨重性精神疾病患者管理;⑩传染病及突发公共卫生事件报告和处理;⑪卫生监督协管服务规范。在各项服务规范中,分别对国家基本公共卫生服务项目的服务对象、内容、流程、要求、考核指标及服务记录表等作出了规定。

任务二　预防与社区护理

一、健康的概念

1. **健康**　WHO早在1948年就指出:"健康不仅指身体没有疾病或虚弱,而是指一个人生理、心理和社会的完好状态"。1990年WHO对健康的定义进一步阐述:"健康不仅指身体有没有疾病或虚弱,而是指在躯体健康、心理健康、社会适应良好和道德健康4个方面皆健全"。①躯体健康:是指人体生理的健康。②心理健康:是指个体人格完整、自我感觉良好、情绪稳定、积极情绪多于消极情绪、有较好的自控能力;在所处的环境中,有充分的安全感,且能保持正常的人际关系,能受到大多数人的欢迎和尊重;对未来有明确的生活目标,能切合实际不断地进取,有理想和事业的追求。③社会适应良好:是指一个人的心理活动和行为,能适应当时复杂的环境变化,为他人所理解、为大家所接受。④道德健康:最主要的是不以损害他人利益来满足自己的需要,有辨别真伪、善恶、荣辱、美丑等是非观念,能按社会认定规范的准则约束、支配自己的行为,能为他人的幸福作贡献。

2. **亚健康的定义**　是指非病非健康状态,是处于健康与疾病之间的状态。WHO将机体无器质性病变,但是有一些功能改变的状态称为"第三状态",我国称为"亚健康状态"。处于亚健康状态的人,虽然没有明确的疾病,但却出现精神活力、适应能力和反应能力的下降,如果这种状态不能得到及时的纠正,非常容易引起心身疾病。亚健康的分类主要包括:①躯体亚健康,如学生营养过剩和营养失衡同时存在,体质较弱;②心理亚健康,如来自家庭、学校的压力,引发了青少年的逆反心理、反复心理、自卑心理、厌学心理等,抗挫折能力较差;③情感亚健康,如本应关心社会,对生活充满热情,但实际上对很多事情都很冷漠;④思想亚健康,如思想表面化、脆弱、不坚定,容易接受外界刺激并改变自我;⑤行为亚健康,如表现为行为上的程式化,时间长了容易产生行为上的偏激。

二、健康的影响因素

1. **生活方式因素** 又称健康行为因素,是指因自身的不良行为和生活方式,直接或间接地对健康带来不利的影响。包括吸烟、酗酒等嗜好、饮食习惯、风俗、运动、精神紧张、劳动与交通行为等。当今社会由于不良的生活方式导致多种疾病呈现高发状态,癌症、心脑血管疾病的发生与吸烟、酗酒、不良的饮食习惯、静坐的生活方式等有密切的关系;意外伤害引起的死亡等也与行为方式有关。

2. **环境因素** 分为自然环境和社会环境。自然环境因素包括阳光、大气、水等,这些自然因素对人类健康有着直接的影响;自然界中的恶劣气候、水质污染、大气 PM2.5 浓度超标、噪声污染等,随时威胁着人类的健康。社会环境因素中稳定的社会秩序、良好的教育水平、发达的科学技术等,会对健康起到良好的促进作用,反之则可能会对健康带来负面的影响。

3. **生物因素** 包括遗传、生长发育、衰老等。除了明确的遗传性疾病外,许多疾病的发生,如高血压、糖尿病等均与遗传因素有关。

4. **卫生保健服务因素** 包括健全的卫生服务机构,完善和优质的服务网络,一定的卫生经济投入,以及公平合理的卫生资源配置,对人群健康有着重要的促进作用。

三、预防医学

1. **预防医学的定义** 以环境-人群-健康为模式,运用基础科学、临床医学和环境卫生学的理论和方法研究环境因素对人群健康和疾病的影响;以人群为主要研究对象,应用卫生统计学和流行病学等原理和方法,分析环境中主要致病因素对人群健康的作用规律;以"预防为主"为指导思想,制定疾病的防治对策,并通过公共卫生措施,达到预防、控制疾病和健康促进的目的。

2. **一级预防(primary prevention)** 又称病因预防,是指在疾病尚未发生时,通过采取措施消除致病因素对机体的危害,或提高机体抵抗力来预防疾病的发生。包括保障全人群健康的社会和环境措施,以及针对健康个体的措施两个方面。一级预防是疾病防制的主干,是最积极、效益最高、最根本的预防措施。

3. **二级预防(secondary prevention)** 又称临床前期预防(或症候前期),即在疾病的临床前期通过早期发现、早期诊断、早期治疗的"三早"预防措施,控制疾病的发展和恶化。早期发现的措施有普查、筛检、自我检查和定期健康检查等。

4. 三级预防(tertiary prevention)　又称临床预防,是指在疾病的临床期,为防止疾病恶化、并发症和病残,促使残疾者功能和心理康复而采取的措施,主要包括对症治疗和康复治疗。

四、预防医学在社区护理中的意义

（1）社区护士完整的认识现代医学的目标,理解健康、健康与疾病的关系,能按照"三级预防"原则做好社区护理服务工作。

（2）帮助社区护士认识和掌握预防医学的基本观点、知识和技能,并通过实践来深化这种认识,树立预防为主的思想,培养良好医德,运用预防理念与手段来提高服务对象的健康水平。

（3）护士学习预防医学的思维方法,在社区护理服务中,全面地、宏观地观察和分析问题。为进一步接受继续教育打下基础。

学习效果评价·思考题

1. 简述公共卫生的定义及基本内容。
2. 影响健康的因素有哪些?
3. 三级预防的含义是什么?
4. 简述预防医学在社区护理中的意义。

第二章　社区护理方法

项目一　社区护理程序

学习目标

1. 识记社区护理程序的定义、特征、社区护理评估的内容和方法。
2. 理解社区护理诊断、社区护理计划、社区护理实施、社区护理评价的方法。
3. 学会应用在社区护理工作中能应用社区护理程序开展工作。

案例导入

小李，某社区卫生服务中心护士，被分配至社区的某卫生服务站工作，负责该区域内居民的护理工作，促进和维护社区人群的健康。

请问：为了顺利开展工作，为居民提供良好的护理，小李可采用什么工作方法？为什么？

分析提示

护理程序是一种指导护士工作的科学的方法，在社区护理过程中，社区护士可以应用护理程序，按照评估、诊断、计划、实施和评价的过程开展工作。

任务一　概　　述

护理程序是护士在为护理服务对象提供照护时应用的工作程序，是一种系统地解决问题、体现整体护理观的临床思维和工作方法。社区护士将护理程序应用到社区护理过程中，可为工作提供科学的理论指引。通过社区护理评估，确认社区居民的健康需求，发现有利于或有害于健康的相关因素，做出符合社区特点的护理诊断，据此制订适合的社区护理计划,并实施相应的护理措施,同时持续评价护理对象对护理措施的反应、护理效果及预期目标达成情况,以促进社区整体的健康。

一、定义

社区护理程序是指在社区护理工作中,以社区的人群作为护理对象,为增进、恢复他们的健康而进行的一系列有目的、有计划的活动,包括社区护理评估、社区护理诊断、社区护理计划、社区护理实施和社区护理评价5个步骤,是一个综合、动态、具有决策和反馈功能的过程。

二、特征

1. **审慎**　社区护理程序是一种科学的确认问题、解决问题的工作方法,社区护士在为居民进行健康服务时,可系统地进行科学的决策和判断,是一个审慎的工作方法。

2. **可循环**　社区护理程序是一个可循环的过程,如果评估、诊断、计划、实施和评价中某个环节无法按计划实施时,可重复或修改,以保证社区护理的正常有效地进行。

3. **以个案为中心**　社区护理程序是一个以个案,即患者个人、家庭或整个社区为中心的工作方法,以维持或促进健康。

4. **以社区需求为导向**　社区护理程序是以护理对象的"需求",而不是以"问题"为导向的工作方法,护理人员应发现社区个体、家庭和社区对社区护理的需求,从而制订个体化的护理目标和计划,恢复、维护、促进社区居民的健康状况。

5. **互动**　社区护理人员应在工作中和护理对象建立良好的合作伙伴关系,共同分析探讨、分析存在的健康问题,根据其需求制订预期目标和护理计划,并共同完成护理措施,是一个互动的过程。

任务二　社区护理程序的步骤

一、社区护理评估

社区护理评估是将整个社区作为护理对象,收集、记录、分析其健康状况资料的过程,可发现社区的需求、存在的问题并确定可利用的资源,为社区护理提供相应的资料。

1. **收集资料的内容**　社区护理评估应收集的资料包括地域、人群和社区功能3个方面。

(1) 地域:了解社区的地理范围、面积大小;社区的气候,如平均气温、最高、最低气温;自然环境,有无引起地震、洪水、山体滑坡等易发因素;河流、高架、铁路和公路等交通情况。

(2) 人群:了解人口的数量和密度;人口结构如年龄、性别、种族、婚姻等;社区经济状况,如职业、文化程度、人均收入等;人口的变迁;健康状况,如出生率、死亡率、平均期望寿命、主要的死亡原因和病种等。

（3）社区功能了解：社区对物品的生产、分配和消费的能力和服务；社会秩序的控制和维护；对社区互助的准备等；社区卫生服务机构的种类和功能，如医院、护理院、学校卫生服务、志愿者服务等情况；社区医疗卫生服务人力资源，如医生、护士、社会工作者的人员情况等；社区内有无宗教组织、有无活动场所及领导人等情况。

2. **收集资料的方法** 有关社区的资料可分为客观资料和主观资料两大类。①客观资料：通常是指现存的资料，用数字表示，常由统计报告或调查收集而来；②主观资料：通常是指由访谈或观察收集而来的资料，如社区居民的健康需求、价值观、信念等。护理人员应根据资料的不同类型采用不同的方法收集资料。

（1）查阅文献：社区的地理范围、面积、平均气温等可通过查阅国家和地区的正式出版的地图、档案资料、地方简报等获得；社区居民的年龄、性别、社区经济状况、平均寿命、出生率、死亡率、主要死亡原因及病种等，可查阅国家或地区的有关户籍资料、人口普查资料、卫生服务年鉴、流行病调查资料等。

（2）实地考察：又称挡风玻璃式调查法（windshield survey），或周游社区调查法，是指社区护理人员利用各种敏锐的感官去主动收集社区的资料、了解社区的现状、居民的生活情形及健康需求等。具体方法为在社区范围内，步行，骑车，或开车并将车窗摇下，采用透过挡风玻璃的方法走遍社区，用全部的感官来评估社区，如社区地理特征、人们的居住条件、街道上来往的社区居民穿着打扮特征、居民通常的集会场所、社区安静还是吵闹，以及社区有无学校、工厂、医院设施等。该方法一般可进行两次，可以选择同一天的不同时段（上班时间或傍晚下班后）或1周内不同的2天时间内（工作日或休息日），以全面完整地了解社区的真实情况。

知识链接

挡风玻璃式调查法的15个要素

房屋和结构；露天场所；社区的边界；公共活动场所；交通；社会服务中心；商店；街道上人群状况；地区治安状况；民族与种族；宗教；健康状况；政治；媒体；商业与工业。

（3）重点人物访谈：是指采用对社区中的重点人物的访问，了解社区的情况，对社区进行准确的评估。社区中的重点人物不一定是社区的管理者，但必须是非常了解社区的人，可以是社区的居民，或是在社区中工作的人，或是在社区中非常具有影响力的人。所访谈的对象必须包括各个阶层，即从各个不同的角度来了解社区。访谈的内容一般可包括社区发展的过程、社区的特性以及社区主要的健康问题等。

（4）参与式观察：是指调查者有目的地参与社区的活动，有意识地对社区居民进行观察，了解他们的健康状况、信念、态度、知识和与健康有关的行为。

（5）社区讨论会：即根据所收集资料的目的，确定讨论的主要问题，由调查员把社区居民召集起来，就相关问题进行讨论。调查的对象通常由 5～15 人组成，具有相似的年龄、文化或职业等。讨论的时间在 1～2 小时，访谈的内容应做好记录。

（6）问卷调查：收集资料的方法有信访法和访谈法。问卷的设计和质量是调查成功和有效的基础，问卷可以是开放式的，也可以是闭合式的。①信访法：一般通过邮寄问卷给被调查者，由他们自己填写后寄回，具有调查范围广泛、高效、经济等优点，但主要缺点是回收率低；②访谈法：是指具有经过统一培训的调查员，对调查对象进行访谈以收集资料。优点是回收率高、灵活性强，缺点是费时、费钱、可能存在调查员偏倚。收集资料可根据调查目的、人力、财力和时间等多方面因素，选择合适的问卷资料收集法。

> **知识链接**
>
> **社区护士在评估中获取信任的方法**
>
> 在进行社区护理评估时，社区护士可通过以下途径取得社区对其的信任：①参加社区的活动；②有兴趣的观察和聆听；③访问社区的领导人；④使用评估指南进行社区评估；⑤有同伴的支持。

3. *资料分析的方法*　对所收集的资料进行综合和分析整理是社区护理评估的重要组成部分，可发现居民对社区护理的需求。

（1）资料分析步骤：①应对所收集的各类资料进行复核，以确定资料的准确性和有效性。②对资料进行统计分析。对定量资料，如居民发病情况和死亡情况等，可按年龄、性别等进行分组后，计算标化率，以便和其他地区、省、市或全国等数据进行比较；对定性资料，可按内容进行分类，按问题提出的频率确定问题的严重程度。③将资料分析的结果整理成文。

（2）资料分析原则：去粗取精，去伪存真；立足于护理，所提出的护理问题应该是护理能够解决或干预的问题，可运用护理程序制订护理计划。

二、社区护理诊断

社区护理诊断是对个人、家庭或社区对现存的或潜在的健康问题，或生命过程所产生的反应的一种临床判断，护理诊断提供了护理干预的基础，以达到护士职责范围的预期结果。

1. *社区护理诊断的确定*　社区护理诊断是在收集、整理和分析护理评估的资料基础上得出的有关个人、家庭或社区的与护理相关的问题，可从健康需求、身体和心理健康、慢性病管理、公共设施和社区功能等方面等加以考虑。

2. 社区护理诊断的陈述　必须清晰明了地阐述以下几个方面：接受护理的对象是个人、家庭还是社区；服务对象现存或潜在的健康问题是什么；相关的因素是什么。通常采用三段式陈述，即"有……危险"、"在什么人群……"、"与……有关"。如对于学龄前儿童肥胖在某社区高发的现状，社区护士进行评估，发现社区中许多儿童由祖父母或外祖父母照顾，在培养孩子良好的进食习惯和运动等方面缺乏相应的知识，由此可以得出以下护理诊断"社区学龄前儿童有营养失衡（高于机体需要量）的危险：与儿童家庭照顾者缺乏相关照护知识有关。"

3. 排列社区护理诊断的优先顺序　在社区护理诊断中，护士不仅仅关注社区居民个人的健康问题和需求，更应该将社区作为一个整体来考虑，关注影响社区健康的各种因素，以最大限度地提高社区居民健康水平。因此，社区护理诊断往往不止一个，在多个社区护理诊断出现时，社区护士需判断哪个为最重要、需要优先进行处理。排列优先顺序时可遵循的原则可采用 Muecke(1984) 与 Stanhope & Lancaster(1996) 提出的优先顺序和量化原则。

(1) Muecke 法（表 2-1）：①社区对问题的了解；②社区对解决问题的动机；③问题的严重性；④可利用的资源；⑤预防的效果；⑥社区护士解决问题的能力；⑦健康政策与目标；⑧解决问题的迅速性与持续的效果等 8 项准则，每个社区护理诊断按 0～2 分的标准进行打分（0 分表示不太重要，无需优先处理；1 分表示有些重要，可以处理；2 分表示非常重要，必须优先处理），再将总分相加，得分越高，表示该护理诊断越需优先处理。

表 2-1　Muecke 优先顺序确定方法

社区护理诊断	社区对问题的了解	社区对解决问题的动机	问题的严重性	可利用的资源	预防的效果	社区护士解决问题的能力	健康政策与目标	解决问题的迅速性与持续性	总分
学龄前儿童有营养失衡，高于机体需要量的危险	2	1	1	2	1	2	1	1	11
老年人用药知识缺乏	2	2	2	2	2	2	1	1	14
预防性行为欠缺（宫颈癌筛查）	0	0	1	1	2	1	2	2	9

(2) Stanhope & Lancaster 法（表 2-2）：①社区对问题的了解；②社区对解决问题的动机；③问题的严重性；④预防的效果；⑤社区护士解决问题的能力；⑥健康政策与目标；⑦解决问题的迅速性与持续的效果等 7 项准则，每个护理诊断按 1～10 分的标准，评定各自的比重；再按社区具有的资源给予每个护理诊断 1～10 分的评分；将每个护理诊断的比重和资源得分相乘，得分越高，表示该护理诊断越需优先处理。

表 2-2 Stanhope & Lancaster 优先顺序确定方法

社区护理诊断	社区对问题的了解		社区对解决问题的动机		问题的严重性		预防的效果		社区护士解决问题的能力		健康政策与目标		解决问题的迅速性与持续性		总分
	比重	资源	比重	资源	比重	资源	比重	资源	比重	资源	比重	资源	比重	资源	
学龄前儿童有营养失衡,高于机体需要量的危险	5	8	6	8	10	5	10	5	8	8	6	6	5	4	308
老年人用药知识缺乏	6	9	8	9	10	8	10	10	8	10	8	5	9	6	480
预防性行为欠缺（宫颈癌筛查）	5	5	6	5	8	10	7	10	5	10	8	10	10		435

知识链接

护理诊断

20世纪70年代,美国护士协会将"护理诊断"列为护理程序的第2步。80年代,北美护理诊断协会(North American Nursing Diagnosis Association,NANDA)成立,对护理诊断的发展起到了很好的促进作用。1999年,NANDA增加了家庭护理诊断分类,使护理诊断的范围从个体扩展到了家庭和社区。

三、社区护理计划

社区护理计划是为达到预期的护理目标,而进行的一种合作性的、有顺序的、循环的工作程序。

1. 社区护理计划的步骤

(1) 制订预期总目标和子目标:预期总目标(goal)和子目标(objective)是通过各种护理干预后希望个人、家庭、群体所能达到的结果。宏观的总目标是希望达到的最终结果,没有具体数字,不能或比较难测量,如"降低婴幼儿营养不良的发生率"。子目标是指具体的行为目标,可由多个具体目标组成,每个目标均应做到 SMART (specific, measurable, attainable, relevant, timely),即制订的目标是特定的、可测量的、可达到的、相关的、有时间期限的,以便于护理计划的落实和护理评价的实施,如"2年内提高某社区流动儿童保健体检建卡率10%"。

(2) 制订实施计划:在制订实施计划时,应考虑以下问题:①确定目标人群;②确定护理计划实行的小组;③可利用的资源(人力、财力、物力);④确定最佳的干预方法和策略,包括时间、地点、具体措施等。为保证计划的顺利完成,达到预防疾病、治疗疾病和促进健康的目的,社区护士应与服务对象协商,选择合适的、具体的实施措施。护理措施可以是一级预防、二级预防、三级预防或综合性的措施。

四、社区护理实施

社区护理实施是指社区护士针对特定的个人、家庭或社区,根据护理计划的要求和具体措施开展护理实践活动,以完成社区护理计划。根据不同的对象,可采用群体家庭护理、健康教育、健康咨询、健康培训、免疫接种等活动。

1. 社区护理实施的步骤

(1) 在正式实施计划前应再次明确服务对象、服务实施者、服务的时间、地点、方法、预期结果等。

(2) 为护理对象创造安全、舒适的环境,保证服务地点方便可及、服务环境温湿度适宜、各种设备安全完好。

(3) 与其他卫生工作人员进行分工协作,共同完成护理计划。

(4) 及时、如实、准确地记录护理计划实施情况及服务对象的反应,为日后工作提供参考。

2. 社区护理实施的影响因　社区护理计划能否及时顺利执行,与社区居民的参与意识、社区护士与居民的交流沟通形式,以及领导决定模式有关。社区护士和居民是相互合作的伙伴关系,应鼓励居民参与制订、实施护理计划,帮助他们树立维持机体健康的自信心和责任心;保证交流沟通的渠道通畅,包括社区与社会、居民与领导者间的沟通,以及社区与社区间、各社会系统间的沟通;最后良好的领导与决策模式,即社区和上级领导人、非官方的社区重要人物及专家的促进和推动,是社区护理计划实施的有效保证。

五、社区护理评价

社区护理评价是护理程序的最后环节,是对整个社区护理计划完成后的效果、效率及社会效益有目的的总结,也为制订下一步的社区护理计划提供了信息。如社区健康问题已解决,则可以停止原来的护理措施;如社区健康问题依然存在,则社区护理计划需继续执行;如经过评价发现社区护理诊断、目标或措施不适合,则可加以修改,使其符合社区健康需求和特点。

1. 社区护理评价的形式　社区护理评价包括形成性评价和终结性评价两种形式。①形成性评价又称过程评价,是指在护理程序的各个阶段进行评价,以指导护理活动的不断完善;②终结性评价,又称结果评价,在服务对象接受各项按计划的护理后,针对近期和远期效果所进行的评价。

2. 社区护理评价的内容

(1) 社区护理评估的评价:所收集的资料是否符合实际。

(2) 社区护理诊断的评价:所作出的护理诊断是否适合于社区中特定的人群。

(3) 护理目标的评价:重温护理总目标和子目标,评价护理计划是否满足对象的需求,是否达到预期效果,达到程度如何？是否有未完成的内容,为什么？是否按时完成目标,有无需要改进的方面。

（4）护理计划的评价：一般采用"4W1H"原则或 RUMBA 准则对社区护理计划进行评价。4W 是指明确参与者（who）、明确任务（what）、时间（when）、地点（where）以及完成任务的方法（how），即谁在什么时间、什么地点、对什么人进行了什么样的护理；RUMBA 准则是指护理计划是否真实（realistic）、可理解（understandable）、可测量（measurable）、行为目标（behavioral）、可达到（achievable）。

（5）护理实施的评价：评价护理干预后是否能达到预期目标,取得促进健康、维持健康、预防疾病的效果；评价综合护理活动的人力、物力、财力、时间与活动效果,护理实施的效率是否最大；评价护理活动为社区居民健康带来的社会效益,以及护理干预对人群健康影响的持久性和范围的广泛性。

3. 社区护理评价的步骤

（1）计划评价活动：重温目标、确定评价的人选、确定评价的方案（内容、程序、时间、地点）。

（2）收集评价资料：通过直接观察、交谈、问卷调查、按质量标准检查等方法,收集资料。

（3）分析资料：分析所收集的资料,作出解释,总结经验教训。

（4）评价报告：确定报告的负责人选、报告的形式及报告的内容。

（5）作出结论：对所进行的护理作出护理评价。

社区护理程序是一个科学的、系统的工作方法,社区护理人员按照社区护理评估、社区护理诊断、社区护理计划、社区护理实施、社区护理评价这 5 个步骤,为社区居民提供高质量的护理,从而提高他们的健康水平和生活质量。

学习效果评价·思考题

1. 简述社区护理程序的步骤和特征。
2. 简述常见的收集社区护理评估资料的方法。
3. 阐述确定社区护理诊断优先顺序的原则。
4. 社区护理目标的分为哪几种？制订目标的原则是什么？
5. 简述社区护理评价有哪几种分类？

项目二　社区健康教育

学习目标

1. 识记健康教育、社区健康教育的概念及社区健康教育的程序。
2. 理解社区护理中的人际沟通技巧。
3. 学会应用社区健康教育的相关理论；健康教育的各种方法，制订一份完整的健康教育计划。
4. 学会应用组织协调能力，在社区健康教育工作中与社区居民进行有效沟通。

案例导入

某社区人群的流行病学调查结果显示，心脑血管疾病患病率高、死亡率高，社区人群心脑血管疾病死亡率居死因之首。中老年人高血压病、心脏病、脑卒中患病顺位分别占2、3、7位，血压＞140/90 mmHg者占25.2%。社区人群饮食和营养方式不合理，如社区人均自报食盐摄入量为每天8.55 g，高于WHO推荐的食盐日摄量4~6 g的标准，其中饱和脂肪与不饱和脂肪的比例为1∶1.18，脂肪摄入量占总能量摄入的36.65%，高于30%的要求。

请问：针对该社区高血压病人群，应确定哪些健康教育诊断？并提出了哪些健康教育目标？

分析提示

针对案例资料分析，社区居民的自报情况可以初步分析社区健康教育诊断，包括疾病知识缺乏、生活方式不合理等。对该社区居民制订护理计划应针对社区人群生活现状及存在的问题，针对性提出如增强社区居民对高血压病的预防保健知识的长期健康教育目标、患者及家属在1个月内学会测量血压，准确率达100%的短期目标等。

任务一　社区健康教育概念

健康是人类宝贵的财富，是人类生存和发展的前提，是社会经济发展的重要基础。健康教育是一项全民性教育活动，是社区卫生服务"六位一体"的重要内容。健康教育的目的促进个体和群体健康,提高全人类的健康水平,通过传播健康知识,帮助个体、家庭和社区形成正确的健康观,养成良好的保健行为和生活方式。

一、社区健康教育的概念

健康教育(health education)是通过有计划、有组织、有系统的社区活动和教育活动,使健康信息在教育者与被教育者之间传递和交流,使受教育者树立健康意识,自觉自愿地改变不良行为,建立有益于健康的行为和生活方式,消除或减轻影响健康的危险因素,从而达到维护和促进健康、预防疾病的目的。

健康教育实质是一个干预过程,即通过信息传播和行为干预,帮助个人和全体掌握卫生保健知识,树立健康观念,自愿采纳有利于健康的行为和生活方式的教育活动及过程。健康教育是一种双向性的信息传播方式,是联系健康认识与健康实践的桥梁,通过强化人的健康意识,改变人们的行为和生活方式,并且强调主动改变。目前健康教育活动已经超出单一的卫生保健范畴,成为一项以健康为中心的全民性教育活动。

社区健康教育(community health education)是以社区为基本单位,以社区人群为教育对象,以促进居民健康为目标,有目的、有计划、有组织、有评价的系统社会活动和教育活动。其目的是通过在社区开展不同人群的综合性健康教育,引导社区人群树立健康意识,关心个体、家庭及社区的健康问题,提高社区人群的自我保护意识,自觉改变个体与群体的非健康行为、生活方式和社会影响,使居民学会基本的保健知识和技能,养成有利于健康的行为和生活方式;充分有效利用社区的卫生保健资源开展健康促进和预防疾病工作,从而降低社区人群的发病率、残障率和死亡率,提高人们的生活质量。

随着卫生保健服务的改变,社区健康教育已成为社区护理的主要内容,也是社区护士必须具备的独立能力。社区护理实践活动离不开健康教育,通过健康教育社区居民才能在护士的协助下做出健康的决定,提高健康水平。因此,在社区健康教育中,护士需要扮演好自己的多重角色,充分认识到开展社区健康教育是一项艰巨的、长期的、有意义的工作。

二、社区健康促进的概念

1. **社区健康促进** 是通过健康教育和环境支持改变个体和群体行为、生活方式与社会影响,降低本地区发病率和死亡率,为提高社区居民质量和文明素质而进行的活动。社区健康促进的构成要素包括健康教育,以及一切能够促使行为、环境有益于健康改变的政策、组织、经济等支持系统。

2. **健康教育与健康促进的关系** 健康教育是健康促进的重要组成部分,与健康促进一样,不仅涉及整个人群,而且还涉及人们社会生活的各个方面。在疾病三级预防中健康促进强调一级预防,甚至更早阶段。从原则上讲,健康教育最适于改变自身因素,即可改变行为的人群;而健康促进是在组织、政策、经济、法律上提供支持环境,它对行为改变有支持性或约束性。健康教育是健康促进的核心,健康促进需要健康教育的推动和落实,营造健康促进的氛围。没有健康教育,健康促进就缺乏基础。而健康教育又必须有环境、政策的支持,才能逐步向健康促进发展,否则其作用会受到极大的限制。

> **知识链接**
>
> **卫生宣教、健康教育、健康促进的区别与联系**
>
> 卫生宣教属于单向的知识传播,传播对象比较泛化,缺乏针对性。卫生宣教是健康教育的重要手段,侧重于改变人们的知识结构和态度,不着重信息的反馈和效果。
>
> 健康教育是卫生宣教在内容上的深化,范围上的拓展和功能上的扩充。其教育对象明确、针对性强、注重反馈信息,着眼于教育对象行为的改变。然而,健康教育离不开卫生宣教,健康教育要实现特定健康行为目标,必须以卫生宣教作为重要手段。
>
> 健康促进是使人们得以增强控制自身健康的能力以及改善自身的健康状态的过程。包括了健康教育及能促进行为与环境有益于健康改变的相关政策、法规、组织的综合。健康促进需要健康教育和卫生宣教来推动和落实,即通过传播与教育活动,促进各部门对健康的关注与参与,促进政策制定者、社会领导群体观念与行为的变化。
>
> 由此,卫生宣教是一种单纯的知识传播手段,健康教育更侧重于教育对象行为方式的改变,而健康促进包括了一些旨在直接增强个体和群体知识技能的健康教育活动,也包括直接改变社会、经济和环境条件的活动。

三、社区健康教育的对象与特点

社区健康教育应面向全体居民。社区护理人员在进行社区健康教育时,应分析不同人群的特点和需求,选择不同的内容和开展形式,针对性开展健康教育。

1. **健康人群** 该人群在社区比例最大,由各个年龄段人群组成。他们中部分人对健康教育缺乏需求,甚至认为疾病对他们很遥远,而持排斥态度。此类人群,应侧重于卫生保健知识,以帮助他们提高或保持健康,远离疾病。

2. **高危人群** 是指那些目前尚健康,但本身存在某些致病危险因素的人群。致病危险因素包括个体遗传因素(如疾病遗传史)、不良行为及生活方式(如吸烟、酗酒等)。这类人群中可能有部分人对疾病过于焦虑,甚至疑虑重重;另有部分人则不以为然,认为健康教育是老生常谈,甚至是小题大做、故弄玄虚。此类人群,应侧重于疾病知识的预防性健康教育,以帮助他们掌握一些自我保健技能,如乳房的自我检查、血压及血糖自测等;或纠正一些不良的行为及生活习惯,如戒烟、限酒等,积极地消除致病隐患。

3. **患者群** 包括各种急性和慢性疾病患者。根据其疾病分期可分为4种患者,即临床期患者、恢复期患者、残障期患者及临终患者。

临床期患者、恢复期患者、残障期患者一般来说对健康教育比较感兴趣,他们均不同程度地渴望早日摆脱疾病、恢复健康。因此,对于这3种类型患者,健康教育应侧重于康复知识的教育以帮助他们积极配合治疗,提高遵医行为,自觉进行康复锻炼,从而减少残障,积极治疗康复。对于临终患者的健康教育实质是死亡教育,目的是帮助他们正确面对死亡,减少对死亡的恐惧,尽可能轻松地度过人生的最后阶段。

4. **患者家属及照顾者** 该类人群与患者接触时间最长,长期的护理工作使患者家属及照顾者的身心都承受巨大压力,产生疲惫感,甚至厌倦。因此,对他们进行健康教育也是十分必要的。对于该类人群,健康教育应侧重于养病知识、自我监测技能及家庭护理技能的教育;目的是帮助他们提高对家庭护理及自我保健知识与技能的认识,坚定持续治疗和护理的信念,指导掌握家庭护理的基本技能,从而科学地护理、照顾患者;同时指导他们掌握自我保健的知识和技能,帮助其在照顾患者的同时维持和促进自身的身心健康。

四、社区健康教育的内容

社区健康教育内容范围广泛,包括一般性健康教育、特殊人群健康教育、卫生管理法规的健康教育。

1. **一般性健康教育内容** 面向社区群体,目的是帮助人群了解个人和群体健康的基本知识。主要内容是一般健康知识,包含疾病防治、公共卫生、心理卫生、生殖健康、安全防范、食品卫生、环境保护、计划生育、院前急救、家用药箱使用与管理等方面知识。

2. **特殊人群的健康教育** 面向特殊个体或群体,如儿童与青少年、妇女、老年人、慢性病和临终患者等,目的是帮助社区特殊人群进行常见健康问题的教育。主要内容是人群的保健知识,疾病康复与护理的知识与技能。包含儿童保健、妇女保健、中老年人保健、疾病康复与护理技能、残疾人康复功能训练、死亡教育等方面知识。

3. **卫生管理法规的健康教育** 面向个体、家庭及社区群体,目的是帮助公众了解卫生法律法规,提高公众的责任性和自觉性。主要内容是卫生法规与政策。包含《中华人民共和国母婴保健法》、《中华人民共和国食品卫生法》、《中华人民共和国传染病防治法》、《突发公共卫生事件应急条例》、医疗保险政策、社会养老保险政策等。

五、健康教育相关理论与模式

健康教育相关理论与模式是健康教育活动的指南,是健康教育计划和实施的理论框架。各国学者对健康行为、健康教育的理论与模式进行了分析研究。

1. **健康相关行为(health-related behavior)** 是指任何与疾病预防、增进健康、维护健康及恢复健康相关的行为。按照其对行为者自身和他人的影响分为两类:健康行为和危害健康行为。

(1) 健康行为:根据哈律士(Harris)和顾坦(Guten)的建议,健康行为分为5种类型。①基本健康行为:是指在日常生活中有益于健康的行为,如积极的休息和睡眠、合理营养、适量运动等;②避开环境危害行为:是指避免暴露于自然环境和社会环境中有害危险因素的行为,如环境污染、生活紧张事件等;③戒除不良嗜好行为:是指自觉抵制、接触不良嗜好的行为,如戒烟、不酗酒、不吸毒和不赌博等;④预警行为:是指预防事故发生及事故发生后如何处置的行为,如驾车系安全带、工地施工戴安全帽、火灾发生后自救等；⑤保健行为：是指有效合理利用卫生资源，维护自身健康的行为，如定期体检、预防接种等。

（2）危害行为：是不利于自身和他人健康的行为，分为2种类型。①致病性行为：是导致特异性疾病发生的行为模式。国内外研究最多的是A型行为模式和C型行为模式。A型行为模式是一种与冠心病发生密切相关的行为模式。研究表明，A型行为者的冠心病发病率、复发率和死亡率均显著高于非A型行为者，比正常人高出2～4倍，又称冠心病易发性行为。表现为做事动作快，在尽可能短的时间内完成尽可能多的工作，大声和爆发性的讲话，喜欢竞争，对人怀有潜在的敌意和戒心。C型行为模式又称肿瘤易发性行为，是一种与肿瘤的发生有关的行为模式。研究显示，C型行为者宫颈癌、胃癌、食管癌、结肠癌和恶性黑素瘤的发生率比正常人高3倍左右，可促使癌症转移、癌前病变恶化等。其核心行为表现是情绪压抑，性格自我控制，表面上处处依顺，谦和善忍，内心却是强压怒火，爱生闷气。②不良生活方式：是一组习以为常、对健康有害的行为模式。其特点为潜伏期长，一般要经过较长时间才表现出来，如吸烟几十年后才发生肺癌；特异性差，不良生活方式与疾病缺乏一一对应关系，表现为一种不良生活方式与多种疾病有关，或一种疾病与多种不良生活方式有关，如吸烟与肺癌、冠心病、高血压病有关，高血压与吸烟、高盐因素、缺乏锻炼有关。

2. 知-信-行模式（knowledge-attitude-belief practice，ABP/KAP） 即知识、信念和行为的简称，是改变人类健康相关行为的模式之一。该理论提出了知识、信念和行为之间的递进关系，主要阐述对于行为改变，卫生保健知识和信息是基础，正确的信念和态度是动力。只有了解相关健康知识，建立积极、正确的信念与态度，才有可能主动采取有益于健康的行为，改变危害健康的行为。

"知-信-行模式"中知识是基础，信念是动力，行为的产生和改变是目标。三者之间存在因果关系。人们通过学习获得相关的健康知识，对知识进行积极思考，具有强烈的责任感才能形成信念；知识上升为信念后才有可能采取积极的态度去改变行为，促进健康行为的产生。由此"知-信-行模式"可概括为：信息→知→信→行→增进健康。

然而，人们从知识接受转化为行为改变是一个复杂而漫长的过程，需要经过一系列步骤：信息传播→觉察信息→引起兴趣→感到需要→认真思考→相信信息→产生动机→尝试行为态度→坚决行为→行为确立。行为改变是目标，其中任何一个因素都有可能导致行为形成或转变受阻。知识是行为改变的必要条件，但不是充分条件，只有对知识进行积极思考，对自己职责有强烈责任感，才可能逐步形成信念。当知识上升为信念，就有可能采取积极的态度去转变行为。态度是转变行为的前奏，要改变行为必须先改变态度。影响态度的因素有以下几点。

（1）信息的权威性：信息的权威性越强，可靠性和说服力就越强，态度转变的可能性越大。

（2）传播的效能：传播的感染力越强，越能激发和唤起受教育者的情感，就越有利于态度的转变。

（3）恐惧因素：恐惧使人感到事态的严重性，但恐惧因素需要使用得当，否则会引起极端反应或逆反心理。

（4）行为效果和效益：是一种吸引力较大的因素，不仅有利于强化自己的行为，同时常能促使信心十足者发生态度的转变。只有全面掌握知、信、行转变的复杂过程，才能及时、有效地减弱或消除不利的影响，促进有利环境的形成，进而达到转变行为的目的。

3. 健康信念模式(health belief model，HBM) 1958年，美国社会心理学家霍克巴姆(Hochbaum)提出，后经 Becker 和 Rosenstock 修订完善。健康信念模式是基于信念可以改变行为的逻辑推理，包括个人认知、修正因素和行动的可能性3个部分。其核心是感知威胁和知觉益处；前者包括对疾病易感性和疾病严重后果的认识，后者包括对健康行为有效性的认识。在健康信念模式中，由以下几个因素组成（图2-1）。

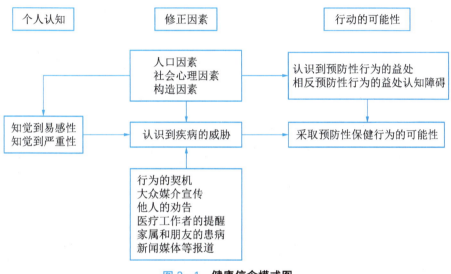

图 2-1 健康信念模式图

（1）对疾病威胁的感知：对疾病易感性、严重性的感知程度越高，促使人们产生行为动机的可能性就越大。包括对疾病易感性的感知和对疾病严重性的感知。①对疾病易感性的感知：是指个体对自身罹患某种疾病或出现某种健康问题可能性的判断。如对医生判断的接受程度，自身对疾病发生、复发可能性的判断等。②对疾病严重性的感知：是指个体对罹患某种疾病可能性的认识，包括对生理健康的不良影响，如死亡、伤残、疼痛等；对心理健康的影响，如意识到疾病会影响工作、家庭生活、人际关系等。

（2）对健康行为益处和障碍的感知：具体包括如下。①感知健康行为的益处：是指人们对采纳行为后可能产生益处的主观判断，包括对保护和改善健康状况的益处和其他收益。当人们能够认识到采纳健康行为的益处，或人为益处很多，会更有可能采纳健康行为。②感知健康行为的障碍：个体对采纳健康行为将会面临障碍的主观判断。包括行为的复杂性、花费的时间、经济负担的轻重等。对困难具有足够的认识，才能使行为维持和巩固。

（3）自我效能：是指一个人对自己有能力执行某一特定行为并达到预期结果的评价

和判断,即个体对自己有能力控制内、外因素而成功采纳健康行为并取得预期结果的自信心。自我效能高的人,更有可能采纳所建议的有益健康行为。

(4) 提示因素:是指促使或诱发健康行为发生的因素,包括医师建议采纳的健康行为、报纸杂志宣传、同事朋友患病等,提示因素越多,个体采纳健康行为的可能性越大。

(5) 其他因素:包括人口学及社会心理学因素,如年龄、性别、民族、文化程度、职业、社会阶层、社会压力等。不同特征人采纳健康行为的可能性相异。如教育程度及社会地位高、老年人、曾经患过该病的人采取建议的可能性较大。

综上所述,在健康信念模式的实践中,应遵循以下步骤:①让人们感知危害健康行为的危险性;②让人们坚信放弃某种危害健康的行为,采取相应的促进健康行为会得到有价值的结果,同时也使他们清醒地认识到行为改变过程中可能出现的困难;③使人们对改变行为充满信心。

任务二　社区健康教育程序

社区健康教育是有组织、有计划、有目的的人群干预活动。在实施中需要进行严谨周密的计划,健康教育程序的理论基础是护理程序,全程分为5个步骤,即社区健康教育的评估、社区健康教育诊断、制订社区健康教育计划、实施社区健康教育计划及社区健康教育评价。

一、社区健康教育评估

社区健康教育评估(assessment of community health education)是健康教育程序的第一步,社区健康教育者通过收集教育对象和环境的信息与资料,了解教育对象对健康教育的需求,为确定健康问题、开展健康教育提供依据。

1. 收集资料

(1) 教育对象:健康教育对象的需求是社区健康教育者的首要和重点收集对象。资料包括如下。①一般情况:年龄、性别、民族、文化程度、职业、健康状况、经济收入、住房情况、交通情况、自然环境等;②生活方式:吸烟、酗酒、饮食、睡眠、性生活、锻炼等;③学习能力:学习经历、学习愿望、学习态度等;④对健康知识的认识和掌握情况:常见疾病相关知识、服用药物的注意事项、不健康生活方式和生活习惯对疾病影响的认识等。

(2) 教育环境:包括自然环境和人文环境。①自然环境:如选择的健康教育场地是否安静、是否有舒适的座位、是否有利于教学等;②人文环境:如健康教育者与学习对象是否建立良好的信任关系、教育过程中是否可保持双向交流、学习对象之间的交流和态度等,这都是保证健康教育成效的必要条件。

(3) 医疗卫生服务资源:包括医疗卫生机构的数量、地理位置、享受基本医疗卫生服务的状况、卫生政策与卫生立法等。

(4) 教育者:主要从教学态度、专业知识和技能、教学能力等方面去评估。健康教育者不仅要有扎实的专业知识和技能,还应具有一定的教育学知识和技巧。

2. 评估方法　社区健康教育的对象包括社区的所有居民,因此,应针对不同对象采取不同的评估方法。常用的有直接评估和间接评估两种。

(1) 直接评估:通过观察、焦点人物访谈、问卷调查、座谈会等方式直接获得。

(2) 间接评估:通过查阅文献、查阅档案、询问亲朋好友等方式间接获得。

二、确定社区健康教育诊断

通过评估收集资料,以此为依据,对资料进行分析和判断,确定社区存在的健康问题和社区居民的学习需要。确定健康教育诊断的步骤如下。

(1) 列出教育对象现存或潜在的健康问题。

(2) 找出能通过健康教育解决或改善的健康问题,排除由于生物遗传因素所导致的不可干预的健康问题。

(3) 分析健康问题对教育对象的威胁程度,按严重程度对健康问题排列。

(4) 分析开展健康教育的可利用资源。

(5) 找出与健康问题相关的行为、环境和促成行为改变的相关因素。

(6) 确定健康教育的优先项目,根据重要性、可行性和有效性原则确定优先项目。①重要性:对人群健康威胁的严重性,如发病率高、死亡率高、伤残率高、受累人数多、危害大、群众普遍关注等;②可行性:危险因素的可干预程度,有必要的技术条件,易于被接受;③有效性:成本效益分析,主要看健康问题是否能够通过健康教育手段得以解决,干预实施后,是否会收到明显效果和社会效益。

三、制订社区健康教育计划

确定社区健康教育问题后,即可制订社区健康教育计划(planning of community health education)。科学制订健康教育计划时,健康教育工作是必不可少的重要内容,是组织实施健康教育的基础和前提。制订计划时,要以教育对象为中心,遵循一定原则,与其他社区卫生服务人员、社区基层组织领导及教育对象共同制订。社区健康教育计划的内容应包括以下两个方面。

1. 设定目标　是制订计划的基础,是实施计划的结果,也是效果评价的标准。任何一个健康教育计划都必须有明确的目标,它是计划实施和效果评价的根据,如果缺乏明确的目标,整个计划将失去意义。目标包括总体目标和具体目标两种。

(1) 总体目标:又称计划目的,是指计划理想的最终结果,是宏观的、笼统的,一个总体上的努力方向。如青少年的控烟计划,其总目标可以提出:"造就不吸烟的新一代"。

(2) 具体目标:又称计划目标,是为实现总体目标设计的、具体的、量化的指标。要求概括为 SMART(详见"社区护理程序"章节),具体来说,计划目标必须回答 4 个"W"和 2 个"H"。

who——对谁?

what——实现什么变化(知识、信念、行为、发病率等)?

when——在多长时间内实现这种变化？

where——在什么范围内实现这种变化？

how much——变化程度多大？

how to measure it——如何测量这种变化？

健康教育的具体目标可以分为教育目标、行为目标和健康目标3个方面。①教育目标：是反应干预对象知识、态度和技能等变化的指标，也是反映计划近期效果的指标；②行为目标：是反应干预对象行为变化的指标，也是反映计划中期效果的指标；③健康目标：是反映从执行健康教育与健康促进计划到目标人群健康状况的变化，往往是一个较长期的过程。因此，健康目标通常反映健康状况和生活质量的指标等。

2. 目标设定原则

(1) 参与性：目标必须以教育对象为中心，充分尊重教育对象的意愿，必须由教育对象和家属共同参与目标的确立。通过共同讨论，达成共识，激励和调动教育对象的主观能动性，以取得良好效果。

(2) 明确的目标：每一项健康教育计划设计都必须有明确的目的和目标，所要达到的目标必须是明确的和可以测量的。

(3) 从实际出发：要根据人力、物力、财力因地制宜地制订计划，而不是从主观愿望出发。制订规划前需作细致深入的调查研究，包括健康问题、社会问题、传统观念、兴趣、文化水平、经济状况，以及工作中可能遇到的困难和障碍等。

(4) 重点突出：计划的重点必须突出，切忌面面俱到。否则，势必造成目标含混不清，有限的资源不能集中使用，同时也难以进行效果评价。

(5) 前瞻性：制订计划要充分考虑未来发展要求。前瞻性是指计划制订的目标要有一定的先进性，要能体现社区未来卫生工作发展需要，目标不太过低，否则失去了计划的激励作用。

(6) 弹性：计划制订后一般不能随意更改。因此，制订项目计划时，要尽可能预见到实施过程中可能遇到或发生的情况，留有余地，并事先预定应变对策，以确保计划的顺利实施。

四、实施社区健康教育计划

社区健康教育实施(implementation of community health education)是将计划中的各项措施变为实践的过程，是对教育计划的执行和完善，是健康教育程序中重要环节。在实施健康教育计划过程中应注意以下几点。

1. 确定实施时间表 为了使项目活动有步骤地落实实施，在计划执行前，应详细制订项目各项工作的时间表。明确规定各项工作内容、工作要求、实施时间、地点、负责人、经费预算等内容。如在执行计划中有特殊要求，也应在时间表内列出或注明。

2. 建立实施组织 实施组织通常包括项目领导小组与项目技术小组，应充分利用社会动员和行政干预的功能，协调社区内各有关部门的关系，采取多部门合作方式，以保证计划顺利实施。

(1) 项目领导小组：由与项目执行直接有关的部门领导和项目计划的业务主持负责人组成。领导小组成员应熟悉计划的目的、意义、主要项目或内容，以及工作日程，负责审批计划设计方案，组织项目计划的实施，审批项目计划经费预算，提供政策支持，协作解决计划执行中的重大疑难问题。

(2) 项目技术小组：是具体执行、实施计划活动的组织。可以由一个专业机构或由业务相关单位抽调人员组成课题组或项目办公室，以协调、组织各类人员落实、实施计划，定期检查和监测，确保计划的顺利执行。

3. 配备材料与设备　按照计划的各项活动要求准备资料与设备。健康教育设备包括办公设备，如电话机、计算机、打印机、其他办公用品等；音像设备包括照相机、摄像机、录像机、录音机、电视机、VCD等；教学设备包括幻灯机、投影仪、黑板等；医疗仪器，如身高体重计、血压计，以及交通工具等。

4. 培训实施人员

(1) 培训目的：使项目执行人员全面了解计划执行目的、意义，掌握计划活动内容、方法和要求，学习相关专业知识和技术，提高工作水平与技能，激发工作热情，以保证教育计划实施的质量。

(2) 培训原则：时间短、内容精、针对性强，重视技能训练及参与式教学。

(3) 培训计划：要具体规定培训的意义、目标、内容、对象、时间、地点、教师、考评方法、组织与承办单位及经费预算等。

(4) 培训组织工作：包括教学与后勤两个部分。

(5) 培训评价：包括对学员学习效果的评价，对教师教学质量的评价，对组织和后勤工作的评价及对远期效果的评价。

5. 实施质量控制　质量控制是信息反馈系统，是对活动进展情况进行监测和评估，根据需要及时调整计划，以保证计划顺利实施。

(1) 质量控制的内容：包括对计划工作的进度、计划活动内容、计划活动情况进行监测；对目标人群的知、信、行及有关行为危险因素变化情况进行监测；对活动经费使用情况进行监测。

(2) 质量控制的方法：包括记录与报告方法、现场考察与参与方法、审计方法、调查方法等。

五、社区健康教育计划的评价

社区健康教育评价(evaluation of community health education)是将客观实际与预期目标进行比较，是全面监测计划执行情况，控制计划实施质量，确保计划实施成功的关键性措施，也是评估项目计划是否成功，是否达到预期效果的重要手段。评价贯穿于计划实施的全过程，而不仅仅是在计划实施结束后才进行。完整的社区健康教育评价应包括形成评价、过程评价和效果评价3种类型。

1. 形成评价(formative evaluation)　是在计划实施前或实施早期对计划内容所作的评价。包括为制订干预计划所作的需求评估及为计划设计和执行提供所需的基础资料。形成评价总的目的是决定需求,以便于制订计划的目标和干预措施;计划实施前应对教育对象进行了解,以决定适用于该人群的最佳干预方法,产生新观念,探索新策略。形成评价包括评估现行计划目标是否明确合理、指标是否恰当、执行人员是否具有完成该计划的能力、资料收集的可行性等。总之,形成评价是使计划更完善、更合理、更可行、更容易为人群所接受。

2. **过程评价**(process evaluation)　是对计划全过程进行的追踪评价,目的在于控制计划的质量,又称为质量控制或计划质量保证审查。包括监测、评估计划执行中的各项活动是否按计划要求进行;计划实施是否取得预期效果;及时发现计划执行中的问题,有针对性地对计划以及干预方法、策略等进行修订,保证计划执行的质量和目标的实现。

(1) 过程评价的主要内容:①教育干预是否适合教育对象,并为他们所接受;②教育干预是否按照计划方案的方法、时间、频率进行,干预质量如何;③教育材料是否按计划方案要求发放至目标人群,教育覆盖率是否达到要求;④目标人群是否按计划要求参与健康教育活动,存在的主要问题及原因;⑤信息反馈系统是否健全,各项监测记录全面、完整、系统,符合质量要求;⑥计划实施过程有无重大环境变化和干扰因素,对计划执行的影响如何。

(2) 过程评价的指标:①项目干预活动的类型、干预次数、每次持续的时间等,如发放健康教育材料的种类、批次、数量;②健康教育材料拥有情况:指标为健康教育材料拥有率;③健康教育干预活动覆盖情况:指标为干预活动覆盖率。

(3) 过程评价的方法:①观察法:直接观察各项健康教育活动,并进行评价;②会议交流法:按阶段召开计划管理人员、执行人员会议,交流、讨论各方面的信息,对计划执行情况进行阶段性评价;③调查法:可采用批质量保证抽样法对目标人群的有关情况进行定量调查,也可进行快速评估法对计划实施情况作定性调查、评估;④追踪调查法:以跟踪工作日志的形式对各项活动进行调查,主要跟踪记录活动的日期、内容、目的要求、活动地点、持续时间、活动组织者、目标人群参与情况等。

3. **效果评价**(effectiveness evaluation)　是针对健康教育项目活动的作用和效果进行评估。根据干预变化的时效性,可分为近期、中期和远期效果评价。

(1) 近期效果评价:是对知识、信念、态度的变化进行评估。主要指标有卫生知识合格率、卫生知识平均分数、健康信念形成率等。

(2) 中期效果评价:是指目标人群的行为改变。主要指标有健康行为形成率、行为改变率等。

(3) 远期效果评价:是对健康教育项目计划实施后产生的远期效应进行评价。包括目标人群的健康状况、生活质量的变化。评价指标包括以下方面。

1) 反映健康状况的指标:①生理指标,包括身高、体重、血压、血色素、血清胆固醇等;②心理指标,包括人格测量指标(E. M. P. L 量表)、智力测验指标(智商)、症状自评量表(SCL-90)等;③疾病与死亡指标,包括发病率、患病率、死亡率、病死率、婴儿死亡率、平均期望寿命等。

2) 反映生活质量的指标:包括生活质量指数(PQLI)、ASHA 指数、功能状态量表

(ADL)、生活质量量表(LSI)等。

任务三　社区健康教育方法与技巧

一、社区健康教育方法

1. **语言健康教育**　又称口头健康教育,即通过语言的沟通和交流,有技巧地讲解健康教育的知识,增加社区居民对健康知识的理性认识,是最常用的健康教育方式。包括口头交谈、健康咨询、专题讲座、小组座谈等。

(1) 口头交谈:通过面对面的方式传递信息、交流情感、进行行为指导,是入户家访和个别教育的基本形式。具有简便易行、针对性强和反馈及时的特点,但教育者需具备较好的沟通技巧。

(2) 健康咨询:以现场咨询或电话的形式指导咨询者提出的有关健康问题,帮助他们解除疑虑,做出行为决策,保持或促进身心健康。此方式应由有经验的相应的专业人员承担。

(3) 专题讲座:以组织集体听课或办学习班的形式,由专业人员就某一专题进行讲解,此方式专业性、系统性强,目的明确,内容突出,是常用的一种群体教育方法。适用于社区重点人群的系统教育。

(4) 小组座谈:由健康教育者组织、引导与协调,小组成员进行沟通交流,互帮互学。针对性强,便于及时反馈、交流信息和指导。特别适用于技能训练和行为改变,如戒烟支持小组等。

2. **文字健康教育**　又称图文宣传,是利用各种文字传播媒介和社区居民的阅读能力来达到健康教育目的的一种方法。主要适用于知识传授。主要包括卫生标语、手册、卫生墙报、卫生宣传画等。

(1) 卫生标语:形式简单、制作方便、语言精炼、易于记忆,具有号召力、鼓动性强的特点,是一种适合各种场合的宣传形式。

(2) 卫生手册:由专业人员编写,用大众化的语言将一般的健康教育内容进行陈述解释,印刷成册。内容系统、针对性和知识性强,便于保存,可反复使用。

(3) 卫生墙报:包括黑板报和卫生墙报,制作简便,内容应简明,注意版面美观、字体清楚。可结合时令和卫生中心工作编排内容,具有传播信息、宣传鼓动和普及知识的作用。

(4) 卫生宣传画:是文字与形象艺术的结合。以绘画、图片、设计编排及鲜明色彩,起到好的宣传教育效果,极具感染力,是社区常用的方式。

3. **形象化健康教育**　以图片、照片、标本、模型、实物等方式传递健康信息。特点是直观性、真实性强,印象深刻,效果良好。

4. **电化健康教育**　又称多媒体健康教育。包括广播、电视、电影、录音等传媒手段。

广播、录音是电化教育中最简单、最容易实施的方法。电视、电影是电化教育中最先进、效果最明显的方法,一般选用适用广泛、大众急需的题材制作健康教育专题节目,通过电视或电影的手段加以表现,发挥视听并用的优势,尤其适合操作过程的演示。

5. 同伴教育　同伴是指年龄相近、性别相同或具有相同背景、共同生活经历、相似的生活状况或因某个原因具有共同语言的人等。同伴教育是以同伴关系为基础,开展信息交流与分享的学习方式,一般以小组讨论为基础开展。

6. 综合健康教育　是将多种教育方法和教育内容综合在一起,能够取长补短,可以大大提高健康教育的效果。主要包括卫生展览会、卫生科普画廊等。

二、社区健康教育基本技能

健康教育是将各种健康信息传播的过程,社区健康教育主要通过人与人之间的沟通交流达到信息传播的目的。社区护理成功的关键在于与辖区居民建立良好的人际关系,社区护士可通过语言与非语言方式与社区居民进行交流。因此,作为健康教育者,社区护士的交流技巧与护理技术同样重要,建立良好的人际关系,首先应学会有效运用人际沟通技巧,才能开展健康信息传播。

鉴于社区护士与服务对象关系的特殊性,在健康教育工作中其关系分类以"共同参与型"为主,服务对象需主动配合,参与治疗方案的制订与讨论。其次,在认知和行为改变的过程中,护士与服务对象的关系以"指导-合作型"为宜。在这种关系中,护士应作为指导者、协助者、教育训练者帮助服务对象改变和形成新的行为习惯。

1. 人际沟通技巧

(1) 建立良好的人际关系:社区健康教育者与教育对象首先应建立良好的人际关系。健康教育者应以微笑示人、运用得体的称呼语,树立良好的第一印象,在沟通中寻找双方之间交流的共同语言,并注意尊重对方的隐私和拒绝回答的权利,为以后的交往打下互相尊重、互相信任的基础。

(2) 谈话技巧:与教育对象沟通,应注意语言的科学化、通俗化,避免使用专业术语,巧避讳语,口齿清晰、语速适中,内容明确,重点突出;重要概念的解析应适当重复,并注意取得对方的反馈;交流中注意适当停顿,给对方以提问和思考的机会,并可适当使用辅助材料以提高沟通效果。

(3) 倾听技巧:倾听是一种非常重要的人际沟通方式。在沟通中,应尊重对方,与说话者保持同一高度,注视对方,注意倾听;并在适当时候予以鼓励和一定的反馈,注意避免打断对方,同时要准确理解谈话的信息及言外之意。

(4) 提问技巧:应根据不同场合、不同对象、不同目的来灵活选择提问方式,避免在一次提问中同时提出几个问题。①封闭式提问:可以用"是"或者"不是","对"或者"不对"等简单词语作答。如"你喜欢吸烟吗",旨在缩小讨论范围,获得特定信息,适用于得到确切答复的场合;②开放式提问:没有固定答案,无法用简单的"是"或"否"来作答,资料分散不易统计,如"你对控烟计划有什么看法",适用于继续进行交往的场合;③探索式提问:如"你为什么不赞成控烟计划呢?";④复合式提问:应尽量避免使用,以免答案出现歧义,如"你是否支持戒烟和戒酒"。

(5) 反馈技巧:是指对对方表达的言行或情感做出恰当的反应,使谈话进一步深入,有肯定性反馈与否定性反馈两种。①肯定性反馈:对谈话对象的正确言行表示赞同和支持,如"是的","对,我同意",或用点头、微笑等肢体语言表达;②否定性反馈:对谈话对象不正确的言行或存在的问题提出否定性意见。注意首先强调肯定的一面,力求心理接近;然后用建议的方式提出问题所在,使对方保持心理平衡,接受意见和建议。如问:"我觉得做产前检查是浪费时间",答:"没错,是会耽误些时间。但产前检查是必要的,咱们来谈一谈为什么要做产前检查。"

(6) 非语言传播技巧:非语言又称体态语言,与语言构成交往的两大途径。体态语言常能表达语言所无法表达的意思,且能充分体现健康教育者的风度、气度,有助于提高沟通效果,增进和谐的护患关系。非语言交流技巧包括手势、面部表情、肢体动作、符合教育内容的语调语气、得体的仪表服饰等。

2. *专题讲座或演讲技巧* 专题讲座与演讲因具有容易组织、受众面积大、信息传递直接迅速等特点,是健康教育活动最常开展的方法,但其传播过程中反馈不够充分。其中关键在于教育者的演讲技巧,基本要求如下:①要有明确的传播目的;②内容要符合当地实际情况和听众心理需求;③语言要富有感染力,要有节奏感和幽默感;④时间应控制在 45 分钟左右。

3. *行为干预技巧* 健康教育的核心是行为干预,最终目的是改变不良行为,采取健康行为。作为健康教育者,学习和掌握行为干预技巧,可有针对性地帮助特定人群,提高他们的健康水平,包括技能训练与示范、群体行为干预两种。

(1) 技能训练与示范:包括训练前准备、示范前讲解、准确的示范动作(整-分-合)、分解练习、具体指导培训后随访等几个方面,如产后保健操训练。

(2) 群体行为干预:基本策略是树立群体榜样、制订群体规范、加强群体凝聚力、提倡互帮互学、有效利用评价和激励手段,常用方法有成人参与式培训、自我导向学习、同伴教育等。

学习效果评价·思考题

1. 健康教育的对象及内容有哪些?
2. 知-信-行模式的理论内容及特点是什么?
3. 社区健康教育程序的步骤有哪些?各步骤的实施要点是什么?
4. 社区健康教育的沟通技巧有哪些?

项目三　基于家庭医生责任制团队的工作方法

学习目标

1. 识记家庭医生责任制概念,家庭访视目的、类型、访视程序和内容,居家护理目的。
2. 理解家庭访视的注意事项、家庭医生责任制服务形式。
3. 学会应用家庭访视和居家护理。

案例导入

唐先生,78岁,已婚,退休。主诉:患者脑梗死后遗症2年,左侧肢体偏瘫,不能自主翻身,消瘦,底尾部黑痂面积4.5 cm×3.8 cm。唐先生妻子李女士,75岁,退休,患有高血压病,长期服药;唐先生儿子,46岁,在国外;其他亲戚平时联系较少。李女士年岁已高,为唐先生的主要照顾者。

请问:
1. 唐先生、李女士作为社区居民,他们是否可以纳入家庭责任制服务对象?
2. 找出该家庭目前存在的健康问题,并制订家庭访视或居家护理措施?

分析提示

1. 唐先生家属于常住居民、重点慢性病患者,理应为家庭医生主要服务对象。
2. 首先评估该家庭主要健康问题,针对健康问题制订护理计划,采取护理措施,再评价效果。

任务一　家庭医生责任制概述

一、概念

家庭医生责任制是以家庭医生为责任主体、社区卫生服务中心为技术依托、社区居民及其家庭的健康管理为工作内容、建立契约关系为服务形式的新型医疗保健服务模式。家庭医生是社区居民健康的守门人、社区卫生服务内涵建设的载体与抓手,是全科团队服务模式的深化;家庭医生服务团队由全科医生、社区护士及公共医师等组成,为社区居民提供"六位一体"的基本医疗和公共卫生服务。

二、服务对象

辖区内有需求的常住居民、重点慢性病患者和高危人群为家庭医生主要服务对象,通过自愿签约提供服务,签约居民及其家庭成员均能享受家庭医生服务。

三、服务内容

(1) 掌握辖区内责任家庭的基本信息,建立健康档案,进行健康状况评估,制订个性化的健康规划。

(2) 做好居民的基本医疗服务,在社区卫生服务中心、社区卫生服务站点开展门诊预约服务,引导居民首诊,为确有需求的服务对象提供快速转诊、专家预约和专家会诊等服务。

(3) 为责任区的居民提供健康管理服务,及时将健康教育资料发放到居民家庭,将健康大课堂和健康教育讲座等健康活动信息及季节性、突发性公共卫生事件信息告知居民。

(4) 为0~6岁儿童提供健康管理、咨询指导服务。

(5) 为孕产妇提供孕产期健康管理服务,为育龄妇女提供优生优育、避孕节育等健康知识咨询和指导。

(6) 为65岁以上老年人提供健康管理服务。

(7) 为高血压、2型糖尿病等慢性病患者提供定期随访、用药指导、健康教育等服务。

(8) 为居家重性精神疾病患者提供随访服务。

(9) 为居家医学观察的传染病密切接触者提供预防指导。

(10) 为行动不便、确有需要的签约居民,提供上门访视、家庭护理、家庭病床、电话咨询和家庭康复指导等服务。

四、服务形式

1. 建立签约机制 签订家庭医生服务协议书,确定服务内容、服务方式、服务期限和双方责任义务等款项,居民在自愿基础上,选择辖区内的家庭医生签定服务协议,形成家庭医生对社区居民的签约服务机制。

2. 推行预约服务制度 实行家庭医生预约服务制度,签约居民可通过电话、书面、网络等多种形式进行预约,享受优先就诊的优惠政策。同时可通过预约,向签约居民提供相关的基本公共卫生服务。

3. 实施双向转诊制度 家庭医生在为签约居民服务过程中,如果发现签约居民的病情超出社区卫生服务机构诊疗能力,应开具转诊书,通过双向转诊专门渠道帮助其转往上级医疗机构,保证转诊患者得到及时合理的诊治。签约居民从上级医疗机构转至社区卫生服务中心时,家庭医生应在获得上级医疗机构诊疗信息的基础上做好承接随访等工作,保证医疗卫生服务的连续性。

4. 开展健康咨询服务 家庭医生主动公开电话、手机、网络交流工具等沟通方式,接受签约居民各种形式的健康咨询,采取当场解答、预约门诊、诊疗建议并联系至上级医疗机构等适当方式予以处理。

五、家庭医生服务团队的角色作用

1. **家庭医生** 负责做好签约工作;了解社区居民的医疗需求,掌握签约对象的健康信息,定期开设健康讲座,发放健康保健宣传资料;为签约者建立健康档案,并做好健康信息的输入和分析;做好签约者的门诊预约、上门服务及电话咨询;为签约者在中心或上级医疗机构的入院或转诊提供绿色通道,接受上级医疗机构转下的签约患者,做好康复随访工作。

2. **社区护士** 帮助家庭医生做好签约工作,以及签约后信息整理和输入工作;协助家庭医生为签约患者安排门诊预约时间;积极做好上门护理、护理咨询、社区健康教育、慢性病管理等工作;完成护理常规工作。

3. **公共卫生医师** 根据辖区内居民的健康状况作出社区诊断;协助家庭医生做好专业专科对象(如儿童、孕产妇等)的签约工作;开展健康教育,做好慢性病管理和随访工作;对居家精神疾病患者提供随访服务;对居家医学观察的传染病患者的密切接触者提供预防指导等工作;与团队人员做好互帮和沟通。

4. **社区健康志愿者** 负责与各居委沟通;协助医务人员了解签约对象的健康信息;组织居民到医院健康家园进行健康自我监测;引导居民养成健康的生活方式和就医习惯;引导居民定期开展各类"慢性病防治俱乐部"活动;配合社区卫生服务中心做好各种调查工作,积极反馈居民健康需求。

> **知识链接**
>
> 2011年,上海市长宁区率先试行全科服务团队模式下的家庭医生制工作,并由区民政、财政、卫生、人社4个部门联合开展"基本医疗保险+基本医疗服务+政府医疗救助+社会组织医疗帮扶"的"4个医联动"基本医疗保障模式,减免低保、低收入家庭和"支出型"贫困人群在社区就诊或定点医疗机构所产生的医保费用自费部分的95%。

任务二 社区家庭访视管理

一、家庭访视的概念

家庭访视是指在服务对象家庭里,为了维持和促进个人、家庭和社区的健康,对访视对象及其家庭成员进行有目的的护理服务活动。家庭访视是社区护理的主要服务形式之一,社区护士通过家庭访视,了解访视对象及家庭成员的健康状况、家庭结构和功能、家庭环境和内外资源、健康观念和行为,从而发现访视对象和其家庭整体现存和潜在的健康问题,制订家庭护理计划并实施,维护和促进家庭健康。

二、家庭访视的目的

通过家庭访视,为居家的病、伤、残者提供各种必要的保健和护理服务;提供有关健康促进和疾病预防的健康知识;充分发挥家庭功能,促进家庭成员之间的相互关心和理解;消除家庭环境中的不安全、致病因素,确保家庭环境的健康。

三、家庭访视的类型

1. **评估性家庭访视** 通过家庭健康评估,收集家庭健康相关资料,发现家庭健康问题。通常是一次性,主要用于存在健康问题的家庭、家庭功能不完善,以及婴幼儿、老年人的家庭。

2. **预防性家庭访视** 开展疾病预防及保健方面的工作,如妇幼保健与计划免疫,产后新生儿家庭访视。

3. **连续照顾性家庭访视** 为居家患者提供连续性护理服务,制订计划,常定期进行,主要用于患有慢性病或行动不便的家庭患者及残疾患者的家庭。为访视对象实施基础护理操作和健康指导,如静脉输液、导尿、伤口护理、氧疗指导、用药指导等。

4. **急诊性家庭访视** 处理临时和紧急情况,多为随机性。如为突发健康问题的家庭提供急救护理,及时有效的止血、包扎、固定或心肺复苏措施等。

四、家庭访视的内容

1. **提供康复医疗护理和健康指导** 家庭访视护士从原来对个体患者的服务扩大到健康人和家庭,以及覆盖全社区范围内与生命健康有关的所有问题。这种既全面又独特的家庭访视护理服务是医院内护理所不能取代的。

2. **提供基础护理** 如换药、导尿、静脉输液、肌内注射、护理长期卧床患者避免发生压疮、鼻饲及造瘘管护理等。

3. **协助患者提高生活自理能力** 开发患者的残存功能,学会自我照顾。

4. **提供健康咨询** 为家庭提供心理咨询、卫生宣教、营养指导、母婴的体格检查、评估母婴的身体状况等。

五、家庭访视的程序

包括访视前准备、访视中工作、访视后工作3个阶段。

1. **访视前准备** 全面充分访视前的准备是关系到访视成功与否的重要环节。包括访视对象的选择、确定访视的目的、准备访视用品、联络被访家庭、安排访视路线。

(1) 选择访视对象:优先考虑有严重健康问题的家庭,其次为易产生后遗症和不能充分利用卫生资源的家庭。在安排访视顺序时,应遵循群体为先,个体为后;传染病为先,非传染病为后;急性病为先,慢性病为后;生活贫困、教育程度低为先;有时间限制为先的原则,以上顺序可根据情况进行调整。

(2) 确定访视的目的

1) 在第一次访视之前,对所访视家庭的环境要有所了解,明确访视的目的,制订初步的访视计划,包括交流方式各种应变措施等。熟悉访视家庭情况的途径有患者住院治疗和护理资料;健康档案记录资料;家属到社区卫生服务中心(站)寻求帮助或进行某些健康咨询时提出的问题等。

2) 连续性护理时,每次访视前要根据前次家庭资料、患者住院资料和家庭记录等,制订明确具体的访视目标。并依据目标评价结果,对计划进行调整。制订措施和目标时要与社区卫生服务相关人员进行讨论(如全科医师、出院的医院等)。

(3) 准备访视用品:被访视对象各异,访视目的不同,护士根据情况准备访视物品。包括常用体检工具,如体温计、听诊器、血压计、手电筒等;测量新生儿体重的秤,测头围等使用的皮尺;为慢性病患者、孕产妇等访视对象进行健康教育准备的教育指导材料;对居家患者进行治疗、护理所需的物品,如消毒物品,外科器械(酒精、棉球、纱布、剪刀等),隔离用物(如消毒手套、口罩、帽子、工作衣),常用药物和用具(如生理盐水、急救药物、注射器、输液器、胶布)等,必要时护士需准备通讯联络用品。

(4) 联络被访家庭:电话联系或根据预约,确定访视日期和具体时间。

(5) 访视路线的安排:应根据具体情况安排家庭访视路线,确认地址,并准备简单的地图。并在社区卫生服务中心留下访问目的、出发时间及预定回归的时间、被访家庭的地址、路线及联络方式,以便有特殊情况时,社区卫生服务中心能尽早与访视护士取得联系。

2. 访视中的工作　访视分为初次访视和连续性访视。初次访视的主要目的是建立关系,获取受访家庭的基本资料,确定主要健康问题。连续性访视是社区护士对上次访视计划进行评价和修订,制订下次的访视计划并按新计划进行护理和指导。同时不断地收集资料,为以后的访视提供充分的依据。

(1) 确定关系:向服务对象进行自我介绍,与被访视者及家庭建立信任、友好、合作的关系,取得家庭成员的配合。

(2) 评估、计划和实施

1) 评估:包括初步的个人评估、家庭评估、环境评估,对资源设备、知识水平、社区资源的评估等。初次访视不一定要求获取所有资料。

2) 计划:依据评估后确立的健康问题,与服务对象共同商讨,制订切实可行的家庭护理计划。

3) 实施:进行健康教育或护理操作,操作中要注意防止交叉感染,严格遵循无菌技术操作原则和消毒隔离制度;操作后还要妥善处理污染物,整理用物并洗手,及时回答护理对象的提问。

(3) 简要记录访视情况:对收集的主、客观资料以及进行护理援助和指导的重点内容进行记录,记录应简明扼要。

(4) 结束访视:与访视对象共同总结本次访视内容,确定访视目的是否达到,在需要和同意的基础上决定是否需要进行下次访视。如有需要,与访视对象或家庭预约下次访视的时间和内容,并给家庭留下访视者的有关信息,如联络电话、工作单位地址等。

3. 访视后的工作

(1) 消毒及物品的补充:访视护士回到社区卫生服务中心后,必须整理和补充访视包内的物品。

(2) 记录和总结:整理和补充家访记录,包括护理对象的反应、检查结果、现存的健康问题、护理措施实施情况、实施效果、协商内容和注意事项等。最好建立资料库或记录系统,建立家庭健康档案和病历。

(3) 修改护理计划:根据访视的情况,修改并完善护理计划。如访视对象的健康问题已解决,即可停止家庭访视。

(4) 协调合作:与其他社区工作人员交流访视对象的情况,商讨解决办法。如果现有资源不能满足访视对象的需求,而且该问题在社区护士职权范围内又不能得到解决时,应与其他服务机构、医生、设备供应商等联系,对访视对象进行转诊或其他安排。

六、家庭访视的注意事项

1. **着装** 穿着要适合社区护士职业身份,整洁、协调、便于工作,佩戴胸卡或持证件。

2. **态度** 要求合乎礼节,大方且稳重,能表示出对访视家庭的关心和尊重,保守被访问家庭的秘密。

3. **掌握技巧** 利用人际关系和沟通技巧,获得护理对象的信任,要灵活机动、因地制宜。

4. **保持一定界线** 护士注意与访视家庭成员保持一定界线,以免影响其家庭功能。

5. **访视时间** 一般在1小时以内,最好在家庭成员都在的时候进行家访,但应避开家庭成员的吃饭时间和会客时间。

6. **服务项目与收费** 护患双方要明确收费项目与免费项目,一般家访人员不直接参与收费。访视护士不应接受礼金、礼物等。

7. **签订家庭访视协议** 家庭访视前,社区卫生服务机构应与被访家庭签订家庭访视协议,明确双方的责任与义务。

8. **安全问题及对策**

(1) 社区卫生服务机构应建立安全制度,访视护士按照有关规定进行工作。

(2) 机构其他人员应知道访视护士家访的行程计划,包括家访的时间和走访家庭的姓名、地址、电话及交通工具等。

(3) 访视前尽可能用电话与访视对象取得联系,确认被访家庭的地址和行程,尽量了解访视对象和家庭的情况。

(4) 避免单独去偏僻场所家访,仔细观察周围环境,保持警惕,灵活应对突发事件。

如发现不安全因素,应立即离开。访问时尽可能要求访视对象的家属在场。

(5) 路上注意交通安全,穿舒适的鞋子,利于行走方便,随身携带身份证、工作证、手机和零钱,以备急用,避免佩戴贵重的首饰。

(6) 保护家庭成员的安全。

(7) 做好相关记录和文件的签署,掌握执业范围,避免发生医疗纠纷,慎重对待无把握或没有定论的信息。

七、家庭访视的沟通技巧

1. **说话技巧**　注意语速、语调;生动形象、简明扼要、富有感染力;对重要问题要适当重复;注意双向交流,鼓励讨论和提问。

2. **问话技巧**　注意问话的时机和间隔,要能鼓励对方继续深入交谈。注意不要诱导或暗示对方,如不应该问"是不是经常觉得乳房胀痛?",而要问"平时乳房有什么感觉吗?"

3. **听话技巧**　要专心勿轻易打断;恰当引导适当反应;离题时要注意引回;注视对方表示尊重;调整姿势拉近距离;适时小结确认掌握了对方讲述的主要问题。

4. **反馈技巧**　良好的行为要有积极的反馈;当谈及一些痛苦不安的事情要有同情等消极的反馈,不便立即判断的事情等以后弄清楚后再做评价。

5. **观察技巧**　在交流的过程中要注意观察对方的表情、动作等,以评价交谈内容的真伪、是否掌握所传递的信息内容等。

> **知识链接**
>
> 　　家庭访视我国称为"访视护理",又称"家庭护理"或"家庭访视护理",日本称为"访问看护";在欧美国家称为"家庭访视"(home visiting)。2006 年,国际访视护理权威杂志 *Home Healthcare Nurse* 对访视护理进行了概念界定,认为家庭访视是"发生在家庭环境中的、访视人员与客户/家庭之间的互动过程,其功能是改善客户健康状况,并协助其更好地掌握社区卫生资源、增强自理能力"。

任务三　居家护理

一、居家护理的概念

居家护理是综合性健康服务系统的一部分,是针对患者及其家庭在其住所提供的一种健康服务,目的在于维持和促进健康、促进康复,减少因疾病所致的后遗症或残障。

二、居家护理的目的

(1) 提供持续性的治疗和护理,使其出院后仍能获得专业的护理服务,减少后遗症和残障的发生,延缓疾病的恶化,降低复发率及再住院率。

(2) 为患者及其照顾者的生活提供方便,减少照顾者往返奔波医院之苦,提高他们的生活质量,维持家庭的完整性。

(3) 提高患者的自理能力和照顾者的照顾能力,充分发挥患者的独立自主性。

(4) 减少家庭因住院带来的经济支出,减轻家庭及社会的负担。

(5) 缩短患者住院日,增加病床利用率,降低患者的住院费用。

(6) 增加社区护士与居民间沟通渠道,向社区提供更多的护理服务,拓展护理专业领域,促进护理专业发展。

三、居家护理的对象

居家护理的对象包括出院后仍需治疗护理或康复患者;已明确诊断的慢性病,病情适合在家中医疗和护理的患者;需要支持治疗和减轻痛苦的晚期癌症及临终患者;到医院连续就诊困难的老弱病残、行动不便的患者;需要康复护理指导的功能障碍或残疾者。

四、居家护理的形式

居家护理主要有两种形式,即由医疗机构负责的家庭病床和由家庭护理服务中心负责的居家护理模式。

1. **家庭病床** 目前家庭病床是我国常用的居家护理形式,家庭病床的建立促进了医疗资源的有效利用和重新分配。

(1) 家庭病床的机构设置:在国内,家庭病床一种隶属于综合医院;另一种隶属于社区卫生服务中心。近年来,随着社会对家庭病床需求的日益增长,各省市根据本地区的特点和需要,制定了相应的政策和制度。

(2) 家庭病床的工作人员:综合医院由某个部门的医师和护士到服务对象的家中进行诊疗和护理;社区卫生服务中心由管辖区域内全科团队的责任医生和责任护士到服务对象的家中进行诊治和护理。

(3) 服务流程和方式:家庭病床的建立通常由患者家庭提出要求,由医院或所在社区卫生服务中心临床医生确诊建立,患者或其家庭成员到家庭病床科登记,家庭病床科安排社区责任医生上门建立家庭病床病历并制订治疗方案,确定上门查治周期,社区护士根据医嘱和家庭具体情况制订相应的护理计划,解决患者现存和潜在的护理问题。

2. **家庭护理服务中心** 是对家庭中需要护理服务的人提供护理的机构,是美国、日本等发达国家居家护理的主要形式,也是居家护理的发展方向。近年来,国内逐渐推出专业的老年居家护理试点机构,这些机构借鉴发达国家的居家护理模式,聘用具有丰富临床护理经验的专业护理人员,为老年人提供专业居家护理服务。

无论采取哪种形式的居家护理,都需要满足以下条件:①患者的家庭中必须有能负担起照顾责任的人,护士只能定期到家中进行护理和指导,24小时的照护主要依靠患者自己和家人;②护理费用纳入相关的保险,这是居家护理的基本保证;③有明确的经营方向和资源管理方法,这样才能使居家护理得到发展;④建立、健全转诊制度,如居家患者病情变化需要住院时如何住院,需要继续治疗和护理的患者出院后如何获得居家护理等相关制度。

五、居家护理的程序

居家护理的程序包括五大步骤,即评估、诊断、计划、实施及评价。

1. 居家护理评估

(1) 病史:现病史、既往史、预防接种史、用药情况及申请居家护理的主要原因;主要临床症状和体征;实验室等辅助检查结果;并发症;有无感觉、知觉障碍等。

(2) 日常生活情况及心理社会史:生活习惯,如饮食、睡眠、运动、嗜好等;日常生活能力,如更衣、清洁、排泄、活动、各种用具的使用能力等;性格、兴趣爱好;个人信仰;认知及判断能力等。

(3) 家庭环境情况:家庭成员的构成和数量、年龄、性别、健康状况、成员间的关系等;家庭成员掌握护理知识的程度和护理能力;患者的居住条件及居住环境,如有无医疗护理设备的空间、卫生及浴室情况,家庭环境中有无进一步危害患者身心健康的因素等。

(4) 社会经济情况:居住社区的经济发展水平,居住社区的卫生医疗管理配备情况,是否有经济困难,能否继续接受居家护理服务等。

(5) 资料利用情况:所在社区的资源,如卫生、福利、人力等;家庭资源,如经济、精神、教育等支持;医疗、文化、宗教及环境等资源;目前资源的利用情况等。

(6) 对疾病及居家护理的认识。

2. 居家护理诊断 根据居家患者的健康问题,提出相应的护理诊断,健康问题可包括:①患者本人感到最困难、最需要援助的问题;②家庭中感到最困难的问题;③患者和家属观点有不同的问题;④从护理专业角度考虑到的护理问题;⑤护士提供的护理与家属和本人需要相一致性的问题。

3. 居家护理计划

(1) 决定居家护理活动的先后顺序:首先对最紧急、最重要的问题优先进行护理。

(2) 制订预期目标:护理目标必须以服务对象的功能、行为改变、知识增加及情感的稳定等为中心,并且必须是可以测量的。居家护理目标通常分近期目标、远期目标,近期目标通常少于1周。远期目标是需要在较长时间内实现的目标,通常为数周或数月。

(3) 制订护理措施:包括评估性措施、独立性措施、治疗性措施。

1) 评估性措施:评估是特定的活动计划,用以发现护理对象的问题,是提供护理措施的基础。

2) 独立性措施:是护士能独立决定实施的措施。

3) 治疗性措施:护士根据服务对象的身体状况,遵医嘱为其治疗、换药等。

4. 居家护理实施

(1) 实施护理计划时护理人员应掌握必要的知识技能、工作人员进行分工合作、能识别实施过程中可能遇到的障碍、为居家患者提供良好的实施环境,并做好准确记录。

(2) 实施措施

1) 健康教育:是实施居家护理的主要内容。健康教育能引导和促使患者建立自我保健意识,掌握基本的保健知识和技能,养成健康的行为和生活方式。

2) 促进患者营养:根据病情和患者的饮食习惯,对患者及其家属进行膳食与营养的指导。

3) 提供护理及康复指导:对长期卧床老人,指导照顾者如何正确翻身;保持皮肤完整、床单位清洁、干燥,保持良好的体位,防止压疮;对生活自理障碍者,应提供生活自理能力训练指导,如进食、穿衣、洗漱、家务等;对畸形和残障者,社区护士为患者提供康复护理的同时,需向患者及家属进行康复训练指导,预防并发症的发生,防治畸形或残障进一步加重。

4) 增进心理健康:社区护士应灵活运用沟通与交流技巧,经常与患者沟通,了解患者的心理状态,让患者发泄及倾听自己患病后的心理体验,排解心理不适,并有针对性的提供适宜的心理疏导,采取放松疗法,改善患者的情绪与心境。

5) 家庭环境适应性改变的指导:如对残疾人和传染病患者的家庭,进行消毒隔离与环境改变的指导,维持于促进患者及其家属的健康与安全。

6) 指导医疗护理器械的使用:依据患者病情及家庭经济能力,向其介绍适宜的医疗护理器械及其使用方法、注意事项,以及发生紧急情况时应急措施等。

7) 紧急救护指导:向患者及其家属介绍患者的病情、可能发生的紧急情况及发生紧急情况前可能出现的先兆等,并指导患者进行自救及求救。

8) 建立居家护理记录和档案。

5. 居家护理评价

(1) 随时评价:每次进行居家护理时评价。主要测量日常护理活动和功能,注意及时收集和分析资料,便于随时发现问题,及时调整护理计划,不断完善护理活动。

(2) 定期随访性评价:每隔1~2个月全面评估,以评价居家护理后患者情况有无改善。评价内容:①主观资料,如患者的主诉、自理能力及日常生活能力等;②客观资料,如患者的生命体征、体重、机体的功能状态、行为、康复治疗的进展情况、辅助检查结果等。

(3) 年度总结性评价:每年一次回顾性总结评价,评价内容包括:①患者病情的总结性评价。1年内患者病程描述、症状及体征的评价,辅助检查结果的分析、药物治疗效果及不良反应的总结、护理措施及效果的总结、健康指导效果的评价等。②患者身心的全面回顾与总结。评价患者生活能力、自护能力、饮食与营养、家庭情况、家庭支持、社交情况等。③其他情况的总结性评价。评价患者是否需要持续性的居家护理,是否需要转诊服务,是否需要经济援助等。

知识链接

中国台湾地区居家护理的发展起源于1971年,首先由彰化基督教医院创立,当时居家护理机构以医院为基础,以非营利为目的。1983年开始发展以社区为基础的居家护理服务;1987年开始由护理师护士会试办独立形态的居家护理;1989年居家护理服务纳入公保给付,使居家护理开始蓬勃发展。1995年居家护理纳入全民健康保险给付范围,进一步促进了中国台湾地区居家护理的发展,同时也大大促进了居家护理人员及患者的需求。

学习效果评价·思考题

1. 什么是家庭医生责任制?
2. 家庭医生责任制服务形式有哪些?
3. 家庭访视有哪些类型?
4. 家庭访视的注意事项有哪些?
5. 什么是居家护理?居家护理目的有哪些?

项目四 健康档案与健康管理

学习目标

1. 识记建立居民健康档案的目的和基本内容;健康管理概念、特点。
2. 理解建立居民健康档案的意义;健康管理基本策略。
3. 学会应用居民健康档案管理;健康管理服务流程。

案例导入

孙先生,50岁。就诊时发现血压偏高,体型肥胖,嗜好烟酒,平时感觉头胀痛,无其他不适。家族史中父亲死于脑血管意外。体格检查:身高178 cm,体重90 kg,血压155/90 mmHg,血清总胆固醇(TC)6.23 mmol/L,三酰甘油(TG)2.13 mmol/L,低密度脂蛋白(LDL)3.58 mmol/L,高密度脂蛋白(HDL)1.39 mmol/L。

请问:根据孙先生目前出现的健康问题,如何建立健康档案及健康管理?

分析提示

1. 采集孙先生的健康信息,一般情况(性别、年龄等)、目前的健康状况和疾病家族史、生活方式(膳食、体力活动、吸烟、饮酒等)、体格检查(身高、体重、血压等)和血、尿实验室检查(血脂、血糖等),将这些个人健康信息建立健康档案。

2. 根据上述健康信息进行健康风险评估,针对患病的危险性和疾病危险因素给予健康干预,以多种形式帮助患者纠正不良的生活方式和习惯,控制健康危险因素,实现个人健康管理计划的目标。

任务一 健 康 档 案

健康档案是以居民个人健康为核心,贯穿整个生命过程,涵盖各种健康相关因素,实现多渠道信息动态收集,满足居民自我保健和健康管理、健康决策需要的信息资源。居民健康档案是社区卫生工作者掌握社区居民健康状况的基本工具,是为社区居民提供连续性、全面性、综合性的高质量医疗卫生保健服务的重要依据。

一、建立居民健康档案的目的和意义

1. **便于掌握居民的基本情况和健康状况** 健康档案记载着居民个人和家庭的生理、心理、社会等基本情况及健康状况,尤其是注重记录健康问题的形成、发展、转归过程,从健康档案中可以获取居民的基本情况及健康现状。

2. **为解决居民主要健康问题提供依据** 分析健康档案中个人、家庭、社会的健康状况,可发现现存的健康危险因素和疾病,为制订预防保健、临床诊断治疗和社区护理提供可靠的依据。

3. **有利于开展全科医疗服务** 健康档案是全科医生了解患者的基本工具,也是做出正确临床决策的重要基础。建立健康档案可以将居民的健康状况根据病种进行分类管理,提供优质、方便、快捷的医疗、保健及护理服务。

4. **有助于提高基层卫生服务的管理水平** 作为基层卫生规划的资料来源,完整的健康档案不仅记载居民健康状况,以及与之相关的健康信息,还记载有关基层卫生机构、卫生人力等信息,从而为疾病诊断、制订基层卫生服务计划提供基础资料,也为充分利用卫生资源提供必要条件。

5. **有利于评价医务人员的服务质量和技术水平** 医务人员为居民提供服务过程中的诊断、治疗、用药及临床处置正确与否都可以在健康档案中找到相关依据。有时还可

作为处理医疗纠纷的法律依据。

6. 为全科医学教学和科研提供信息资料 以问题为导向的健康记录,重视背景资料的作用,反映居民生理、心理、社会方面的问题,具有连续性、逻辑性,有利于培养全科医生的临床思维和处理问题的能力,还可利用居民健康档案进行案例教学和基层卫生服务的科学研究。

7. 提供重要信息 为政府和卫生管理机构收集基层医疗信息的重要渠道,也可对突发公共卫生事件的应急处理提供及时、准确的居民健康信息。

二、健康档案的基本内容

健康档案按层次分为3种,即个人健康档案、家庭健康档案及社区健康档案。

1. 个人健康档案 是以个人健康为核心,动态测量和收集生命全过程的各种健康相关信息,并为居民进行健康管理需要而建立的健康信息资源库。居民健康档案内容包括个人基本信息、健康体检、重点人群健康管理记录和其他医疗卫生服务记录。

(1) 个人基本情况:姓名、性别等基础信息和既往史、家族史等基本健康信息。

(2) 健康体检:一般健康检查、生活方式、健康状况及其疾病用药情况、健康评价等。

(3) 重点人群健康管理记录:包括国家基本公共卫生服务项目要求的0~6岁儿童、孕产妇、老年人、慢性病和重性精神疾病患者等各类重点人群的健康管理记录。

(4) 其他医疗卫生服务记录:包括上述记录之外的接诊、转诊、会诊记录等。

2. 家庭健康档案 是记录与居民健康相关的各种家庭环境及家庭健康问题的系统资料,也是全科医生实施以家庭为单位的保健的重要参考资料和数据来源。家庭健康档案的内容如下。

(1) 封面:包括档案号、户主姓名、社区、建档护士、家庭地址、电话等内容。

(2) 家庭基本资料:包括家庭住址、家庭人口数、家庭成员的姓名、性别、与户主关系、出生日期、文化程度、职业及婚姻等。

(3) 家系图:使用一些符号以绘图的方式表示家庭结构及各成员的健康状况的资料,要求表达简洁明了,可以使全科医生快速直观地了解一个家庭概貌,也是社区卫生服务中的一个重要参考资料。对表达中使用的符号要有一定的格式要求(图2-2)。

(4) 家庭健康相关资料:包括家庭结构、功能及生活周期。家庭生活周期可分为8个阶段,即新婚期、第一个孩子出生

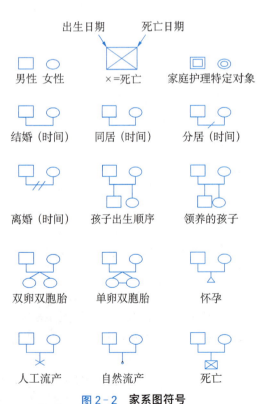

图2-2 家系图符号

期、学龄前儿童期、学龄儿童期、青少年期、子女离家创业期、空巢期和老龄期。每一阶段均有其特定的发展内容及相应的健康问题,全科医生需要根据上述各阶段健康问题的发生规律,预测可能出现的转变和危机,制订相应的预防计划,从而避免或减少问题的发生。

(5) 家庭卫生保健记录:记录家庭环境的卫生状况、居住条件、生活起居方式,为评价家庭功能、确定健康状况的参考资料。

(6) 家庭主要健康问题:家庭发生健康的主要问题必须在目录内,以便发生个人健康问题时,可以方便地从家庭健康档案中了解到其他成员的健康状况。记载内容包括家庭生活压力事件及危机的发生日期、问题名称、描述及结果等。家庭主要问题目录中所列的问题应当只针对整个家庭的问题,如家庭遗传性疾病、家庭危机等。可依编号按以问题为中心的医疗记录中的 SOAP 方式描述,即 S 代表患者的主观资料,O 代表客观资料,A 代表评估(包括作出诊断),P 代表计划。

(7) 家庭成员健康资料:同个人健康档案。

3. 社区健康档案 是对社区健康状况及其影响因素的概括性描述,记录社区居民总体健康状况、卫生资源和社区主要问题的档案资料。通过社区健康档案使全科医生能够从整体上把握社区的基本情况,在开展社区卫生服务时能够充分利用相关信息,从社会的角度去考虑居民的健康问题,为居民提供更有效的照顾。社区健康档案包括社区基本资料、卫生资源、卫生服务状况、社区人群健康状况 4 个部分。

(1) 社区基本资料:①社区人口学特征,包括人口数量、年龄构成、性别构成、社区居民的婚姻状况、职业分布、家庭构成及社区人口文化构成等;②自然环境状况。社区所处的地理及环境特征,如地理、气候、资源等,常与居民健康的危险因素相关联,也影响居民患病的发生和发展,疾病的种类和患病程度的不同对全科医生的服务方式、服务量也可产生直接的影响。

(2) 社区产业及经济状况:经济资源是影响居民健康的重要因素,因此应掌握社区的人均收入及影响社区经济的相关因素。

(3) 社区组织状况:社区档案要着重明确与健康相关的社区组织,如爱国卫生委员会、互助会、老年之家等。明确它们在社区的工作状况,以及所担负的相应职责。

(4) 社区卫生服务资源:①卫生服务机构:是指直接提供卫生服务的专业机构,如医院、门诊部、保健所、防疫站、私人诊所等医疗保健机构等。各个机构的服务业务范围、特色服务项目、分布地点等都要记录在社区健康档案中。医生可根据以上情况进行转诊、咨询等,充分利用这些资源,为居民提供协调性保健服务。②卫生设备:是指可利用的诊断和治疗设备。③卫生人力资源:包括本社区卫生人员数量、年龄结构、专业结构、职称结构。④卫生费用:包括人均处方费用、人均处置费用、病种治疗费用等。

(5) 社区卫生服务状况:①门诊统计,包括门诊量(人次)、就诊率、每人每年就诊次数、门诊常见健康问题种类及构成、门诊疾病种类及构成,尤其是社区门诊前 10 位常见健康问题;②转诊统计,包括转诊率、转诊疾病种类及构成、转诊单位等;③住院统计,包括住院患者数量(住院率)、患病种类及构成、住院起止时间等。

(6) 社区人群健康状况：①社区疾病谱和死因谱；②居民健康问题分类及性别、年龄、职业、文化、家庭等层次分布情况；③社区居民就医方式、医疗费用和支付方式，就医满意度等；④社区流行病、传染病的流行与监控情况；⑤社区健康危险因素的变化情况等。

三、建立居民健康档案的方法

(1) 辖区居民到乡镇卫生院、村卫生室、社区卫生服务中心（站）接受服务时，由社区医务人员负责为其建立居民健康档案，并根据其主要健康问题和服务提供情况填写相应记录。同时为服务对象填写并发放居民健康档案信息卡。

(2) 通过入户服务（调查）、疾病筛查、健康体检等多种方式，由乡镇卫生院、村卫生室、社区卫生服务中心（站）组织医务人员为居民建立健康档案，并根据其主要健康问题和服务提供情况填写相应记录。已建立居民电子健康档案信息系统的地区，应为个人建立居民电子健康档案。

(3) 将医疗卫生服务过程中填写的健康档案相关记录表单，装入居民健康档案袋或直接存入信息系统，农村地区可以家庭为单位集中存放保管。居民电子健康档案的数据存放在电子健康档案数据中心。

(4) 统一为居民健康档案进行编码，采用17位编码制，以国家统一的行政区划编码为基础，以村（居）委员为单位，编制居民健康档案唯一编码。同时将建档居民的身份证号作为身份识别码，为在信息平台上实现资源共享奠定基础。

四、居民健康档案的使用

(1) 已建档居民到乡镇卫生院、村卫生室、社区卫生服务中心（站）复诊时，医务人员调取其健康档案，护理人员协助接诊医生根据复诊情况，及时更新、补充相应记录内容。

(2) 入户开展医疗卫生服务时，事先查阅服务对象的健康档案并携带相应表单，在服务过程中记录、补充相应内容。已建立电子健康档案信息系统的机构应同时更新电子健康档案。

(3) 对于需要转诊、会诊的服务对象，由接诊医生填写转诊、会诊记录。

(4) 所有的服务记录由责任医务人员或档案管理人员统一汇总、及时归档。

(5) 当居民迁出所在地时，告知居民到新居住地所在的社区卫生服务中心等医疗机构重新建立健康档案。

五、居民健康档案管理

(1) 健康档案是社区卫生服务的基础资料，也是卫生服务的重要参考依据。因此，此项工作要做到全面细致，特别是要建立健全一套管理制度，包括健康档案的建立制度、保管制度、使用制度等。

(2) 健康档案的建立要遵循自愿与引导相结合的原则，在使用过程中要注意保护服务对象的个人隐私，建立电子健康档案的地区，要注意保护信息系统的数据安全。

（3）乡镇卫生院、村卫生室、社区卫生服务中心（站）应通过多种信息采集方式建立居民健康档案，及时更新信息。已建立电子健康档案的地区应保证居民接受医疗卫生服务的信息能自动汇总到电子健康档案中，保持资料的连续性。

（4）按照国家有关专项服务规范要求记录相关内容，记录内容应齐全完整、真实准确、书写规范、基础内容无缺失。各类检查报告单据和转、会诊的相关记录应粘贴留存归档。

（5）健康档案管理要具有必需的档案保管设施设备，按照防盗、防晒、防高温、防火、防潮、防尘、防鼠、防虫等要求妥善保管健康档案，指定专（兼）职人员负责健康档案管理工作，保证健康档案完整、安全。电子健康档案应有专（兼）职人员维护。

> **知识链接**
>
> 中华人民共和国卫生部卫妇社发〔2009〕113号《卫生部关于规范城乡居民健康档案管理的指导意见》。到2009年底，按照国家统一建立居民健康档案的要求，农村居民健康档案试点建档率达到5%，城市地区居民健康档案建档率达到30%；到2011年，农村达到30%，城市达到50%。到2020年，初步建立起覆盖城乡居民的，符合基层实际的，统一、科学、规范的健康档案建立、使用和管理制度。以健康档案为载体，更好地为城乡居民提供连续、综合、适宜、经济的公共卫生服务和基本医疗服务。

任务二　健　康　管　理

一、概念

健康管理是20世纪50年代末最先在美国提出的概念，其核心内容是指医疗保险机构通过对其医疗保险客户（包括疾病患者或高危人群）开展系统的健康管理，达到有效控制疾病的发生或发展，显著降低出险概率和实际医疗支出，从而减少医疗保险赔付损失的目的。健康管理在我国还是一个新概念，其服务的对象较狭窄，主要集中在经济收入较高的人群，公众的认知度还不高，健康管理的一些理念尚未被公众所接受。

健康管理是对个体或群体的健康进行全面监测、分析、评估，提供健康咨询和指导以及对健康危险因素进行干预的全过程。目的是调动个体和群体及整个社会的积极性，有效地利用有限的资源来达到最大的健康效果。

二、意义

1. *形成正确的健康观念*　健康管理的过程包含健康咨询、健康教育，健康教育贯穿于健康管理的全过程,在此过程中,人们逐渐接收健康信息,学习正确的健康知识,最终形成正确的健康观念。

2. **提供科学性、系统性、人性化的健康服务**　健康管理运用现代先进的医疗保健服务和信息技术手段,以各级医疗机构为基础开展健康服务;从影响健康的各种因素进行跟踪预测,对健康风险进行分析评估,对存在的健康问题进行全方位干预;针对不同人群开展不同的健康服务,对健康人群侧重于风险评估和卫生保健知识教育;对亚健康人群侧重于健康信息管理和健康危险因素的干预;对患者群则侧重于健康检查、鉴定和管理。同时健康管理是以个人健康档案为基础,根据个人不同的生物、心理、社会状况进行的不同的健康教育。

3. **提高慢性病的治疗效果,减少残障加速康复**　大多数慢性病与不良行为和生活习惯有关,单靠药物治疗效果有限而不持久,通过健康管理可以纠正不良行为和生活习惯,提高自我管理健康的意识和水平,从根本上提高慢性病的治疗效果,降低其发病率、致残率、死亡率。

4. **低投入、高产出的公共卫生策略**　健康管理通过改变影响健康的危险因素,调动个人、群体、社会的积极性,充分有效地利用有限的医疗资源,达到最大的健康改善效果,投入少而产出多。

三、特点

1. **以控制健康危险因素为核心**　通过自我行为改变的可控因素,如不合理饮食、缺乏运动、吸烟酗酒等不良生活方式,高血压、高血糖、高血脂等异常指标因素。另外,不受个人控制的因素,如年龄、性别、家族史等因素。

2. **体现一、二、三级预防并举**　一级预防:是在疾病(或伤害)尚未发生时针对病因或危险因素采取措施,降低有害暴露的水平,增强个体对抗有害暴露的能力预防疾病(或伤害)的发生或至少推迟疾病的发生;二级预防:在疾病的临床前期采取早发现、早诊断、早治疗的"三早"预防措施,能使疾病在早期就被发现和治疗,避免或减少并发症、后遗症和残疾的发生,或缩短致残的时间;三级预防:在疾病发生后防止伤残和促进功能恢复,提高生存质量,延长寿命,降低病死率。

3. **服务过程为环形运转循环**　健康管理的实施环节为健康监测(收集服务对象个人健康信息,是持续实施健康管理的前提和基础)、健康评估(预测各种疾病发生的危险性,是实施健康管理的根本保证)、健康干预(帮助服务对象采取行动控制危险因素,是实施健康管理的最终目标)。整个服务过程,通过这3个环节不断循环运行,以减少或降低危险因素的个数和级别,保持低风险水平。

四、服务流程

健康管理的常用服务流程包括健康管理体检、健康评估、健康咨询、健康管理后续服务、专项的健康及疾病管理服务。

1. **健康管理体检**　是以人群的健康需求为基础,按照"早发现、早干预"的原则来选定体格检查的项目，这些项目可以根据个人的年龄、性别、工作特点等进行调整。检查的结果对后期的健康干预活动具有明确的指导意义。

2. *健康评估*　通过分析个人的健康史、家族史、生活方式、心理状况等内容，为服务对象提供一系列评估报告，包括反映各项检查指标的个人健康体检报告、个人综合健康评估报告、精神压力评估报告。

3. *健康咨询*　上述步骤完成后，社区医务人员以采用多种方式给服务对象提供不同层次的健康咨询服务。咨询内容包括解释个人健康信息、评估健康检查结果、提供健康指导意见、制订个人健康管理计划及随访跟踪计划等。

4. *健康管理后续服务*　其服务内容主要取决于服务对象的情况和可利用多少资源，根据服务对象的需求提供不同的服务。后续服务的形式可以是通过互联网查询个人健康信息和接受健康指导，定期寄送健康管理通讯和健康提示。健康教育和督促随访是后续服务的常用手段，健康教育在疾病控制、生活方式改变、营养改善方面有很好的效果。督促随访主要是检查健康指导、健康教育的效果，检查健康管理计划的落实情况。

5. *专项的健康及疾病管理服务*　根据服务对象的健康状况，提供专项的健康管理服务。对慢性病患者选择针对特定疾病或疾病危险因素的服务，如心血管疾病管理，应进行精神压力缓解、戒烟戒酒、适当运动、膳食营养改善等。对健康者提供健康生活方式指导、疾病高危人群教育、健康维护项目等。

五、基本策略

健康管理的基本策略是通过评估和控制健康风险因素，达到维护健康的目的，包括生活方式管理、需求管理、疾病管理、灾难性病伤管理、残疾管理和综合的群体健康管理。

1. *生活方式管理*　是指以个人或自我为核心的卫生保健活动。主要干预技术是教育干预、行为矫正、训练与社会营销技术。目的是帮助个体选择健康的生活方式，减少疾病的危险因素，预防疾病和伤害的发生。

2. *需求管理*　包括自我保健服务和人群就诊分流服务，帮助人们更好地利用医疗保健服务。目标是减少昂贵的、临床并非必需的医疗服务，同时改善人群的健康状况。常用方法包括寻找手术的替代疗法、帮助患者减少特定的危险因素并采纳健康的生活方式、鼓励自我保健和早期干预等。

3. *疾病管理*　是一个协调医疗保健干预和与患者沟通的系统，强调患者自我保健的重要性。疾病管理支撑医患关系和保健计划，强调运用循证医学和增强个人能力的策略来预防疾病的恶化，以持续性地改善个体或群体健康为基准来评估临床、人文和经济方面的发展。疾病管理必须包括人群识别、循证医学的指导、医生与服务提供者协调运作、患者自我管理教育、过程与结果的预测和管理，以及定期的报告和反馈。

4. *灾难性病伤管理*　灾难性病伤是指对健康的危害十分严重，其造成医疗卫生花费巨大的疾病，如肿瘤、肾衰竭、严重外伤等。此类疾病发生率低，需要长期复杂医疗卫生服务，服务的可及性受家庭、经济、保险等各方面的影响较大。优秀的灾难性病伤管理具有转诊及时、综合考虑各方面的因素、制订出适宜的医疗服务计划、具备一支包含多种医学专科及综合业务能力的服务队伍、最大限度地帮助患者进行自我管理、患者及其家属满意等特征。

5. 残疾管理　目的是减少工作地点残疾事故的发生率和费用代价。任务包括分析工作场所导致的各种隐患,通过教育及早期干预减少残疾发生;已发生残疾的,根据伤残程度分别处理以尽量减少因残疾造成的劳动和生活能力下降。

6. 综合的群体健康管理　是指通过协调个的健康管理策略,对个体提供更为全面的健康和福利管理。

学习效果评价·思考题

1. 建立居民健康档案的目的和意义有哪些?
2. 简述居民健康档案基本内容?
3. 何谓健康管理? 有哪些特点?
4. 健康管理的常用服务流程有哪些?

项目五　信息技术应用

学习目标

1. 识记卫生信息技术的概念。
2. 理解社区卫生服务信息系统架构。
3. 学会应用业务应用系统。

案例导入

李阿婆,女,65岁,退休。某天晚饭后感觉头晕、耳鸣、不舒服,马上到当地社区卫生服务中心就诊,因着急忘带病历卡。急诊科医生问了很多问题:如以往患过哪些疾病? 患病后的治疗和用药情况如何? 做过哪些检查? 李阿婆不能记得那么多、那么清楚。

请问:遇到李阿婆此类情况,社区卫生服务中心如何在其信息系统中建立居民的健康信息?

> **分析提示**
>
> 社区卫生服务中心应对辖区内常住居民。以0~6岁儿童、孕产妇、老年人、慢性病患者和重性精神疾病患者等人群为重点建立健康档案。居民就诊时,医生只要输入居民身份证号码,即可以查阅居民的健康信息,制订个性化的卫生保健计划,准确地为居民提供有效的卫生服务。

任务一　社区卫生服务信息系统

一、概念

卫生信息技术(health information technology,HIT)是指卫生信息处理的应用,包括为通讯交流和决策制定而对医疗保健信息、数据和知识进行存储、获取、共享和使用时所涉及的计算机硬件和软件。

社区卫生服务信息系统是按照国家卫生部的相关业务要求,以满足社区居民的基本卫生服务需求为目的,以健康档案为核心,集健康教育、预防、保健、康复、计划生育技术服务和一般常见病、多发病的诊疗服务等信息为一体的计算机信息管理系统,即"1+nX"的信息化模式,"1"代表以健康档案为核心的基础信息模块,"X"代表根据实际业务需求所开发的相关信息模块,"n"代表变异的模块。

二、系统架构

社区卫生服务中心信息系统包含基于健康档案的社区卫生服务信息系统(CHSS)、医院信息系统(HIS)、临床信息系统(CIS)、实验室信息系统(LIS)、放射信息系统(RIS)、医学影像存储与传输系统(PACS)、医院综合运营管理信息系统(H-ERP),这些系统通过医院信息集成平台整合,实现信息共享、交换,并与区域卫生信息平台实现信息共享、交换。系统的总体技术架构,在社区卫生信息技术基础框架的规划与建设中,涉及数据存储访问、集成平台、业务应用系统、数据、管理服务、信息检索服务等方面的内容。

三、业务应用系统

业务应用系统包括基本公共卫生服务系统、医疗服务系统、综合管理系统三大部分,满足日常业务运行要求,其主要数据存储如下。

1. 公共卫生服务信息模块

(1) 健康档案管理:个人健康档案、家庭健康档案、社区健康档案(详见"健康档案"章节)。

(2) 疾病预防控制

1) 传染病管理：传染病报告、访视计划、核实访视记录、流行病学调查记录、传染病高危人群干预记录。

2) 预防接种管理：接种档案、接种计划、接种记录、预防接种不良事件登记、禁忌证记录、传染病史记录、制品库存记录、冷链记录。

3) 肿瘤管理：肿瘤报告、访视计划、核实访视记录、肿瘤高危检测记录。

4) 高血压病管理：高血压病档案、随访计划、随访记录、高危人群监测记录。

5) 糖尿病管理：糖尿病档案、随访计划、随访记录、高危人群监测记录。

6) 心脑血管疾病管理：心脑血管疾病报告、随访计划、随访记录、脑卒中、心肌梗死等病例个案调查记录。

7) 伤害监测管理：伤害监测登记、随访记录等。

(3) 健康教育：健康教育计划及方案、健康教育总结、健康教育活动记录、健康教育资料管理、宣传栏牌设置情况、培训记录、个人健康教育记录。

(4) 妇幼保健：妇女保健管理（妇女基本信息、早孕建册记录、产前检查、产后访视记录、妇女病普查记录）、儿童保健管理（儿童保健建卡、新生儿登记、新生儿疾病筛查信息、入托入园登记、死亡登记）等。

(5) 精神卫生：精神疾病患者康复档案、监测点资料、心理健康档案管理、查询与统计报表管理。

(6) 社区康复：康复患者档案、康复评估记录、康复指导记录、康复治疗记录、康复计划、收费记录等。

(7) 计划生育：计划生育宣教记录、技术指导服务记录。

2. 基本医疗服务信息模块

(1) 全科诊疗管理：就诊记录、医嘱与处方、全科诊疗病史、中医病史、中医治疗记录、转诊记录、会诊记录。

(2) 家庭病床管理：建床记录、查床记录、撤床记录、医嘱与处方、家庭病床病史、中医病史、中医治疗记录、转诊记录、会诊记录。

(3) 社区护理管理：社区护理主档案、慢性病家庭病床护理记录、社区常规护理记录（如注射、特殊药品监服、换药、穿刺或导管导尿、穿刺或留置化验标本）、简易或轻便仪器理疗检查记录、心理护理记录、母婴护理记录、临终护理记录、护理咨询指导记录等。

(4) 健康体检管理：健康体检结果信息记录基本信息、身高、体重、内科、外科、耳鼻喉科、眼科、检验，以及放射、B超、心电图检查、体检总结评价、健康处方记录等。

(5) 其他社区医疗：住院就诊记录、住院医嘱、住院病史、病案首页、出院小结、住院转诊记录、检验结果、检查结果、收费记录、其他。

3. 综合管理信息模块

(1) 居民签约管理：主要信息存储，如注册信息、签约记录、服务目录等。

(2) 团队组织及人力资源管理：主要信息存储，如社区团队组织、人力资源数据库。

(3) 团队绩效管理：绩效指标体系数据、绩效数据、公共卫生服务服务量、绩效采集数据、个人绩效指标计算结果数据、个人绩效指标汇总数据、团队绩效指标汇总数据、中心绩效指标汇总数据。

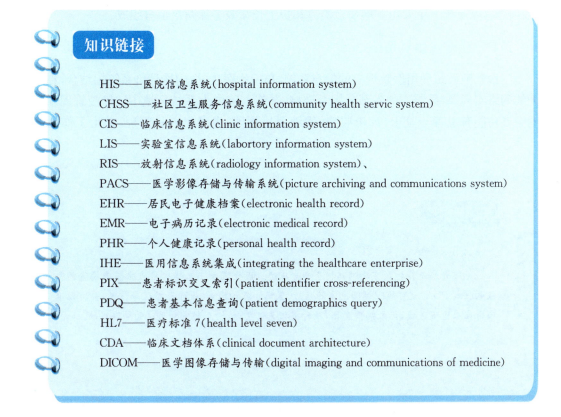

知识链接

HIS——医院信息系统(hospital information system)
CHSS——社区卫生服务信息系统(community health servic system)
CIS——临床信息系统(clinic information system)
LIS——实验室信息系统(labortory information system)
RIS——放射信息系统(radiology information system)、
PACS——医学影像存储与传输系统(picture archiving and communications system)
EHR——居民电子健康档案(electronic health record)
EMR——电子病历记录(electronic medical record)
PHR——个人健康记录(personal health record)
IHE——医用信息系统集成(integrating the healthcare enterprise)
PIX——患者标识交叉索引(patient identifier cross-referencing)
PDQ——患者基本信息查询(patient demographics query)
HL7——医疗标准7(health level seven)
CDA——临床文档体系(clinical document architecture)
DICOM——医学图像存储与传输(digital imaging and communications of medicine)

任务二　临床护理工作站

一、临床护士工作站

1. **综合概览**　是护士工作站的门户，将护士最关注的信息放在首页，提供便捷入口以查看详情，减少差错的发生，提高工作质量和效率。

2. **入出转处理**　对患者进行入院、出院、转科信息处理。

3. **医嘱处理**　①医嘱执行：基于数字化条件下的医嘱是借助无线网络、PDA、条形码、腕带等技术和设备，构建医嘱执行的闭环管理过程，达到"5S"（正确的时间、正确的患者、正确的药物、正确的剂量、正确的给药途径）的医疗质量管理目标；②医嘱校对：是检查医嘱录入的正确性，只有经过核对、确认无误后，该条医嘱才能继续后面的处理，即按医嘱实施治疗、护理。

4. **护理文书管理**　书写电子护理记录并进行打印（包括首次护程记录、一般护理记录、入院评估单、危重患者评估单、压疮评估单、跌倒评估单、导管评估单)等。

5. **计费管理** 医嘱及其执行既是临床诊疗的依据,也是医疗收费的依据。
6. **物资管理** 是建立科室物资二级库及高值耗材的管理。
7. **护理管理** 主要由护理质量测评和护士长绩效考评两个部分组成。

二、门诊输液信息系统

门诊输液系统利用医院现有的信息系统,与门诊医生站、门诊计价系统相结合,利用无线网络实现,将系统中的各部分相互连接,并连入院内大系统环境中。输液管理系统的主要功能有患者一览卡、计价收费、输液项目管理、患者出入科管理、护士工作量统计等。

> **知识链接**
>
> **无线查房**
>
> 无线查房是指把数字化工具携至患者床边。医生或护士只需轻轻点击随身携带的平板电脑或 PDA,就可随时调阅患者的病历、医嘱和各种检查、检验及护理等信息,并可以准确地在床边下医嘱,记录病情变化,及时将相关信息,传输至科室和医院的管理终端。

学习效果评价·思考题

1. 何谓卫生信息技术和社区卫生信息化?
2. 业务应用系统包括哪些部分?

项目六 社区常用流行病学研究方法

学习目标

1. 识记流行病学的定义、现况研究的定义和种类。
2. 理解常用疾病频率测量指标和现况研究的优缺点。
3. 学会应用分析性研究、实验性研究、理论性研究的定义。

案例导入

某社区常住人口10万左右,2014年当地社区卫生服务中心为了制订辖区内人群高血压的社区综合防治策略,拟对该社区某时点人群高血压患病情况进行调查。调查的内容主要包括该社区某时点高血压的患病率情况、高血压病患者的基本信息情况(如姓名、性别、年龄、婚姻等)、病史情况(现病史、既往史、家族史、用药情况等)、生活行为方式情况(如饮食、吸烟、运动、饮酒等)、体检情况(如身高、体重、心血管系统检查等)、诊断和治疗情况(高血压的分级等)。

请问:该调查研究属于那种流行病学研究类型?应采用那种具体的研究方法?该研究方法有哪些优缺点?

分析提示

该研究目的在于了解某时点其辖区内高血压的患病情况,属于流行病学研究中的描述性研究,具体应采用现况研究的方法。由于该辖区常住人口达到10万人,通过一个社区卫生服务中心显然难以做到全人群的普查,因此开展全人群的抽样调查是最适合本次调查研究的方法。

任务一　流行病学概述

一、定义

流行病学(epidemiology)是研究人群中的疾病与健康状况分布及其影响因素,并研究防治疾病及促进健康的策略和措施的科学。

随着流行病学原理的扩展和流行病学方法的迅速进步,流行病学已深入医药卫生领域的各个方面,主要包括疾病预防和健康促进、疾病的监测、疾病病因和危险因素的研究、疾病的自然史和疾病防治的效果评价5个方面。

二、研究方法

流行病学研究方法包括观察法、实验法和数理法,以观察法和实验法为主。流行病学研究按设计类型可分为描述性研究、分析性研究、实验性研究和理论性研究4种类型,每种类型又包括多种研究设计。

描述性研究主要是描述疾病或健康状态的分布,起到揭示现象、为病因研究提供线索的作用,即提出假设。而分析性研究主要是检验或验证假设。实验性研究则用于证实或确证假设(图2-3)。

1. **描述性研究**　是利用现有的记录资料或特殊调查的资料,真实地描述疾病或健康状态在时间、地点、人群的分布特征,即"三间分布"特征,并进行初步分析和推论,为进

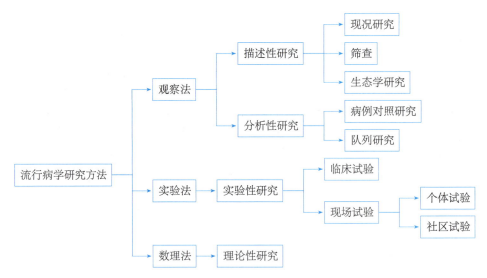

图 2-3　流行病学研究方法（按设计类型分类）

一步开展分析性研究提供线索,是流行病学研究的基础步骤。社区常用的描述性研究主要包括横断面研究和筛查。

(1) 横断面研究:又称现况研究,是按事先设计的要求,在某一人群中应用普查或抽样调查的方法,收集特定时间内疾病的资料,以描述疾病的分布及某些因素与疾病之间的关联。现况研究根据研究对象的范围主要分为普查和抽样调查。

1) 普查:即全面调查,是指以特定时点或时期、特定范围内的全部人群(总体)为研究对象的调查。普查的优点:①调查对象为全体目标人群,不存在抽样误差;②可以同时调查目标人群中多种疾病或健康的分布情况;③能发现目标人群中全部病例,在实现早发现、早诊断、早治疗的同时,全面地描述疾病的分布与特征,为病因分析研究提供线索。普查的缺点:①不适用于患病率低,且无简便易行诊断方法的疾病;②由于工作量大而不易细致,难免存在漏查;③调查工作人员涉及面广,掌握调查技术和检查方法的熟练程度不一,对调查项目的理解难以统一和标准化,较难保证调查质量;④耗费的人力、物力资源一般较大,费用往往较高。

2) 抽样调查:是指通过随机抽样的方法,对特定时点、特定范围内人群的一个代表性样本进行调查,以样本的统计量来估计总体参数所在范围,即通过对样本中的研究对象的调查研究来推论其所在总体的情况。①抽样调查的优点:节省时间、人力和物力资源,同时由于调查范围缩小,调查工作易于做得细致等优点。②抽样调查的缺点:设计、实施与资料分析均比普查要复杂;抽样调查资料的重复或遗漏不易被发现;对于变异过大的研究对象或因素和需要普查普治的疾病不适合;患病率太低的疾病由于需要很大的样本量也不适合采用抽样调查的方法。

(2) 筛查:是指通过快速检验、检查或其他措施,将可能有病但表面健康的人与可能无病的人区分开的方法。目的是早期发现高危人群或患者,以便早期防治和处理,估计疾病的流行情况,并进行描述性分析。如在社区居民中进行大肠癌筛查就是较常见的一种早期发现患者的方法。

2. 分析性研究　描述性研究提出病因假设后,需要应用分析性研究进一步验证假设。分析性研究是探索导致疾病或健康问题在人群中分布存在差异的原因或影响因素的方法。最常用的分析性研究方法有病例对照研究和队列研究。

(1) 病例对照研究:是比较患某病者与未患某病的对照者暴露于某可能危险因素的百分比差异,分析这些因素是否与该病存在联系。是分析流行病学方法中最基本的、最重要的研究类型之一。其基本原理是以当前已经确诊的患有某特定疾病的一组患者作为病例组,以不患有该疾病但具有可比性的一组个体作为对照组,通过询问、实验室检查或复查病史,收集研究对象既往各种可能的危险因素的暴露史,测量并比较病例组与对照组中各因素的暴露比例,经统计学检验,若两组差别有意义,则可以认为因素与疾病之间存在着统计学上的关联。

(2) 队列研究:是将人群按是否暴露于某种可疑因素及其暴露程度分为不同的亚组,追踪其各自的结局,比较不同亚组之间的结局频率的差异,从而判定暴露因素与结局之间有无因果关联及关联大小的一种观察性研究方法。暴露是指研究对象接触过某种待研究的物质,或具有某种待研究的特征、行为。暴露在不同的研究中有不同的含义,暴露可以是有害的,也可以是有益的,但一定是本研究需要探讨的因素,因此它与特定的研究目的密切相关的。

3. 实验性研究　又称实验流行病学或干预试验,一般需要设立对照组,将来自同一总体的研究人群随机分为试验组和对照组,研究者向试验组人群施加某种干预措施,然后随访比较两组人群的结局有无差别及差别大小,以判断干预措施效果的一种前瞻性研究方法。常用的实验性研究包括临床试验、现场试验和社区试验。

(1) 临床试验:以患者为研究对象,采用新的疗法或新的预防方法进行干预,评价其效果。在进行临床试验时应遵循随机、对照和双盲的原则。

(2) 现场试验:是以还未患病的人作为研究对象,接受处理,或某种预防措施,多为预防性试验,在高危人群中进行试验。

(3) 社区试验:又称社区干预项目,以人群为整体进行试验,常用于某种预防措施或方法的考核或评价。

4. 理论性研究　又称理论流行病学或数学流行病学,是在流行病学调查、分析所得资料的基础上,用数学表达式定量地阐述流行过程的特征,模拟流行过程,并按实际的流行过程进行检验和修正,从而建立流行过程的理论。

任务二　常用疾病频率测量指标

一、发病频率测量指标

1. 发病率(incidence rate)　是指一定期间内,一定范围人群中某疾病新发生病例出现的频率。计算公式为：

$$K = 100\%, 1\,000‰, 10\,000/万, 100\,000/10\,万 \cdots\cdots$$

2. 罹患率(attack rate)　通常是指在某一局限范围短时间内的发病率。其计算公式与发病率相同,但它的观察时间较短,以日、周、月为单位,使用比较灵活。

K 的取值常为 $100\%, 1\,000‰$。

3. 续发率(secondary attack rate，SAR)　又称二代发病率,是指在某些传染病最短潜伏期到最长潜伏期之间,易感接触者中发患者数占所有易感接触者总数的百分比。

4. 患病率(prevalence)　又称现患率,是指某特定时间内总人口中某疾病新旧病例所占的比例。根据观察时间的不同,患病率可分为时点患病率和期间患病率。时间患病率的观察时间一般<1 个月,而期间患病率所指的是特定的一段时间,通常为数月。但是,调查时间应尽可能短,以免季节、温度等影响患病率等因素发生变化。

$$K = 100\%, 1\,000‰, 10\,000/万, 100\,000/10\,万 \cdots\cdots$$

5. 感染率(prevalence of infection)　是指在某时间内被检人群中某病原体现有感染者人数所占的比例,通常用百分率表示。

二、死亡与生存指标

1. 死亡率(mortality rate)　表示在一定期间内,某人群中总死亡人数在该人群中所占的比例,是测量人群死亡危险最常用的指标。观察时间常以年为单位。

$$K = 100\%, 1\,000‰, 10\,000/万, 100\,000/10\,万 \cdots\cdots$$

（1）粗死亡率:是指死于所有原因的死亡率,一种未经调整的死亡率。可反映一个人群的总死亡水平,综合反映一个国家或地区文化、卫生水平。

（2）死亡专率:是指按疾病的种类、年龄、性别、职业等分类计算的死亡率。比较不同地区、不同人群的死亡率时,因人口构成不同,不同直接比较,而需对死亡率进行标准化处理后再进行比较。

婴儿死亡率是指某年周岁内婴儿的死亡数占同年内活产婴儿数的比值,一般以千分率表示,是反映社会经济即卫生状况的一项敏感指标,不受人口构成的影响,不同地区和国家可直接进行比较。

2. 病死率(case fatality rate)　表示一定时期内某病死亡者占该病患者的比例,表示某病患者因该病死亡的危险性。

3. 生存率(survival rate)　是指接受某种治疗的患者或某疾病患者中,经 n 年随访尚存活的患者数所占的比例。

学习效果评价·思考题

某社区2013年底共登记在管理的肿瘤患者为1 200人,2014年全年新增肿瘤患者登记报告200例,死亡50例,该社区2014年平均人口数为63 000人。

1. 请问该社区2014年肿瘤发病率为多少?
2. 请问该社区2014年肿瘤患病率为多少?
3. 请问该社区2014年肿瘤病死率为多少?

第三章　生命周期与社区护理

项目一　生命周期

> **学习目标**
> 1. 识记生命周期的定义与分期。
> 2. 理解生命周期与社区护理的关系。
> 3. 理解社区护士在生命周期中的作用。

任务一　生命周期

一、定义

生命周期(life cycle)是指一个对象的生老病死。生老病死是一切生物物种普遍存在的自然规律，从出生、发育、成熟至死亡整个生命历程。人的生命周期贯穿于整个生命之中，从受精卵开始到最终死亡，而人类的繁衍就是一个接着一个的生命周期，是生生不息的一个过程。在每个生命周期中，其生理、心理和社会行为均会受不同阶段影响而发生变化。

二、分期

在社会工作中，根据人的生理、心理、行为的变化，生命周期通常划分为胎儿期、婴幼儿期、儿童期、青少年期、成年早期、中年期及老年期7个阶段，每个阶段有其特殊的变化及特点。

三、特点

1. **胎儿期**　又称妊娠期，即从卵子受精至胎儿娩出的阶段，是胎儿在母体内生长发育的过程。此期以胎儿组织及器官的迅速生长和功能渐趋成熟为特点，同时又是夫妻向父母亲角色转变的一个过程。在此过程中,往往可以通过产前检查,如测定胎盘功能或检查羊水内的细胞染色体、酶量及生化内容等发现异常情况。如有异常,应及时防治。在此阶段准父母往往有较大的心理负担,同时,由于妊娠期需要足够的能量以满足孕妇及胎儿的生长,孕期保健指导就显得十分重要。

2. 婴幼儿期

(1) 新生儿期:从胎儿娩出开始至出生后28天,是婴儿期的特殊阶段。新生儿适应子宫外的新环境,经历了解剖生理学的巨大变化,全身各系统的功能从不成熟转为初建和巩固是此期特点。

(2) 婴儿期:是指出生后至1周岁。婴儿期的特点是生长迅速。1年内体重是出生时的3倍,身长可达到出生时的2倍。此期必须加强营养要素,才能预防营养不良及消化不良,否则易发生佝偻病等。

(3) 幼儿前期:1~3岁。此期体格生长速度比婴儿期渐变缓慢,但语言、行动与表达能力明显发育。前囟闭合、乳牙出齐,能控制大小便。在断奶后如对营养供应不加以重视,往往可引起身高不增或少增等问题。

3. 儿童期 又称学龄前期,是指3~6岁,相当于目前的幼儿园阶段。此期的特点是生长发育速度平稳,动作及语言能力逐步提高,能跳跃、登楼梯、唱歌、画图,开始识字和认字,因为好奇而喜欢多问,因此也容易发生意外事故。学龄前期儿童脑发育接近成人,动作协调,语言、思维、想象力成熟,是性格形成的关键时期。

4. 青少年期 一般开始于6~7岁,止于21~22岁。

(1) 童年期:6、7岁~11、14岁,又称小学年龄期。此期特点是脑的形态结构基本完成,智能发育进展较快,能较好地综合分析、认识自己。此期要保证足够的营养,加强体育锻炼。

(2) 青春期:10~18岁(女性较早,男性较晚,约相差2年)。这是童年过渡到成年的发育阶段。特征为:体格发育首先加速,继而生殖系统发育成熟。随着生理发育逐渐成熟,心理状态由儿童时期的单纯转向复杂化,富于幻想,情绪变化快,对外界敏感,朦胧地出现两性意识,有时会产生性冲动。在此期间,如不能受到性知识及道德法制观念的良好教育,极易发生不正当的性行为,对心身健康带来危害。

5. 成年早期 一般是指22~35岁。人的生理功能在此阶段达到高峰,心智能力最强,具备了独立决策的能力。此期人们通常会完成结婚生子这一人生大事。在围绕结婚前后的这段时间内,围婚期保健从婚前医学检查、卫生指导到生育资讯,保证了生命的延续。

随着社会的不断发展,优生优育是越来越多人所期待和考虑的。备孕期保健也越来越受到大家的重视。备孕期包括受精怀孕前准备阶段,备孕是指孕妇对优孕的前提准备,是优孕的关键,但在过去却往往最容易被忽略。在备孕期,夫妻双方从心理及生理上均应做好准备,以达到最佳状态。

6. 中年期 一般是指35~59岁。这一时期,人的行为主要受个人社会经历影响大,特别是个人对自己生命周期感觉,受生理变化的影响很小。在心理方面,这一时期的中年人心态趋于平和、沉稳、现实,普遍对自己的期望不高,转而寄希望于下一代。中年期也是社会分化最明显的时期,会面临各种问题,家庭生活方面如空巢问题、夫妻关系危机、疾病和养老等问题。中年女性在绝经前的一段时间内,往往出现与绝经有关的内分泌生物学改变和临床症状,因此更年期综合征更是不可小视。社区护士应根据妇女不同的生理、心理及社会状况,进行有针对性的保健指导。

7. 老年期　WHO规定发达国家年龄>65岁者为老年人,发展中国家年龄>60岁者为老年人。随着社会经济和医疗保健的发展与进步,全球人口老龄化已成为不可避免的趋势,我国亦是如此。因此,满足老年人的需求,提高其生活质量,已成为社区护理工作的重要目标。

老年期,随着机体结构和功能衰退,包括外形改变,如体重减轻、升高下降;各脏器功能下降,导致机体代偿功能减弱乃至丧失,对环境的适应能力降低,易患各种慢性退行性疾病,最终导致死亡。因生理功能减退,家庭结构及社会环境的改变,老年人易在心理上发生改变,如记忆力减退,智力减退和人格改变。所以老年期的主要心理任务是实现自我统合,避免绝望情绪。而在家庭生活方面,独居、空巢老人或精神障碍者,更是老年保健的重点人群,应当引起社会的高度重视。

知识链接

生命周期的概念应用很广泛,特别是在政治、经济、环境、技术、社会等诸多领域经常出现,其基本涵义可以通俗地理解为"从摇篮到坟墓",(cradle-to-grave)的整个过程。对于某个产品而言,就是从自然中来回到自然中去的全过程,也就是既包括制造产品所需要的原材料的采集、加工等生产过程,也包括产品贮存、运输等流通过程,还包括产品的使用过程及产品报废或处置等废弃回到自然过程,这个过程构成了一个完整的产品的生命周期。

  社区护理与生命周期

社区护理(community nursing)起源于公共卫生护理,是由20世纪70年代美国护士露丝·依斯曼首次提出。社区护理是公共卫生学和护理学理论的集合,以人的健康为中心,以需求为导向,融合预防、保健、医疗护理、康复、健康教育、计划生育为一体,贯穿于人的整个生命周期中。

根据生命周期不同阶段,其社区护理服务项目有所不同,主要内容如表3-1。

表 3-1 生命周期与社区护理服务项目

生命周期发展阶段	主要特征	主要社区护理服务项目
儿童期	生长发育阶段	新生儿家庭访视 生长发育监测 定期健康体检 预防接种
青少年期	第二性征出现 心理和社会适应能力较差,易产生青春期负面的心理行为问题	平衡膳食 疾病筛查 性教育 心理教育
成年早期	建立各种社区关系(家庭、工作等) 承担社区责任	围婚期保健 孕产期保健 心理咨询 康复护理 常见病筛查 定期体检
中年期	生活压力最大化 更年期的生理变化	定期体检 常见病筛查 更年期保健 防治慢性病 康复护理 心理咨询
老年期	生理功能老化 心理及人格变化	定期体检 防治慢性病 孤独心理照顾 老年自我保健 康复护理 舒缓疗护

任务三　社区护士在生命周期中的作用

社区护理的服务范围和服务形式决定了社区护士势必承担多种角色功能,而且在不同情况和时间扮演不同的角色。因此,社区护士必须具备较高的综合素质,在工作中灵活应用自己的知识和技能完成各种角色的职责。

社区护士在进入社区、家庭为患者提供服务时,要针对每个人所处的生命周期阶段,根据生命周期的生理、心理和社会行为等特点制订护理计划,解决该阶段患者出现的一系列护理问题,包括生活起居、饮食调节、生育指导、心理疏导、康复锻炼、舒缓疗护。社区护士必须熟悉和了解生命周期中每个阶段的特点,善于发现每个阶段易出现的各类问题,通过流行性病学调查、上报公共卫生机构、联合全科医生开展医疗护理活动,提供专业化的社区护理。

> **学习效果评价·思考题**
> 1. 简述生命周期的定义。
> 2. 生命周期的分期及主要特点是哪些?
> 3. 生命周期各期的主要护理任务有哪些?

项目二 生命周期与社区护理之一：社区儿童、青少年健康管理

学习目标

1. 识记社区儿童、青少年保健概念和工作意义。
2. 识记学校卫生保健的任务和工作内容。
3. 理解各年龄期儿童、青少年健康管理内容。
4. 理解预防接种和免疫程序。
5. 学会应用分析评价各年龄期儿童的健康状况。
6. 学会应用对各年龄期儿童的常见健康问题及疾病进行保健指导。

案例导入

你所管辖的社区内有一对年轻夫妇，新添了一个宝宝，今天是孩子出生的第 7 天，你要去做新生儿家庭访视。

请问：你计划访视哪些内容？面对年轻的父母你准备围绕哪些问题进行健康指导？

分析提示

通过观察、询问评估了解新生儿及产妇的整体情况，包括新生儿一般状况、进行全面体检、分析评估新生儿的健康状况，并针对婴儿情况及家长的育儿知识给予指导。

任务一 概　　述

一、概念

社区儿童和青少年保健,是指社区卫生服务人员根据儿童、青少年不同时期的生长发育特点,以满足他们健康需求为目的,以解决社区内儿童、青少年的健康问题为核心,为他们提供系统化的服务。儿童、青少年时期是人生发展的关键时期,他们的身心健康直接关系到民族的素质和国家的发展。近年来,随着社区卫生保健工作的完善,政府已将这项工作作为基层卫生服务的重点工作之一。通过定期健康体检、疾病筛查、预防接种、对家长的健康教育及指导等措施,促进儿童、青少年的生长发育,增强体质,降低婴幼儿死亡率,减少其常见病及多发病的患病率,依法保障儿童和青少年权益,提高他们的总体健康水平。

二、对象与特点

社区儿童、青少年保健工作的服务对象是从生命开始到发育成熟,即18岁以下的儿童和青少年。根据不同的年龄阶段可分为胎儿期、新生儿期、婴儿期、幼儿期、学龄前期、学龄期和青少年期。不同的年龄阶段有不同的特点,年龄越小身心发育越不完善,易受内、外环境不利因素的侵扰。按各阶段保健工作内容和重点不同可分为0~6岁儿童保健、青少年保健。

1. **0~6岁儿童保健**　包括胎儿期及围生期、新生儿期、婴儿期、幼儿期、学龄前期几个阶段。胎儿期及围生期保健属于妇女保健范畴,详见"孕产期妇女保健"。0~6岁儿童保健管理可分为散居儿童管理(新生儿期和婴幼儿期)和集体儿童管理(幼儿期和学龄前期)。主要通过新生儿家庭访视、定期健康体检、生长发育监测、常见病及多发病的筛查和防治、预防接种,根据不同年龄特点进行早期教育,向家长或照顾者普及科学的育儿知识等,促进儿童健康成长。

2. **青少年保健**　包括学龄期、青春期两个阶段。学校是青少年接受各方面教育的主要场所,也是实施青少年保健工作的主体,需要学校、家庭和社会共同参与。青少年保健主要通过健康教育使他们了解自身的生理、心理和社会行为特点,给予针对性指导,增强健康意识,培养良好的生活行为习惯;改善学校的卫生环境和条件,为其提供良好的学习环境;按时预防接种;定期健康体检;加强对传染病、学生常见健康问题,如近视、龋齿、心理问题等筛查,及时发现、早期干预。

任务二 社区0~6岁儿童健康管理

一、新生儿期健康管理

1. **新生儿家庭访视**　定期对新生儿进行健康检查,早期发现问题,及时指导处理,降低新生儿的发病率、死亡率或减轻发病的程度,同时进行科学育儿的保健指导。一般正常足月新生儿进行家庭访视 2 次,初访在出院后 3~7 天,满月访在出生后 28~30 天。高危新生儿如低出生体重儿、早产儿、双胎和多胎或有出生缺陷等,根据其生长发育和健康状况增加随访次数,一般不少于 3 次。

2. 新生儿家庭访视内容

(1) 健康状况评估

1) 询问:①围生期情况:母亲妊娠期患病及药物使用情况,孕周、分娩方式,是否双(多)胎,有无窒息、产伤和畸形,出生体重、身长等;②疾病筛查情况:是否已做新生儿听力筛查和新生儿遗传代谢性疾病筛查等;③预防接种情况:出生 24 小时内接种卡介苗和乙肝疫苗;④重点询问:新生儿睡眠、有无呕吐、惊厥,大小便次数及性状,喂养情况:喂养方式、吃奶次数、奶量等;⑤满月访时应询问上次随访后患病情况。

2) 观察:①新生儿:面色、精神、皮肤(黄疸和硬肿)、呼吸、吮吸力、哭声及反应情况;②居住环境:清洁、通风、室温、卫生情况;③产妇恢复情况等。

3) 体格检查:①对新生儿进行全面体检:如囟门、五官、胸腹部、脊柱四肢、生殖器和肛门、肌张力、拥抱反射等;②测量:体温、脉搏、呼吸、体重、身长、头围、胸围;③体检重点:体重(生理性下降);囟门大小;口腔有无畸形(高腭弓、唇腭裂)口炎、鹅口疮;皮肤黄疸情况、皮肤皱褶处有无糜烂感染、有无皮炎或糜烂;脐带脱落情况,脐部有无感染、渗血等。

(2) 筛查高危儿:对低出生体重、早产、多胎、出生缺陷等新生儿加强管理,发现异常及时转诊。满月访时对体重增长<600 g 者,应找出原因,并给予针对性指导,2 周后再随访。

(3) 预防接种:满月后复种乙肝疫苗。

(4) 健康档案管理:建立健康档案如《新生儿家庭访视记录表》、《预防接种卡》等。将本次随访结果记录在相应栏目内。满月访后做好新生儿健康情况小结,高危儿应按要求进行分类管理并做好相关记录。预约下次随访时间并告知家长。

(5) 健康指导重点

1) 喂养指导:①母乳是新生儿最理想的食品,及早进行母乳喂养有助于促进婴儿的生长发育和提高抗病能力,促进母亲泌乳和产后母体康复,建立良好的母子感情;②不宜母乳喂养或母乳不足者可用代乳品进行喂养,目前较好的代乳品为婴儿配方奶粉;③注意事项:提倡按需哺乳,一般 2~3 小时 1 次;奶瓶的奶嘴孔大小合适;温度适宜;喂哺时略倾斜奶瓶,使奶汁充满奶嘴,避免吞入大量空气;喂哺后将婴儿竖起拍背,防止溢乳引起窒息;奶具清洗干净,定期消毒。

2) 日常护理指导:①保持室内空气新鲜,温度适宜,注意保暖;②衣着样式简单宽松,宜选择柔软的棉织品;③皮肤护理:每日沐浴,保持皮肤清洁;勤换尿布,保持干燥,每次大便后清洗臀部,防止尿布疹;④预防感染:尽量减少探视;照护者注意个人卫生,护理前应洗手;保持脐部清洁干燥,注意观察脐部情况,有感染征象应及时处理。

3) 早期教育:新生儿的视、听、触觉已有初步发展,母亲可通过哺乳、拥抱、抚摸及多与新生儿说话,或用色彩鲜艳、摇曳发声的玩具,刺激其视、听、触觉等,促进新生儿神经心理发育,增进母子间感情交流,促进其智力发育。

(6) 常见健康问题的预防及护理

1) 新生儿脐炎:新生儿脐部是病原菌入侵的特殊门户,极易发生局部感染。正常情况下脐带在婴儿出生后 4～7 天内自动脱落。

预防及护理:①保持脐部干燥,不要用脏手抚摸脐部;②尿布要勤换,换尿布时注意勿污染脐部;③不要把爽身粉等异物撒在脐窝,以免脐部污染;④每天用 75% 乙醇消毒脐部,消毒时从脐根部自内向外螺旋形消毒 2 遍,再以消毒纱布固定好。若出现脐部潮湿、分泌物增多,脐周皮肤红肿,或脐窝深处出现浅红色小圆点,触之易出血等情况应及时就医。

2) 新生儿黄疸:是由于体内胆红素的蓄积引起皮肤或其他器官的黄染现象。有生理和病理之分,任何原因引起的胆红素增高均应积极寻找原因,并及时给予对因治疗,预防胆红素脑病的发生。

预防及护理:①加强对新生儿的观察,包括精神状态、皮肤颜色、喂养奶量、粪便和尿液等,观察黄疸出现的时间、颜色、范围及程度等,判断其发展情况。②尽早给新生儿开奶,促使新生儿早排出胎便。胎便中含有大量胆红素,如胎便不排出可使胆红素重新吸收入血液,导致黄疸。③对于母乳性黄疸患儿,可暂停哺乳,在停喂母乳期间,母亲要及时将乳汁挤出,保持乳汁分泌。④注意新生儿保温及皮肤的清洁、干燥。⑤生理性黄疸一般无需治疗,2 周内自行消退,若黄疸消退情况无改善或进一步加重,应及时就诊。

二、婴幼儿期健康管理

1. **定期健康体检**　婴幼儿期共 8 次(出生后 3、6、8、12、18、24、30、36 月龄),可在乡镇卫生院或社区卫生服务中心进行。

2. **健康状况评估**

(1) 询问:喂养,睡眠,佝偻病早期症状(夜惊、烦躁、多汗等),上次至本次随访之间的患病情况。

(2) 体格检查:①测量体重、身长;②全身检查:心、肺、肝、脾、五官检查(眼、耳、听力)、皮肤、淋巴结、生殖器检查;③口腔检查:出牙、龋齿情况:生后 4～10 个月乳牙开始萌出,12 个月后未萌出者为乳牙萌出延迟。约 2.5 岁时出齐;④听力筛查:6、12、24、36 月龄;⑤佝偻病体征检查:颅骨软化,方颅,枕秃,X、O 形腿等;⑥实验室检查:血红蛋白(6～8、18、30 月龄)、微量元素测定(血铅等)。

(3) 生长发育评价:计算实际月龄,参照《2006 年 WHO 儿童身(长)别体重标准》按三等级划分法:$X\pm 2SD$ 为中,$>X+2SD$ 为上,$<X-2SD$ 为下,每项发育指标在中位数加减 2 个标准差范围内的,为通过。否则为不通过(图 3-1,图 3-2)。

(4) 筛查易患疾病:维生素 D 缺乏性佝偻病、婴幼儿腹泻、缺铁性贫血、发育异常等。

3. **健康档案管理**　建立健康档案如《0～6 岁儿童保健手册》、《预防接种证(卡)》。将本次随访结果记录在相应栏内,约定下次随访时间告知家长。

4. **预防接种**　完成免疫规划程序中相应年龄的疫苗接种。

5. **健康指导重点**

(1) 合理喂养:婴儿期膳食以高能量、高蛋白的乳类为主,提倡母乳喂养;出生后 1～

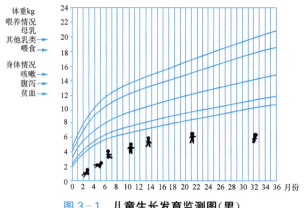

图 3-1 儿童生长发育监测图（男）

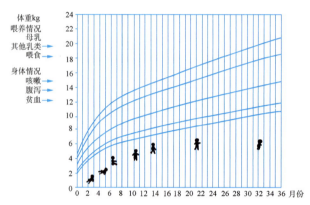

图 3-2 儿童生长发育检测图（女）

3 个月注意维生素 D 的补充；4～6 个月时开始添加辅食，注意观察小儿的大便性状及消化功能，同时可继续母乳喂养至 1 岁或更长时间，断奶要注意有计划地逐步进行。6 个月左右可进食单一的泥糊状和半固体食物。随着年龄的增长，食物的内容、品种和次数应逐渐增加，若喂食过量或食品成分不适宜小儿，易引起消化紊乱或腹泻。2 岁的小儿已能和家人吃同样的食物。1～3 岁小儿乳牙虽已出齐，但咀嚼和消化功能仍较差，食物制作应易消化，注意膳食平衡，若营养储备不足，会引起营养缺乏症，甚至贫血。膳食每日 4 餐，或 3 次正餐外辅以 1～2 次加餐。

(2) 早期教育

1) 培养良好的生活习惯：①睡眠习惯。随年龄增长睡眠时间逐渐减小，且两次间隔时间延长，6 个月前每日需 15～20 小时，1 岁需 15～16 小时，2～3 岁需 12～14 小时。训练小儿睡前情绪安定，养成独睡习惯，按时睡眠及起床。②排便习惯。小儿会坐后可训练坐便盆。随食物性状改变和消化功能成熟，大便次数减少，即可减少训练定时排便。③卫生习惯。哺乳或进食后为少量水，清洗口腔，勿含乳头入睡，以免影响牙齿发育或龋齿。从幼儿期开始训练饭前便后洗手、早晚刷牙、饭后漱口等习惯。

2) 视、听、语言能力训练：婴幼儿期是感知觉发展的快速期，要给其创造一个丰富多彩的视、听、语言能力训练的环境。如每天定时播放柔和的音乐；3 个月内的婴儿，在床上悬吊色彩鲜艳、能发声及转动的玩具,引逗其注意,经常面对婴儿说话、唱歌;教 8～9 个月婴儿模仿"爸爸、妈妈"的发音;用柔和的声音表示赞许,严厉的声音表示禁止和批评等;结合日常生活中接触的事物与其交谈,鼓励其多说话,启发其用语言表达,并及时纠正错误发音,但切记不要过度频繁,更不能讥笑,避免过度情绪紧张。发现视力低下、听力异常等问题,应督促家长及时带患儿进行诊断及矫治。

3) 动作训练:指导家长按婴幼儿生长发育特点并结合实际情况适时地训练其动作。从辅食添加起,即开始训练婴儿用勺进食,7～8 个月学习用杯子喝水等;9 个月后可训练婴儿抓取食物的能力,促进其手、眼和吞咽协调动作的发展。1～3 岁的小儿可选择球类、积木等发展小肌肉活动的玩具,发展儿童的精细动作。

4) 人际交往的培养:在培养儿童与周围人交往时,成人首先应做好人际关系的言行示范,如关心、爱护、安慰、劝导、礼貌待人等,成人一贯行为的反复出现,可以引起儿童的自发模仿。在玩耍中鼓励儿童主动与其他孩子接触,并建立友好的情感,培养良好的情绪和行为,对不喜欢交往或不敢交往的儿童应有意识地带他们参与群体活动,以提高他们交往的技能和兴趣。在交往中还应注意培养儿童的集体观念和道德观念,以提高其适应环境的能力;对有心理行为问题的儿童可通过专业人员进行矫治。

(3) 体格锻炼:是促进婴幼儿生长发育、增进健康和体质的积极措施。通过锻炼能提高机体对外界环境的耐受力和抵抗力,培养期坚强的意志和性格。出生后 1 个月即可开始,要循序渐进,由简单到复杂,逐渐增进强度,户外活动,如进行空气浴、日光浴和水浴,指导家长为婴幼儿进行主、被动操训练;如帮助其伸展、扩胸、屈腿等运动,也可做抚摸操。6 个月后可逐步在家长的辅助下让婴儿练习爬、坐、站、走路等动作。

(4) 常见意外伤害的预防:3 岁前的儿童活泼、好动、好奇心强,但自我保护意识较差,缺乏识别危险及自我防范的能力,父母或照顾者一时疏忽常可导致意外事故的发生。因此,做好家长安全防护教育是降低儿童意外事故和死亡率的重要措施。

意外事故的预防:凡儿童活动的场所、周围环境,都应设有安全设施,避免存放危险品。①防止受伤:睡床应设有护栏;自行车车轮应装有护板;玩具外形应光滑无棱角,无毒且方便洗涤和消毒;避免突然提起儿童的手臂或用粗暴的动作给儿童穿脱衣服,让儿童远离人多、放鞭炮等场所。②防止电击伤或烫伤:插座尽量安装在儿童手触及不到的地方,注意使用有盖的电源;热水瓶应放置在儿童不易碰到的地方;给儿童洗漱时应先放冷水后放热水;喂食儿童的汤、菜必须温度适宜。③防止误食、误吸:硬币、纽扣等物品放在儿童接触不到的地方;不宜给儿童食用光滑、细小而质硬及带核、刺、骨的食物,避免给小儿吃口香糖和果冻,更不要强迫喂药;吃东西时应嘱其细嚼慢咽,避免说话、笑、哭等。④防止意外:火柴、打火机、剪刀、农药等都应妥善保存,必要时上锁,房前屋后凡有水缸、水井、粪坑等均应加盖,防止儿童跌落其中。

6. 常见疾病的预防及护理

(1) 维生素 D 缺乏性佝偻病:由于维生素 D 不足所致的一种慢性营养缺乏病,常见于 3 个月至 2 岁小儿。

预防及护理:①向家长宣传佝偻病的病因、表现等,指导其观察佝偻病早期表现,如易激惹、烦躁、夜间惊啼、多汗、枕秃等。②母亲在怀孕晚期即开始注意补充维生素 D。

婴儿出生后应大力提倡母乳喂养,生后1～2周起可预防性每日口服维生素D 400～800 IU,直至2周岁。③4～6个月开始及时添加辅食,补充富有维生素D、钙、磷及蛋白质等营养物质,如蛋黄、肝类、鱼类等。④阳光对小儿的生长发育极为重要,本病的预防就在于晒日光浴及补充维生素D,坚持每天户外活动,同时注意保暖,防止受凉。

(2) 婴幼儿腹泻:是婴幼儿时期的常见病,6个月至2岁发病率高,是我国儿童保健重点防治的"四病"之一。

预防及护理:①指导喂养知识,宣传母乳喂养的优点,讲解乳品及乳制品的配制,添加辅食的方法,断奶时间选择等。②注意饮食卫生,食物要新鲜,食具、奶具等应定时煮沸消毒。培养小儿养成饭前便后洗手、勤剪指甲的良好卫生习惯。③加强体格锻炼,及早治疗营养不良、佝偻病,适当户外活动,增强体质,预防受凉或过热。④注意观察患儿的大便性质和次数,以及神志、精神和皮肤弹性、前囟及眼眶有无凹陷、体重和尿量的变化。⑤调整饮食,母乳喂养者继续哺乳,暂停辅食;人工喂养者应将牛奶稀释后喂哺,待腹泻减少,病情好转后逐步过渡到正常饮食;预防和纠正水、电解质及酸碱平衡紊乱,如呕吐、腹泻严重者应及时就医。⑥指导家长遵医嘱合理用药,生理性腹泻无需使用抗生素;细菌感染所致腹泻应按时、规程服用抗生素;非感染性腹泻则不应滥用抗生素。加强臀部皮肤护理,防止并发症的发生。

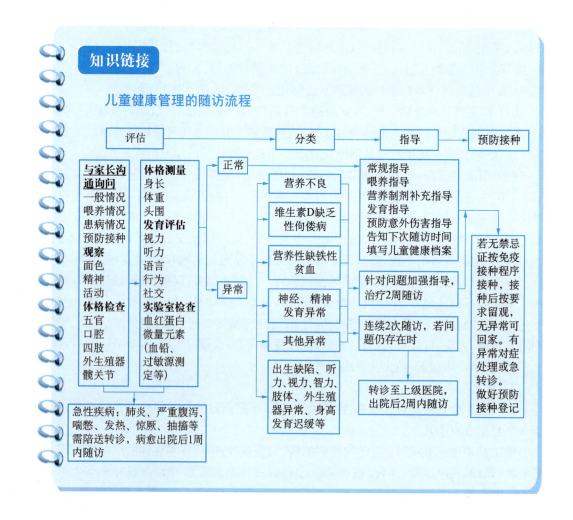

三、儿童期健康管理

儿童(已入托幼机构的儿童)由社区卫生人员与幼托机构医护人员共同完成。

1. 健康状况评估

(1) 体格检查：①体重、身长、头围、胸围、皮下脂肪；②全身检查：心、肺、肝、脾、五官检查(眼、耳、听力)、皮肤、淋巴结、生殖器检查；③口腔检查：龋齿情况；④实验室检查：血红蛋白、微量元素等测定。

(2) 生长发育评价：计算实足年龄、月龄，评价通过或未通过。

(3) 筛查易患疾病：儿童肥胖、营养不良、龋齿、弱视等。

2. 健康档案管　将本次随访结果记录相应栏目内。

3. 预防接种　完成免疫规划程序中相应年龄的疫苗接种。

4. 保健指导重点

(1) 平衡膳食：此期儿童活动量大，应保证各种营养素的供给，尽量做到"三餐一点"制，膳食力求多样化、粗细搭配、清淡少盐，每天饮奶，经常吃适量的鱼、禽、蛋、瘦肉，正确选择零食，少喝含糖高的饮料，培养不挑食、不偏食的良好饮食习惯。儿童的食欲受活动和情绪影响较大，应指导家长掌握促进食欲的技巧，保证儿童体重正常增长。

(2) 良好的生活习惯：①指导儿童掌握正确的刷牙方法，养成早晚刷牙、饭后漱口的习惯，促进儿童保持口腔卫生，预防龋齿的发生；②指导儿童卫生用眼，如纠正看书、写字的姿势，不躺在床上或在暗淡的光线下看书，避免长时间看电视或玩电子游戏，发现视力障碍应及时矫正；③提高基本生活能力，家长要有意识地让儿童做一些力所能及的家务，如自己进食、穿衣、叠被子、摆筷子等，锻炼儿童的独立性，培养动手操作能力，促进儿童细微动作的发展。

(3) 体格锻炼：积极开展体格锻炼，每天可有不同的活动与锻炼方法，还应保证小儿每天有一定时间的户外活动，接受日光照射，呼吸新鲜空气。家长可安排适合小儿的锻炼项目，如跳绳、跳舞、踢毽子和保健操，以及小型竞赛项目等。也可以有计划地安排一些游戏，让儿童在其中扮演一些角色，使其体验社会中的各种人际关系，培养儿童感知、综合判断能力和集体主义精神，促进儿童的思维发育。

(4) 早期教育：①学龄前期儿童好学好问，家长应因势利导，耐心地回答孩子的提问，尽可能给予解答，也不会解答时不能敷衍或胡乱回答。按照儿童智能发育的特点，安排适合的教育方法与内容，不要强迫孩子过早地接受正规的文化学习，犯拔苗助长的错误。加强对良好习惯的培养，为入学做准备。②培养健康心理和社会适应能力，要为儿童创造良好的家庭环境，注重培养儿童乐观互助、有礼貌、爱生活、爱劳动、爱集体的优良品德，注意培养儿童的自信心、是非观等。尊重儿童的人格和自尊心，不当众斥责、挖苦，并关注儿童情绪和行为的变化，发现心理问题和行为障碍，应及时解决或寻求相关帮助。

(5) 安全教育：此期儿童活泼好动但机体发育尚未完善，动作不协调又缺少生活经验，容易发生外伤、溺水、误服药物、触电意外事故，应结合日常生活对儿童进行安全和防范措施的教育，如不在马路上打闹、不玩打火机和电器、不到无围栏的河边嬉戏等，避免意外事故的发生。

5. 常见疾病的预防及护理

（1）儿童肥胖：与生活方式密切相关，以过度营养、运动不足、行为偏差为特征，全身脂肪组织普遍过度增生、堆积的慢性营养障碍性疾病。肥胖的判定使用身高标准体重法，实际体重超过均值10%～19%为超重、超过均值20%～39%为轻度肥胖、超过均值40%～49%为中度肥胖、超过均值50%为重度肥胖。

预防及护理：①妊娠后期适当减少摄入高脂类食物；②向家长宣传肥胖不是健康的观点，以及肥胖的危害性；③养成良好的饮食习惯，控制能量摄入，三餐分配合理，定时定量、细嚼慢咽、避免晚餐过饱、不吃夜宵和零食；④定期监测儿童体重，特别是父母肥胖者；⑤养成定期参加体育锻炼的习惯，鼓励患儿多运动，强度不宜过大，循序渐进、长期坚持。

（2）蛋白质-能量营养不良：是由于多种原因引起的蛋白质和总能量长期摄入不足而导致的营养缺乏性疾病，常因喂养不当和（或）慢性消耗性疾病所致。表现为体重不增，继之体重下降，渐进性消瘦和水肿，皮下脂肪减少并伴有各器官功能紊乱。

预防及护理：①做好婴幼儿合理喂养的宣传教育，提倡母乳喂养；②在加强儿童保健工作，查明病因的基础上，积极治疗原发病，纠正轻度营养不良，及时治疗慢性疾病和矫治先天畸形等；③根据婴幼儿病情及饮食习惯安排饮食，循序渐进让患儿消化能力逐渐适应，并达到高能量、高蛋白及高维生素饮食标准；④定期生长监测，随访体重增长情况，营养状况的改善情况；⑤进行适当锻炼增强体质及抗病能力。

知识链接

弗洛伊德的性心理发展理论

该理论认为儿童从出生到成年经历5个发展阶段

1. **口唇期** 从出生到1岁。婴儿以吸吮、咬和吞咽等口腔活动来获得快乐与安全感，这种口唇的满足有助于婴幼儿情绪及人格的正常发展。

2. **肛门期** 1～3岁。此期儿童愉悦和性欲望的满足主要来自于肛门及自己对排泄的控制，此期排便环境对儿童个性的影响将产生深远的意义。

3. **性蕾期** 3～6岁。此期儿童性生理的分化导致心理的分化，儿童表现出对性器官的极大兴趣，他们察知两性的区别并感到好奇。此期男孩易产生"恋母情结"，女孩则易产生"恋父情结"。

4. **潜伏期** 6～12岁。该期儿童的愉悦和满足主要来自于对外界环境的体验。

5. **性征期** 12～18岁。此期兴趣逐渐转向异性，幼年的性冲动复活。且会延续至老年。即使存在着各种社会的限制与禁忌，青少年可以把性方面的精力投入到各种社会认可的活动上。

任务三　预防接种和免疫规划

一、基本概念

1. *免疫*　是机体的一种生理性防御反应,是机体免疫系统识别排除抗原性异物的功能。

2. *预防接种*　是指利用人工制备的抗原或抗体通过适宜的途径对机体进行接种,使机体获得对某种传染病的特异免疫力,以提高个体或群体的免疫水平,预防和控制传染病的发生和流行。它是根据疫情的分析和监测,以及人群的免疫状况进行的有计划的免疫接种。

3. *免疫规划*　指根据国家传染病防治规划,使用有效疫苗对易感人群进行预防接种所制定的规划、计划和策略,按照国家或者省、自治区、直辖市确定的疫苗品种、免疫程序或者接种方案,在人群中有计划地进行预防接种,以预防和控制特定传染病的发生和流行,通过国家免疫规划的实施,提高群众健康水平和卫生文明水平。

二、预防接种的管理

(1) 常规免疫,社区护士应根据国家免疫规划疫苗的免疫程序,及时为辖区内所有居住满3个月的0~6岁儿童建立预防接种证和预防接种卡等儿童预防接种档案,并为适龄儿童进行常规接种。

(2) 采取预约、通知单、电话、手机短信、网络、广播通知等适宜方式,通知儿童监护人,告知接种疫苗的种类、时间、地点和注意事项等,让其按相关要求带儿童机接种卡到指定地点接种。在边远山区、海岛、牧区等交通不便的地区,可采取入户巡回的方式进行预防接种。

(3) 每6个月对责任区内儿童的预防接种卡进行1次核查和整理。

三、预防接种的实施

1. *接种前的工作*

(1) 接种前做好解释工作,消除儿童对接种的紧张、恐惧心理,争取家长和儿童的合作,皮肤应清洁卫生,防止感染。

(2) 接种前准备好接种器材、器械、疫苗或菌苗、急救药品等,认真核对疫苗或菌苗的名称、批号及有效期等,查验儿童预防接种证(卡、簿)或电子档案,核对受种者姓名、性别、出生日期及接种记录等信息,确定本次受种对象(本次应种者、上次漏种者和流动人口等特殊人群中的未受种者)、接种疫苗的品种。勿遗漏外来人口和计划外生育的接种对象。

2. *接种时的工作*

(1) 接种应在宽敞清洁、光线明亮、通风保暖的室内实施,最好在小儿饭后进行,以免晕针。

(2) 询问受种者的健康状况及是否有接种禁忌等,告知受种者或其监护人所接种疫苗的品种、作用、禁忌、不良反应及注意事项等。如发现儿童有不适症状或有禁忌证而不能接种时,应对其监护人提出医学建议,并在接种卡(簿)和接种证上进行记录。对不属于本次的受种者,应向儿童家长或监护人做好解释工作。

1) 一般禁忌证:急性传染病,包括有急性传染病接触史而未过检疫期者;严重慢性病如消耗性疾病、化脓性皮肤病;高血压病、心脏病、风湿病、肝和肾疾病等;过敏者如哮喘、荨麻疹、严重湿疹等;有癫痫或惊厥史的小儿等。

2) 特殊禁忌证:发热或1周内每日腹泻4次以上的儿童;正在接受免疫抑制剂治疗,如放射治疗、糖皮质激素、抗代谢药物和细胞毒药物等治疗的儿童;近1个月注射过丙种球蛋白的儿童,不能接种活疫苗。

3. 接种后的工作 接种后告知儿童监护人或受种者在留观室观察30分钟,无不良反应方可离开;出现异常反应,应及时处理和报告。接种后及时在预防接种证、卡(簿)上填写并保存接种信息,同时向监护人说明接种后的注意事项,如接种当日不洗澡等,预约下次接种疫苗的种类、时间和地点等事宜。有条件的地区录入计算机并进行网络报告。当日接种完成后,按操作规程清洗、消毒、整理用物,已经开启但未用完的疫苗或菌苗,应该焚烧处理,未打开的疫苗应该始终冰箱冷藏,并在有效期内使用。

4. 预防接种常见反应的处理

(1) 一般反应:①局部反应,一般在接种后数小时至24小时左右局部发生红、肿、热、痛等现象,有时伴有淋巴结大或脉管炎。红肿直径<2.5 cm为弱反应,2.5~5 cm为中等反应,>5 cm为强反应。若接种活疫苗,局部反应出现较晚,持续时间较长。②全身反应:一般在接种后24小时出现,主要表现为体温升高,多为中、低度发热,体温一般在38.5℃以下。体温<37.5℃为弱反应,37.5~38.5℃为中等反应,>38.5℃为强反应,可持续1~2天。除此之外,有些小儿会伴有头晕、恶心、呕吐、腹泻、全身不适或皮疹等反应。

(2) 异常反应:一般少见。主要是晕厥,多发生于空腹、精神紧张的小儿。一旦发生,应立即让小儿平卧,密切观察生命体征,服用温开水或糖水,一般可在短时间内恢复正常。若怀疑为过敏性休克,立即皮下注射1:1 000肾上腺素,必要时可重复注射。

四、免疫规划程序

2007年12月29日卫生部发布了《扩大国家免疫规划实施方案》,在原国家免疫规划6种疫苗的基础上,以无细胞百白破疫苗替代百白破疫苗,将甲肝疫苗、流脑疫苗、乙脑疫苗及麻腮风疫苗纳入了国家免疫规划。国家免疫规划疫苗按照免疫程序,要求为所有达到应种月(年)龄的适龄儿童进行相应疫苗的预防接种(表3-2)。

表 3-2 免疫规划程序表

疫苗	接种对象月(年)龄	接种剂次	接种部位	接种途径	接种剂量/剂次	备注
乙肝疫苗	0、1、6月龄	3	上臂三角肌	肌内注射	酵母苗 5 μg/0.5 ml,CHO 苗 10 μg/1 ml、20 μg/1 ml	出生后24小时内接种第1剂次,第1、2剂次间隔≥28天
卡介苗	出生时	1	上臂三角肌中部略下处	皮内注射	0.1 ml	
脊灰疫苗	2、3、4月龄,4周岁	4		口服	1粒	第1、2剂次,第2、3剂次间隔均≥28天
百白破疫苗	3、4、5月龄,18~24月龄	4	上臂外侧三角肌	肌内注射	0.5 ml	第1、2剂次,第2、3剂次间隔均≥28天
白破疫苗	6周岁	1	上臂三角肌	肌内注射	0.5 ml	
麻风疫苗（麻疹疫苗）	8月龄	1	上臂外侧三角肌下缘附着处	皮下注射	0.5 ml	
麻腮风疫苗（麻腮疫苗、麻疹疫苗）	18~24月龄	1	上臂外侧三角肌下缘附着处	皮下注射	0.5 ml	
乙脑（减毒）疫苗	8月龄,2周岁	2	上臂外侧三角肌下缘附着处	皮下注射	0.5 ml	
流脑 A	6~18月龄	2	上臂外侧三角肌附着处	皮下注射	30 μg/0.5 ml	第1、2剂次间隔3个月
流脑 A+C	3周岁,6周岁	2	上臂外侧三角肌附着处	皮下注射	100 μg/0.5 ml	2剂次间隔≥3年;第1剂次与A群流脑疫苗第2剂次间隔≥12个月
甲肝（减毒）疫苗	18月龄	1	上臂外侧三角肌附着处	皮下注射	1 ml	
出血热疫苗（双价）	16~60周岁	3	上臂外侧三角肌	肌内注射	1 ml	接种第1剂次后14天接种第2剂次,第3剂次在第1剂次接种后6个月接种
炭疽疫苗	炭疽疫情发生时,病例或病畜间接接触者及疫点周围高危人群	1	上臂外侧三角肌附着处	皮上划痕	0.05 ml(2滴)	病例或病畜的直接接触者不能接种

(续表)

疫苗	接种对象月(年)龄	接种剂次	接种部位	接种途径	接种剂量/剂次	备注
钩体疫苗	流行地区可能接触疫水的7~60岁高危人群	2	上臂外侧三角肌附着处	皮下注射	成人第1剂0.5 ml,第2剂1.0 ml 7~13岁剂量减半,必要时7岁以下儿童依据年龄、体重酌量注射,不超过成人剂量1/4	接种第1剂次后7~10天接种第2剂次
乙脑灭活疫苗	8月龄(2剂次),2周岁,6周岁	4	上臂外侧三角肌下缘附着处	皮下注射	0.5 ml	第1,2剂次间隔7~10天
甲肝灭活疫苗	18月龄,24~30月龄	2	上臂三角肌附着处	肌内注射	0.5 ml	2剂次间隔≥6个月

注:(1) CHO疫苗用于新生儿母婴阻断的剂量为20 μg/ml。
(2) 未收入药典的疫苗,其接种部位、途径和剂量参见疫苗使用说明书。

任务四　学校卫生保健

中小学是儿童和青少年接受德、智、体、美等各方面教育的主要场所,也是实施儿童和青少年保健工作的主体。学校健康生活是保证中小学学生健康成长的关键,协助学校做好学校卫生保健工作,并对学生及家长进行保健指导,使学生在学校、家长及全社会的共同努力下健康成长也是社区护理工作者的重要任务之一。

一、作用

1990年6月4日,经国务院批准国家教育委员会和卫生部联合发布施行的《学校卫生工作条例》(以下简称条例),学校卫生保健的作用主要有以下4个方面:

1. **促进学校教育目标的实现**　开展学校卫生保健,可以使学生和教职员工在最佳的健康状态下和最佳的环境中学习和工作,从而保证学习和工作的效率,促进学校顺利完成教学目标。

2. **培养学生良好的生活行为习惯**　开展形式多样的学校卫生保健工作,能更好、更快地培养学生良好的生活行为习惯,为其一生的健康奠定坚实的基础。

3. **早期发现和处理健康问题**　学校通过各种形式的卫生保健活动,可尽早发现学生和教职员工存在的和潜在的健康问题,如药物滥用、意外伤害、吸烟、肥胖、自杀等,并及时处理,以减轻各种有害因素对学校健康的危害,保持和促进学校健康。

4. **维护师生享受健康的权利**　社区护士和学校保健人员应该督促和指导学校和社区严格执行《条例》,发现不利于学校群体健康或违反《条例》的行为,应向有关行政主管部门反映,以便真正危害学生和教职员工享受健康的权利。

二、工作内容

1. **健康教育** 在学校里进行的有目的、有计划、有组织,以全面促进健康为核心内容的系统教育活动。通过健康教育可使儿童、青少年学习到必要的健康知识和技能,形成正确的健康态度,自觉地采纳和保持有益于健康的行为和生活方式,并赋予他们做出有效健康策略的能力。

教育形式应多样化,将知识性和艺术性统一起来。开设健康教育课程,每周安排一定的学时,系统地介绍儿童、青少年的个人卫生、饮食卫生、眼保健、预防疾病、青春期卫生、心理卫生等保健知识,也可在其他学科的教育中融入相关的健康知识。如在生物、体育、社会等课程的教育过程中,可融入生物致病、运动与健康、社会因素对健康的影响等知识,帮助学生更深刻地理解各种与健康相关的现象。学校保健护士或社区护士可在处理紧急问题的同时,指导学生学习正确处理伤口和搬运伤者等初步现场急救知识,使学生遇到紧急情况能自救和他救,学校也可结合戒烟日、爱牙日、消防日等开展一些有关健康活动,如出板报、贴标语、知识竞赛、发放健康教育小册子等,让学生亲身参与,以提高学习兴趣和效率。

2. **健康服务** 其目的是保护和促进学生及教职员工的健康,明确他们的健康问题和需要,帮助学生对自己的健康负责,确保他们处于最佳的健康状态。内容主要包括健康检查、常见疾病与伤害的预防和处理,以及心理咨询与指导。

3. **健康检查**

(1)目的:了解学生的生长发育和健康状况;早期发现疾病和身体缺陷,以便早期治疗;为学校制订健康政策和健康教育计划提供依据;促使家长、教师和社会认识到健康检查的重要性。

(2)检查时间与内容:中、小学生应每年做一次健康检查。常规的检查项目包括身高、体重、视力、听力、口腔、脊柱、胸廓、四肢、心脏和呼吸系统、血红蛋白等。此外,在传染病流行期间、病愈返校或校内集体食物中毒时应进行临时性的健康检查。社区护士应协助学校保健人员对每个学生建立健康档案,详细记录每次检查结果,并进行分析,找出学生存在和潜在的健康问题。

4. **常见疾病与伤害的预防和处理** 中小学生常见疾病主要有近视、弱视、沙眼、龋齿、贫血、寄生虫感染、意外受伤等;常见传染病主要包括流行性感冒、细菌性痢疾、病毒性肝炎、流行性腮腺炎、肺结核病等,积极开展这些常见病及传染病的学校防治,有利于降低这些疾病在学生中的发生和流行,促进学生的生长发育及身心健康。

5. **心理咨询与指导** 中小学期间正是学生长身体、长知识及心理发育成熟的关键时期,该期学生可能出现各种心理问题,导致生活和行为偏离正常,影响学习效果和生活质量。社区护士和学校保健人员应对学生开展心理辅导和咨询,有针对性地开展文化知识、性知识、伦理道德和法制教育,创造条件让他们通过社会性学习,谋求与社会发展的同步和适应,同时利用学校广播、电视、报刊等媒介进行心理健康宣教等。指导教师和家长正确对待性早熟(女孩在8岁前,男孩在9岁前出现第二性征,或女孩在10岁前出现月经),避免使用简单、粗暴、命令及生硬的语言和态度对待儿童,避免对儿童产生不良的心理影响。引导学生正确面对和处理各种复杂的个人、家庭和社会问题,提高学生心理承受能力,以及对家庭和社会的责任感,增强抵御不良诱惑和社会适应的能力,形成健康的自我价值观,维持和促进健康。

三、健康环境

学校是学生学习和生活的重要场所。安全、安静、清洁、优美的环境对学生的身心健康十分重要。学校环境包括物理环境、社会心理环境和文化环境。

1. *物理环境* 主要是指学校的位置和教室、实验室、运动场(馆)、宿舍、食堂、洗手间和浴室等设施要符合国家标准。努力改善教室的采光、照明、通风条件,按照国家标准配备适合学生身材的课桌椅;针对传染病流行的季节特点,搞好校园环境卫生。

2. *社会心理环境* 是指一些情感和社会因素,如学生负担过重、片面追求升学率等。学校应结合学生特点尽可能地创造条件,让学生参加各种学习、文娱、体育、科技、旅游、参观访问等活动,丰富学生的精神生活,开阔视野,增长知识,振奋精神。指导他们通过语言、思想、情感和行为,形成良好的人际关系。

3. *文化环境* 是指学校的文化氛围,包括价值观、信仰、伦理道德观、语言、制度等。它能使学生自然地受到熏陶、暗示和感染。对塑造学生美的心灵、陶冶高尚情操具有重要作用。学校文化环境的建设,最需要的是充分尊重每一个人的存在价值,通过个体或群体活动创造和谐、发展、友爱、平等、民主的人际环境。

知识链接

　　心理学家马斯洛和米特尔曼提出了心理健康的 10 条标准:①充分的安全感;②充分了解和评价自己;③生活目标切合实际;④与现实环境保持良好的接触;⑤保持个性的完整与和谐;⑥具有一定的学习能力;⑦保持良好的人际关系;⑧能适度地表达和控制自己的情绪;⑨有限度地发挥自己的才能与兴趣爱好;⑩能适度满足个人的基本需要。

学习效果评价·思考题

1. 简述学校卫生保健的任务和工作内容。
2. 各年龄期儿童、青少年健康管理内容有哪些?
3. 简述预防接种和免疫程序。
4. 如何运用保健护理知识对各年龄期儿童的常见健康问题及疾病做指导?

案例分析

李大妈在街上碰到邻居家的女儿抱着自家3个月大的孩子正匆匆走着,和其打招呼,对方都没停下脚步,而是边走边说:"社区医院护士通知我给孩子打预防针,我得赶紧去"。

请问:孩子一出生是否就需要打预防针?3个月大的孩子应该注射什么疫苗?儿童和青少年还需要注射预防针吗?

分析提示

给家长讲解预防接种的作用和意义,同时做好相应的指导。

项目三 生命周期与社区护理之二:社区妇女健康管理

学习目标

1. 识记社区妇女保健的概念。
2. 识记孕期、产褥期、更年期妇女的健康评估内容及健康指导要点。
3. 理解孕期、产褥期、更年期妇女常见健康问题的预防和处理。
4. 学会应用健康教育手段对社区妇女进行科学的健康教育和保健指导。

案例导入

王女士,28岁,身高1.60 m,体重68 kg,从事计算机编程工作。平时偏食,不爱运动,于1年前结婚,丈夫平时喜欢抽烟喝酒,夫妇双方准备计划怀孕。

请问:社区护士应从哪些方面对王女士进行健康评估?对备孕期妇女应给予哪些方面的健康指导?

分析提示

社区护士应通过全面收集王女士相关资料,包括夫妇双方的家族史、遗传病史、不良因素职业暴露史、体格检查、实验室检查结果等进行健康评估,有针对性地做好健康指导,如重视体育锻炼、合理饮食,帮助王女士夫妇改变不良生活方式,选择最佳的生育时机等。

任务一　社区妇女保健

一、概述

社区妇女保健(community women health)是以预防为主,以保健为中心,以基层为重点,以社区妇女为对象,防治结合,采取各种有效措施,开展以生殖健康为核心、贯穿妇女一生不同生理时期的各项保健工作。

妇女是人类的母亲,承担着孕育和繁衍后代的责任,妇女的健康水平直接影响到整个人群当前的和未来的健康水平。党的"十八大"明确提出:启动实施单独两孩政策,全面加强计划生育基层基础工作,提高出生人口素质。社区妇女保健工作的意义在于通过健康教育、预防保健、普查普治等,开展以维护生殖健康为核心的贯穿妇女青春期、围婚期、孕产期和更年期的各项保健工作,降低孕产妇及婴幼儿死亡率,预防妇女疾病,减少患病率和伤残率,有效地保护社区妇女健康,提高妇女健康水平。

二、工作内容

1. **青春期保健**　青春期是指个体从第二性征出现到生殖功能基本发育成熟所经历的时期。是生长发育的最后阶段,其生理、心理和行为变化极大,一般女孩从11、12岁至18岁。青春期保健主要通过健康教育使青春期女性了解自身的生理、心理和社会行为特点,增强健康意识,培养良好的生活习惯、卫生习惯、饮食习惯,给予营养指导、心理卫生指导、经期卫生指导、性和生殖健康教育。青春期保健需要学校、家庭和社会共同参与,提高少女自我保健能力和性安全意识,促进青春期女性健康问题的早发现、早干预,减少意外风险的发生,促进她们身心健康成长。

2. **围婚期保健**　围婚期是指确定婚姻对象到婚后受孕为止的一段时期。包括婚前、新婚及孕前3个阶段。围婚期保健是围绕结婚前后,为保障婚配双方及其后代健康所进行的一系列保健服务。主要内容包括婚前、孕前医学检查,新婚性保健,避孕知识,计划生育指导,最佳生育时机、生活方式、卫生和营养指导,心理和物质准备等。做好围婚期保健,避免近亲间、传染病及遗传病患者间不适宜的婚配或生育,保证健康婚配,保障家庭幸福,减少遗传疾病的延续,从而提高出生人口素质。

3. **孕产期保健**　孕产期是指准备妊娠至产后42天的这段时间内。包括备孕期、孕期、分娩期及产褥期。孕产期保健将孕产妇和胎儿视作一个整体,为孕产期妇女及胎婴儿提供全程系列的医疗保健服务。主要内容包括备孕期健康教育与咨询、医学检查、健康状况评估和健康指导;孕期建立孕产期保健册(卡)、产前检查、筛查危险因素、诊治妊娠合并症和并发症、心理、营养和卫生指导;分娩期产妇和胎儿全产程监护、安全助产、新生儿评估及处理;产褥期产妇和新生儿健康评估,母乳喂养,产后营养、心理、卫生及避孕指导,新生儿预防接种和新生儿疾病筛查等。孕产期保健应遵循保健与临床相结合的工作方针,保障母婴安全,降低围生儿及孕产妇死亡率,提高人类健康水平。

4. 更年期保健 更年期是指妇女卵巢功能开始衰退至停止的一段时期,一般在40～60岁。更年期保健包括营养、饮食、运动、睡眠、心理、个人卫生、性保健指导,帮助妇女建立健康的生活方式,同时定期进行妇科普查,使妇科疾病早发现、早诊断、早治疗,提高更年期妇女的自我保健意识和生活质量,促进和维护身心健康。

5. 计划生育技术指导 育龄妇女除孕产期外,其他时期都有避孕节育需求,应大力推广以避孕为主的综合节育措施。计划生育技术指导主要通过积极开展健康教育及技术咨询,普及节育科学知识,指导育龄妇女选择安全有效的节育方法,降低人工流产手术率及妊娠中期引产率,预防性传播疾病。

6. 妇科病和恶性肿瘤普查普治 妇科病和恶性肿瘤普查普治,早已列为社区妇女保健的常规工作内容。通过定期对育龄妇女开展妇科病和恶性肿瘤普查普治,了解不同地区妇科病发病情况,掌握发病规律,探讨发病因素,制订进一步防治措施。35岁以上妇女每1～2年普查1次,普查内容包括主诉和病史,妇科检查,乳房检查,白带、宫颈刮片,B超等检查,早期发现、早期诊断,并落实治疗和随访。同时普查中注重妇女卫生保健知识的宣传和教育,提高妇女健康意识,可以促进妇女积极参与妇科普查行为,提高妇科普查率和疾病检出率,有利于疾病的及早诊治,降低发病率,提高治愈率,维护妇女健康。

7. 妇女劳动保护 职业妇女因特殊的解剖生理功能特点,在参加生产劳动过程中,由于有害职业因素的作用,对妇女的生理功能和健康产生一定的影响。职业妇女应采用法律手段,贯穿预防为主的方针,确保在劳动工作中的安全与健康。妇女劳动保护的内容包括女工经期、孕期、产期、哺乳期及更年期等特殊生理时期的保健,根据妇女生理特点合理安排妇女劳动、改善劳动环境,同时大力宣传和普及妇女劳动保护知识,贯彻国家妇女劳动保护政策,使大家正确理解劳动保护的特殊需要,切实做好女工劳动保护工作,保护妇女生殖健康,孕育健康的下一代。

知识链接

母婴安全的三级预防策略

(1)一级预防策略:通过开展健康教育和计划生育服务,提高妇女孕前保健意识,防止意外妊娠和高危妊娠,改善营养状况,讲究性保健和性卫生,预防性传播疾病,降低宫外孕及产时、产后感染发生率等。

(2)二级预防策略:通过提供孕前、孕期和产后的保健、随访等服务,让社区妇女更多地了解正常和异常妊娠的特点、孕期和产后可能出现的异常体征等相关知识,早发现、早处理异常情况。

(3)三级预防策略:通过改善产科并发症和内科并发症的诊治质量,改进临床操作、辅助设施、转诊服务、危重产妇和婴儿的抢救服务、组织管理等,采用最优方案处理出现的任何状况。

任务二　备孕期妇女健康管理

一、概述

备孕期是指准备怀孕的夫妇计划受孕前6个月到受孕为止的这段时期。

进入21世纪,WHO已将生命准备、生命过程的保护和提高晚年生活质量列为健康的三大主题。生命准备即备孕期是为生命质量奠定基础的阶段,对备孕期妇女提供健康管理,指导准备怀孕的夫妇在最佳的身体、心理和环境状态下做到有计划受孕,可提高出生人口素质,保护母亲安全。

二、管理

1. 健康教育与咨询

(1) 教育计划:掌握社区准备生育夫妇人口(包括流动人口)情况,制订健康教育计划。

(2) 教育形式:开展健康教育活动,为社区备孕期妇女普及孕产期保健知识是对备孕期妇女健康管理的第一步。健康教育形式多样,如张贴宣传画、发放宣传资料、组织专题讲座、放映科普录像、举办大型咨询活动等。

(3) 教育内容:包括生育的基本知识,孕前保健内容,孕产期保健的流程、内容和意义,流动人口孕产期管理相关政策等。

2. 健康状况评估

(1) 询问:备孕期妇女基本情况;夫妇双方的家族史、遗传病史;不良因素职业暴露史等。

(2) 体格检查:包括全身一般检查、男女生殖器的专科检查。

(3) 实验室检查:妇科B超,胸部X线,血、尿常规,肝肾功能,阴道滴虫和真菌等检查,必要时做染色体、精液及性病等检查。

3. 记录与转诊

(1) 填写妇女健康评估表,记录健康指导意见。

(2) 评估中有明显临床症状或既往有确诊的患者群,如遗传性疾病、传染病和性病,应及时转至上级医疗卫生机构进一步检查、诊断和治疗。

4. 健康指导

(1) 生殖生理知识:①介绍生殖生理知识,讲解受孕原理,了解受精、着床及胚胎成长的过程;②指导备孕妇女推算排卵期的方法,自我掌握排卵的规律;③向备孕妇女讲解闭经常常是怀孕最早的信号,需通过尿妊娠试验或妇科门诊检查及早确诊。

(2) 选择最佳生育时机:①女性生育最佳年龄为25~29周岁,男性年龄为25~35周岁;应避免18岁前及35岁后的过早和过晚生育。②受孕季节以7~9月份为最佳,此时蔬菜、瓜果品种繁多,有利于孕妇摄取足够的营养物质;第2年4~6月份分娩正值春天,气候舒爽,有利于新生儿适应母体外环境。③选择夫妇双方工作或学习轻松,生理、心理都处于最佳状态的时期,应调离不良生活和工作环境至少6个月后受孕,新婚夫妇最好延缓到婚后3～6个月受孕。

(3) 生活方式指导：①重视口腔卫生,治愈口腔疾病,尤其是牙周疾病,防止早产；②远离宠物,预防弓形虫病；③避免接触生活和职业环境中的有毒有害物质,如放射线、化学物质、农药等；④调整避孕方法,对服用避孕药物或放置宫内节育器避孕者,应停药或取器,改用工具避孕6个月后再受孕。

(4) 合理营养：①及时纠正偏食,肥胖者控制体重；②多摄入富含叶酸的食物如肝、肾、蛋等动物性食品和深绿色蔬菜及豆类食物；③准备怀孕前3个月服用叶酸,并持续到孕早期；④戒烟、戒酒。

(5) 心理准备：坚持体育锻炼,调整情绪,为孕育胎儿保持最佳的心理状态。

任务三　孕期妇女健康管理

一、概述

妊娠(pregnancy)是指胎儿在母体内发育成长的过程,从卵子受精开始至胎儿自母体娩出为止,孕期共40周。孕期通常分为孕早期、孕中期和孕晚期3个时期。孕早期是指从妊娠开始至妊娠12周末；孕中期是指从妊娠第13～27周末；孕晚期是指妊娠第28周至分娩。

单独两孩政策实施后,累积生育需求集中释放,出生人口数量将有所增加,高龄孕产妇比例有所增高,发生孕产期合并症、并发症和出生缺陷的风险明显增加。根据人口与健康领域"关口前移,重心下沉"的发展思路,对孕期妇女进行健康管理,是社区卫生服务机构的重要任务之一。针对孕期不同阶段的妇女,提供基本保健服务和健康指导,并对孕期的危险因素和常见疾病做到早筛查、早发现和早防治,以维护孕产妇及新生儿的健康水平。

二、孕期妇女的生理和心理变化

1. 生理变化

(1) 生殖系统：子宫体增大变软,妊娠12周时超出盆腔,一般略向右旋；妊娠足月,子宫的容量较孕前增加约1 000倍。妊娠期卵巢略有增大,阴道分泌物增多,阴道pH值降低,外阴有色素沉着。

(2) 乳房：乳房腺体组织发育增大、充血,乳房感觉发胀或刺痛,乳头及乳晕变大并着色,形成蒙氏结节,妊娠末期乳头可挤出少许淡黄色初乳。

(3) 呼吸系统：妊娠期耗氧量增加,呼吸变深且稍加快,上呼吸道黏膜充血水肿,易发生上呼吸道感染。

(4) 血液及循环系统：从妊娠早期开始母体的血容量随着妊娠月份的增长而增加，至妊娠32~34周时达高峰，以后维持此水平至分娩。孕期血液呈稀释状态，易出现生理性贫血。妊娠期心脏向左上移位，心尖部左移。妊娠晚期由于子宫的压迫，血管回流阻力增加，可出现下肢和外阴静脉曲张或痔疮。

(5) 消化系统：孕早期约半数孕妇出现恶心、呕吐等消化道症状，孕12周自行消失；胃肠蠕动减慢，随着子宫逐渐增加，饭后胃部有饱腹感，部分孕妇有便秘等不适。

(6) 泌尿系统：由于孕妇及胎儿代谢产物增加，孕妇肾脏负担加重。妊娠早期子宫将膀胱上推、妊娠晚期胎儿先露部压迫膀胱而引起尿频。因肾血流量及肾小球滤过率受体位影响，孕妇夜尿量多于日尿量。

(7) 其他：整个孕期孕妇的体重平均增加12.5 kg，妊娠16周后，由于胎儿发育较快，孕妇体重明显增加，到孕晚期体重每周增加0.3~0.5 kg。妊娠期孕妇皮肤色素增加，以乳头、乳晕、腹中线、脐周、外阴等处明显。随着妊娠子宫增大，腹壁因局部皮肤弹力纤维断裂可出现紫色或淡红色妊娠纹。

2. **心理变化** 孕期因机体内环境、激素水平、身体形象的变化，以及社会角色的转变等都可能导致孕妇产生一系列的心理变化，常见的心理反应有惊讶、接受、焦虑、紧张、敏感、恐惧、担忧等。

三、孕早期妇女健康管理

孕妇在孕12周前到居住地所在的乡镇卫生院、社区卫生服务中心进行早孕建册，使孕妇及早纳入社区健康管理系统，并接受第1次产前随访服务，帮助孕妇提高自我保健能力和识别异常症状的能力。

1. 健康状况评估

(1) 询问：孕妇基本情况，包括年龄、现病史、既往史、月经史、生育史等，夫妇双方家族史、遗传史、职业状况，了解本次妊娠情况，是否有妊娠反应、阴道出血等。

(2) 观察：体态、体型、营养状况、心理、精神状态等。

(3) 一般检查：测量身高、体重、血压、心肺听诊、妇科检查。

(4) 实验室检查：血常规、尿常规、血型、肝功能、肾功能、乙型肝炎等，有条件的地区建议进行血糖、阴道分泌物、梅毒血清学试验、HIV抗体检测等实验室检查。

2. 记录与转诊

(1) 填写孕产妇保健手册、第1次产前随访服务记录表。

(2) 对具有妊娠危险因素和可能有妊娠禁忌证或严重并发症的孕妇，及时转诊到上级医疗卫生机构，并在2周内随访转诊结果。

3. 健康指导

(1) 卫生指导：①勤洗澡，勤洗外阴，勤换衣服，衣着宽大舒适；②饭后及睡前应用软毛牙刷刷牙，防止细菌滋生；③清水清洁乳房，禁止使用肥皂等洗涤用品；④妊娠12周前及妊娠最后2个月，尽量避免性生活。

(2) 休息与睡眠：注意劳逸结合，保证充足的睡眠。

(3) 营养指导：①保证优质蛋白质、适当能量和充足无机盐、微量元素、维生素的供给，每日膳食应以清淡、少油为主，烹调多样化；②忌烟酒，避免过多浓茶、咖啡等刺激性饮料。

(4) 保护胚胎：①指导孕妇少去人群密集的公共场所，重视预防感染，特别强调避免致畸因素和疾病对胚胎的不良影响，维护孕妇所处的大、小环境安全、无害；②进行产前筛查和产前诊断的宣传告知；③不可滥用药物、保健品和补药，必要时在医师指导下用药，以免影响胎儿的生长发育；④重视阴道流血症状，应及时就诊，警惕有异位妊娠、葡萄胎的可能。

(5) 心理指导：①保持孕妇情绪稳定，正确对待妊娠期一系列的变化；②学会自我调节，如听音乐、散步、阅读等转移或缓解不健康的情绪。

四、孕中期妇女健康管理

孕妇在孕 16~20 周、21~24 周各接受 1 次随访服务，评估孕妇健康状况和胎儿的生长发育情况，及时发现问题、及时处理，并进行健康指导。

1. 健康状况评估
(1) 询问：生理情况，有无异常感觉，了解胎动出现的时间。
(2) 观察：体态、体型、营养状况、心理、精神状态，腹部大小、形状等。
(3) 产科检查：测体重、血压、宫高、听胎心音。
(4) 实验室检查：尿蛋白。

2. 记录与转诊
(1) 填写孕产妇保健手册，第 2、3 次产前随访服务记录表。
(2) 对发现有异常的孕妇，要及时转至上级医疗卫生机构；出现危急征象的孕妇，要立即转上级医疗卫生机构。

3. 孕中期健康指导
(1) 自我监测和产前筛查：①指导孕妇关注体重、血压变化，从孕 20 周开始，每周增加约 0.5 kg，血压<140/90 mmHg；②宣传告知出生缺陷的产前筛查必要性。
(2) 运动和体位：①孕妇可根据自身的情况选择适当的运动项目，如游泳、打乒乓、投篮、骑自行车等，户外散步最佳；②指导孕妇每天坚持做操，松弛腰部和骨盆关节，促进顺利自然分娩；③孕中期以左侧卧位为好，利于改善子宫胎盘的血流。
(3) 营养指导：①膳食更加多样化，粗细搭配，保证能量供给；②应多摄入肉、鱼、蛋等优质蛋白，适当提供动物内脏；③每日摄入含钙丰富的牛奶、虾皮、豆制品和绿色蔬菜，预防缺钙症状的发生。
(4) 胎教指导：指导孕妇通过音乐、语言、抚摸等，主动给胎儿有益的各种信息刺激，促进胎儿身心健康和智力发育。
(5) 心理指导：①按时接受产前检查及孕妇学校听课，了解自身和胎儿情况及妊娠相关知识，并取得家属参与和支持；②适当调整生活、工作和休息，采用各种方式自寻快乐，减轻产妇心理压力。

五、孕晚期妇女健康管理

1. 产前检查指导

（1）指导孕妇定期到上级医疗机构进行产前检查，妊娠28～36周，每2周1次、36周后每周1次产前检查。

（2）对高危孕妇应根据就诊医疗卫生机构的建议指导其酌情增加随访次数，孕妇若有意外情况，应及时到上级医疗卫生机构诊治。

2. 健康指导

（1）孕妇自我监测胎动：①指导孕妇掌握自测胎动及丈夫听胎心音，了解胎儿宫内情况；②嘱孕妇每日早、中、晚各数胎动1小时，将3个小时的胎动计数相加再乘以4，以此作为12小时的胎动数。若12小时的胎动计数累计＜10次，视为胎儿出现宫内缺氧，应及时就诊。

（2）营养指导：①在孕中期的基础上，适当增加食物摄入量，尤其增加蛋白质、铁、钙丰富的动物性食物和蔬菜水果类，但总能量供给量不宜过高，与孕中期相同；②由于胎儿增长，子宫增大，压迫胃部，往往孕妇吃少量的食物就有饱腹感，故膳食以少量多餐为原则，宜选择体积小、营养价值高的食物。

（3）母乳喂养教育：介绍母乳喂养的好处，使产妇树立母乳喂养的信心，做好母乳喂养的准备，纯母乳喂养最好坚持4～6个月。

（4）分娩准备教育：①向孕妇讲解分娩知识，各产程的保健要点，树立正确对待分娩的态度，克服恐惧、紧张心理；②教会孕妇婴儿喂养及新生儿护理方法；③帮助孕妇及家属了解分娩先兆，鼓励丈夫在家陪伴孕妇，让孕妇感到宽慰，做好分娩前生理、心理、物质等准备。

（5）孕期并发症、合并症防治指导：告知孕妇及家属妊娠高血压、妊娠晚期出血、胎位不正、早产或过期产等常见并发症的早期症状、孕晚期的危急征象及对母婴的危害性，以便提高警惕，及早识别，及早就诊。

知识链接

WHO提出"促使母乳喂养成功的十项措施"

为提高母乳喂养率，WHO提出"促使母乳喂养成功的十项措施"：①有书面的母乳喂养政策，并常规地传达到所有的保健人员；②对所有的保健人员进行必要的技术培训，使他们能实施这一政策；③向所有孕妇宣传母乳喂养的好处及处理方法；④帮助产妇在分娩后半小时内开奶；⑤指导母亲喂奶，以及在与其婴儿分开的情况下保持泌乳；⑥除母乳外，禁止给新生儿喂任何食物或饮料；⑦实行母婴同室；⑧鼓励按需哺乳；⑨不要给母乳喂养的婴儿吸橡皮奶嘴；⑩促进母乳喂养支持组织的建立，并将出院的母亲转给这些组织。

任务四　产褥期妇女健康管理

一、概述

产褥期（puerperium）是指从胎盘娩出至产妇全身各器官除乳腺外，恢复至正常未孕状态所需的一段时期，一般为 6 周。在产褥期，产妇不仅需要适应全身各系统所发生的明显生理变化，同时伴随着新生儿的出生，产妇及其家庭需经历心理、社会的适应过程，担负哺育新生儿的责任。对产褥期妇女通过产后家庭访视提供产褥期保健服务和健康指导，促使产妇顺利康复，新生儿健康成长。

二、产褥期妇女的生理和心理变化

1. 生理变化

（1）生殖系统：产褥期子宫变化最大。主要变化为子宫体复旧、子宫内膜再生和子宫颈复原；胎盘娩出后，宫体逐渐缩小，于产后 1 周子宫缩小至妊娠 12 周大小，在耻骨联合上方可触及，产后 10 日子宫降至骨盆腔内，腹部检查不易触及，6 周后恢复至未孕时大小；胎盘娩出后宫颈与阴道极度松弛，随后宫口迅速复旧缩小，产后 2～3 天宫口可容纳 2 指，产后 1 周后宫颈内口关闭，宫颈管复原，产后 4 周宫颈恢复至未孕时形态；产后 6 周内卵巢多无排卵，6 周后有半数的产妇有排卵，月经多在产后 6 周后恢复。

（2）乳房：主要变化是泌乳。乳汁的分泌是乳房在泌乳素和缩宫素的作用和反射所产生的生理过程，乳汁的分泌还与婴儿的吸吮刺激密切相关。

（3）循环系统：产后 2～3 天，由于子宫收缩、胎盘循环停止，大量血液从子宫进入体循环，加之妊娠期潴留的组织间液回吸收，产妇循环血量增加 15％～25％，应注意预防心力衰竭的发生，循环血量于产后 2～3 周恢复。

（4）血液系统：产褥早期血液处于高凝状态，有利于胎盘剥离面形成血栓，减少产后出血量。

（5）消化系统：妊娠期胃肠道肌张力及蠕动减弱，产后需 1～2 周恢复；产后 1～2 日内产妇常感口渴，产褥期活动减少，肠蠕动减弱，容易发生便秘。

（6）泌尿系统：产褥早期体内潴留大量的水分主要经过肾脏排出，尿量明显增加；在产褥期，膀胱肌张力降低，加之外阴切口疼痛、不习惯卧床排尿等原因，易导致尿潴留的发生。

（7）内分泌系统：分娩后雌激素及孕激素水平急剧下降，至产后 1 周时降至未孕时水平。

2. 心理变化　产褥期产妇因分娩的劳累、角色的转变、生活秩序的改变、母亲责任带来的压力等都可能引起一些心理变化，常会出现心情烦躁、沮丧、失眠、食欲不振、焦虑、抑郁、记忆力减退等情绪不稳定表现，甚至引起产褥期的心理障碍。据报道，产褥期情绪不稳定与产后体内的雌激素和孕激素水平降低有关。产后抑郁症一般在产后第 1

天至第 6 周之间发生,而产后 7 天内容易出现一过性抑郁状态。

三、产褥期妇女健康管理

乡镇卫生院、社区卫生服务中心在收到分娩医院转来的产妇分娩信息后,应对产妇进行产褥期健康管理。产妇于产后 3~7 天内、产后 28 天分别接受 1 次家庭访视服务,出现母婴异常情况应适当增加访视次数或指导及时就医。同时加强母乳喂养和新生儿护理指导,以促进产妇顺利康复、新生儿健康成长。

1. 健康状况评估

(1) 询问:产妇分娩情况、有无产后出血、感染等,以及产妇饮食、大小便、睡眠等情况。

(2) 观察:产妇的一般情况、精神心理、面色、子宫复旧、恶露和哺乳情况。

(3) 检查:体温、血压、脉搏、乳房、乳汁、子宫复旧情况、会阴和腹部伤口等,必要时做心理量表监测。

(4) 新生儿评估:通过询问、观察和检查了解新生儿的基本情况,访视内容详见第三章第二节"社区儿童健康管理"章节。

2. 记录与转诊

(1) 每次访视后应填写产后访视记录表,记录访视内容及指导意见。

(2) 督促产妇产后 42 天进行母婴健康检查。

(3) 发现有产褥感染、产后出血、子宫复旧不佳、妊娠合并症未恢复者,以及产后抑郁等问题的产妇,应及时转至上级医疗卫生机构进一步检查、诊断和治疗。

3. 健康指导

(1) 日常保健指导:①产妇产后修养环境应安静、舒适,室内保持良好的通风,防止过多的探视;②保持皮肤清洁干燥、温水漱口、软毛刷牙,勤换卫生巾,温开水清洁外阴,6 周内不洗盆浴;③指导产妇学会与婴儿同步休息,每天保证充足睡眠,生活规律;④指导产妇产后尽早活动,做产后健身操,有利于促进腹壁、生殖器官和会阴盆底肌肉张力的恢复,预防和纠正子宫后倾。

(2) 饮食与营养:①协助产妇制订膳食计划,少食多餐、荤素搭配、营养均衡,应保证补充高能量、高蛋白质、丰富的维生素、无机盐以及充足的水分;②食物选择可比平时多吃些鸡、鱼、瘦肉(牛肉、猪肉等)、鸡蛋、动物的肝、肾和血,新鲜蔬菜、水果每日不可缺少,同时适当补充铁剂;③产褥期身体虚弱,同时要哺育新生儿,宜选用红糖、芝麻、鸡蛋、小米粥、鸡汤、鱼汤、肉汤等滋补食品补充产妇营养,促进乳汁分泌;④烹调应以容易消化为原则,多吃带汤的菜,如炖鸡汤、猪蹄汤等,少吃煎炸等不易消化的食物。

(3) 母乳喂养指导:①告知产妇及家属母乳是婴儿的最佳食品,母乳喂养对母婴均有益;②早接触、早吸吮、母婴同室、按需哺乳,指导产妇母乳喂养技巧,建立母乳喂养的信心,使产妇顺利进行母乳喂养;③对喂奶过程中容易出现的乳房胀痛、乳头皲裂、乳汁不足、乳腺炎等问题,重在预防,给予相应指导。

(4) 心理指导:①产褥早期家人、亲人应给予产妇足够的关心体贴,耐心倾听和陪伴,帮助产妇解决哺育新生儿面临的问题和困难;②鼓励产妇尽早进行适当的体育锻炼,创造条件,保证充足的睡眠;③学会自我心理调适,如看杂志、听音乐等转移注意力,放松心情;④建立亲子依附关系,指导产妇多和婴儿接触、说话或唱歌,缓解产妇的心理压力,促进身心康复。

(5) 新生儿护理指导:①室温应调节恰当,衣着和被褥要适宜,应随着气候变化随时添加衣服,衣着以纯棉、连衣裤为佳;②指导产妇及家属观察新生儿的睡眠、呼吸、大小便的性状、有无眼分泌物、有无鼻塞、口腔内有无白点等;③及时清理大小便,保持皮肤清洁干燥;④沐浴后给予75%乙醇棉签清洁脐孔,再用干棉签擦干。

(6) 计划生育指导:①产褥期内应停止性生活,产后42天检查未发现异常后,可恢复性生活;②指导产妇采取避孕措施,哺乳期以工具避孕为宜。

4. 常见健康问题预防和处理

(1) 乳房肿痛:乳房中的乳汁过度充盈或乳腺管阻塞乳汁不能排出,常会引起乳房胀痛。①指导产妇早吸吮、按需吸吮,减少乳房胀痛;②发生乳房肿痛时,可局部热敷或按摩器按摩乳房后,继续哺乳或用吸引器吸奶,也可用发酵的生面粉或卷心菜叶子敷乳房,梳通乳腺管以排出乳汁;③如有硬结,可用芒硝、金黄散局敷。

(2) 乳头皲裂:婴儿吸吮动作来不正确会损伤乳头皮肤而发生皲裂,甚至引发感染。①注意纠正婴儿吸吮姿势,预防乳头皲裂;②乳头皲裂轻者可继续哺乳,先哺乳无损伤或损伤轻的一侧乳房,哺乳后挤出少许乳汁涂在乳头上,短暂暴露使乳头干燥有助于皮肤愈合;③乳头皲裂严重者暂停哺乳,可将乳汁挤出或用吸乳器吸出后用小杯或小匙喂养婴儿;④局部外涂抗生素软膏,勤换内衣,减少感染机会。

(3) 乳腺炎:乳汁淤积或乳头破损若不及时处理,会导致乳腺炎的发生,乳腺炎的预防重于治疗。①指导产妇早吸吮、按需吸吮;②每次哺乳应吸净乳汁,避免乳汁淤积;③哺乳前后用温水清洗乳头,及时预防和处理乳头皲裂及乳头内陷;④炎症初期可局部热敷或按摩器按摩乳房后继续哺乳,先哺患侧乳房,注意吸空乳汁,并保证充分的休息;⑤炎症期应停止哺乳,定时用吸乳器吸净乳汁,并托起乳房,同时给予局部热敷、药物外敷及抗生素治疗,以控制感染;⑥如脓肿形成则要切开引流,定时更换伤口敷料,保持清洁干燥。

知识链接

母乳喂养

1. 母乳喂养的益处

(1) 对婴儿有益:①母乳中所含的营养物质最适合婴儿的消化吸收,生物利用率高,能促进婴儿生长发育;②母乳中含有丰富的免疫蛋白和免疫细胞,可提高婴儿的免疫功能,明显降低腹泻、呼吸道和皮肤感染率;③母乳喂养有利于牙齿的发育和保护,可预防因奶瓶喂养引起的龋齿;④母乳喂养有利于促进母婴间情感交流,对婴儿建立和谐、健康的心理具有重要作用。

(2) 对母亲有益：①母乳喂养能促进产妇子宫收缩,减少产后出血；②哺乳期的月经复潮排卵较不哺乳者延迟,母体内的蛋白质、铁和其他营养物质通过产后闭经得以储存,有利于产后恢复和延长生育间隔；③降低母亲患乳腺癌、卵巢癌的危险性。

2. 母乳喂养技巧

(1) 哺乳前,应洗手并用温开水清洗乳房、乳头。

(2) 哺乳时,产妇采取放松、舒适的姿势,如坐位、卧位、侧卧位等,托好婴儿的头、肩及臀部,同时保持轻松、愉快的心情。

(3) 婴儿与产妇保持"三贴"姿势,即胸贴胸、腹贴腹、下颌紧贴着乳房、鼻尖对乳头,婴儿头与身体呈一直线。

(4) 产妇用手托起乳房呈"C"字形,先用乳头刺激婴儿口周皮肤,待婴儿嘴张大时,趁势把乳头和乳晕一起送入婴儿的口中,让其充分含住乳头及乳晕的大部分。

(5) 两侧乳房交替哺乳,应让婴儿吸空一侧乳房后再吸另一侧。母乳喂养结束后,轻拍婴儿背部,予侧卧位。

任务五　更年期妇女健康管理

一、概述

更年期(climacteric period)是指妇女卵巢功能开始衰退至停止的一段时期。每一位妇女生命进程中必然发生绝经这一生理过程,大部分女性绝经前后经历4～5年的绝经过渡期。

由于更年期妇女个人健康状态、性格特点、文化水平、道德观念和生活阅历的不同,可出现不同程度的生理和心理变化。为更年期妇女提供适宜的保健服务和健康指导,定期开展妇科普查,早发现、早诊断、早治疗已有的妇科疾病,保持更年期妇女良好的健康状态,从而有效提高其健康水平。

二、生理和心理变化

1. 生理变化

(1) 生殖系统：宫颈、子宫随月经停止逐渐萎缩,盆底松弛；卵巢萎缩变小、功能衰退,主要表现为月经周期改变,经期持续时间及月经量不一；阴道干燥,弹性减退,导致性交痛；阴毛逐渐脱落,外阴皮肤干皱,乳房退化、下垂等。

(2) 内分泌系统：由于卵巢功能的逐渐衰退,雌、孕激素水平明显下降。

(3) 心血管系统：由于雌激素下降,血中胆固醇水平升高,可导致动脉粥样硬化、容易发生冠心病、心肌梗死等。

(4) 泌尿系统：主要表现尿道变短、上皮萎缩，尿道括约肌松弛，常产生不同程度的尿失禁，容易发生尿路感染症状。

(5) 骨骼系统：主要表现为骨质疏松。由于雌激素分泌减少，促使骨量丢失而发生骨质疏松，容易发生骨折及体格变小。

(6) 神经系统：更年期妇女由于内分泌激素的改变，会出现不同程度的自主神经系统功能失调表现，最典型的症状是潮热、出汗、心悸、眩晕等。

2. 心理变化　更年期妇女因卵巢功能的衰退，特别是雌激素水平下降，加之家庭、社会、工作的变化等都可能引起一些心理变化，常会出现自主神经功能紊乱症状，主要表现为心理疲劳、烦躁易怒、焦虑紧张、忧郁悲观、情绪沮丧、敏感、多疑、唠叨、记忆力减退等。

三、健康管理

1. 健康状况评估

(1) 询问：包括月经史、婚育史、既往史、家族史、遗传史等；月经周期、白带、乳房、饮食、大小便、睡眠、用药情况等；有无阴道出血、外阴瘙痒、潮热、出汗、心悸、眩晕等不适症状。

(2) 观察一般情况、精神心理、面色情况。

(3) 检查体温、脉搏、呼吸、血压及身高、体重等；乳腺和妇科检查；必要时做心理量表测定。

2. 记录与转诊

(1) 填写妇女健康评估表，记录健康指导意见。

(2) 评估中有明显临床症状或既往有确诊的患者群，如更年期症状或情绪障碍严重，出现阴道异常出血、下腹痛或下腹包块，可疑慢性传染性疾病、性传播疾病等，应及时转至上级医疗卫生机构进一步检查、诊断和治疗。

3. 健康指导

(1) 日常保健指导：①合理安排生活，保证充足睡眠，以消除疲劳，提高免疫力；②保持外阴清洁，勤换内裤，防止尿路感染；③普及性知识，维持正常性生活，每月1~2次；④坚持体育锻炼，每天至少运动30分钟，维持正常体重。

(2) 饮食与营养：①一日三餐要定时，食物多样化确保摄入充足的营养素，适当控制饮食量，防止肥胖；②食物选择，保证蛋白质、维生素及微量元素的摄入，宜选择含脂肪、胆固醇、糖、盐、能量少的食物，多食新鲜蔬菜、水果，尤其注意含钙丰富的牛奶、豆制品等摄入，必要时适量补充钙和维生素D。

(3) 用药指导：①性激素替代疗法可预防雌激素缺乏导致更年期相关健康问题的发生，向妇女讲解性激素替代治疗的用药方法、给药途径、可能出现的不良反应；②督促定期进行随访监测，包括常规妇科检查、乳腺监测，以及肝肾功能、血脂、骨密度等检查，必要时对药物及剂量进行调整，确保用药的安全性和有效性。

(4) 心理指导：①采用发放宣传资料、组织专题讲座、咨询、科普读物等多种途径介绍更年期相关知识，提高妇女自我保健意识，平稳渡过更年期；②学会自我调节，放松心情，多参加户外活动，增加人际交往，如朋友聚会、下棋、观看电影等娱乐活动。

(5) 自我监测和健康检查：①掌握自我监测的方法，指导妇女测量体重、腰围、乳房自我检查，以及更年期常见妇科病早期症状的识别，提高自我查病的能力；②定期进行健康体检和妇科疾病普查，每年至少1次，及早发现妇科常见病及其他系统疾病、及早治疗。

4. 常见健康问题预防和处理

(1) 骨质疏松症：是指以骨量低下，骨微结构损坏，导致骨脆性增加，易发生骨折为特征的全身性骨病。约25%的更年期妇女患有骨质疏松症，主要发病原因是雌激素水平迅速下降，表现为关节酸痛、腰背痛、体格变小。临床上预防比治疗更为重要。①饮食中注意补充含钙丰富的食物，如牛奶、豆制品、虾皮、海带、鱼、干果等。②坚持体育锻炼，是防治骨质疏松症的最佳办法。如游泳、打太极拳、慢跑、快速步行等有氧运动，还可进行哑铃、杠铃等力量锻炼，提高骨密度；同时增加日光照射时间，以促进钙、鳞吸收。③养成良好的生活习惯，避免吸烟、酗酒、过量喝咖啡等，以防形成负钙平衡。④及时就医，接受治疗。可补充钙制剂800～1 200 mg/d，同时注意维生素D的摄入；必要时在医生的指导下使用性激素治疗，并督促定期进行随访监测。⑤指导更年期妇女注意自我防护，避免意外跌倒导致骨折。

(2) 功能失调性子宫出血：简称功血，是下丘脑-垂体-卵巢轴功能失调引起的异常子宫出血的生殖内分泌疾病。大多数绝经期妇女为无排卵型功血，主要表现为月经周期紊乱、出血量多少不一，有时经量增多甚至出现大出血。①加强营养，保证蛋白质的摄入，宜选择含铁较多的食物，如猪肝、豆角、蛋黄、胡萝卜、葡萄干等；多食新鲜蔬菜、水果，必要时补充铁剂、维生素C，预防贫血。②重视个人卫生，保持外阴清洁，勤换内裤、卫生巾，预防感染。③出血量较多者，嘱其卧床休息，避免过度疲劳和剧烈活动，保持充足睡眠。④更年期功血以止血、调整周期、减少经量、防止子宫内膜病变为治疗原则；药物治疗为首选治疗，应向妇女讲解用药目的、药物剂量、适应证、禁忌证及用药时可能出现的反应。⑤激素治疗必须在医师的指导下进行，按时、正确服药，督促定期进行随访监测。⑥向更年期妇女讲解相关知识，懂得识别不正常的经期、周期和出血量，早发现、早治疗，排除子宫内膜病变。

学习效果评价·思考题

1. 简述社区妇女保健的概念。
2. 简述孕期妇女的健康指导要点，孕期妇女常见健康问题的预防和处理。
3. 简述产褥期妇女的健康状况评估内容及健康指导要点。
4. 简述更年期妇女的健康指导要点，更年期妇女常见健康问题的预防和处理。

项目四　生命周期与社区护理之三：慢性病健康管理

学习目标

1. 识记慢性病定义、危险因素。
2. 理解社区慢性病管理模式。
3. 学会应用社区常见慢性病（高血压病、冠心病、脑卒中、糖尿病、肿瘤、慢性阻塞性肺疾病）患者的健康管理。

案例导入

患者，张先生，50岁，公司管理人员。单位体检中发现血压150/95 mmHg，偶感轻度头晕，前往社区卫生服务中心就诊。体检：身高172 cm，体重86 kg，心、肺检查未见异常，心电图检查未见异常。无吸烟史，饮食较规律，父亲有高血压史，平时开车上下班，工作比较忙碌。经诊断为轻度高血压病。

请问：
1. 根据目前已知信息，患者高血压病的危险因素有哪些？
2. 该患者高血压病哪些是可以改变的？哪些是不可改变的？
3. 如何对该患者进行健康教育？

分析提示

护士在张先生就诊时，可为其测量血压、身高、体重，计算其体质指数（BMI），询问生活方式，了解其对疾病的认知情况，分析其高血压病的危险因素，教育其尽可能改变不良的危险因素，并进行相应的健康教育。

任务一　慢性病概述

随着社会经济的发展，工业化、城镇化、老龄化进程的加快，慢性病患者的发病数快速增长，已成为影响人们健康的重大公共卫生问题。慢性病病程长、流行广、费用贵、致残致死率高。WHO的资料显示，慢性病已成为全世界最主要的死亡原因，每年慢性病可使 3 600 多万人失去生命,占全球死亡的 63%。约 80% 的慢性病死亡发生在低收入和中等收入国家。若不及时有效控制,将带来严重的社会经济问题。

一、定义

慢性非传染性疾病(noncommunicable diseases,NCD)简称慢性病,不是特指某一种疾病,而是指病情持续时间长,发展缓慢的一组疾病。我国卫生部《全国慢性病预防控制工作规范(试行)》中指出:慢性病是一类起病隐匿、病程长且病情迁延不愈、缺乏明确的传染性生物病因证据、病因复杂或病因尚未被确认的疾病的概括性总称。心血管疾病(如冠心病、高血压病和脑卒中)、肿瘤、慢性呼吸道疾病(如慢性阻塞性肺疾病)和糖尿病是常见的 4 种慢性非传染性疾病。

二、特点

1. **起病隐匿**　慢性病的起病通常比较隐匿,早期症状不典型,容易被忽视。

2. **病程迁延不愈**　慢性病病因复杂或病因不明、无法对因治疗,导致病程迁延,长期不愈。

3. **病理改变不可逆**　慢性病一旦发生,所造成的病理改变不可逆,因而慢性病一般不能治愈,只能对症治疗以控制或缓解症状。

4. **需要长期医疗和护理**　慢性病的病理变化是一个长期的过程,在其康复和治疗过程中需要长期的医疗和护理。

三、危险因素

慢性病的发生、发展与许多因素有关,包括不良生活方式、环境因素、生物学因素、精神心理因素等。其中生物学因素为不可改变的危险因素,而不良生活方式、环境、精神心理等因素为可改变的危险因素。

1. **生物学因素**

(1)年龄:虽然慢性病可发生于任何年龄,但年龄越大,机体老化越明显,慢性病发生的概率也越高。

(2)遗传:许多慢性病如高血压病、糖尿病、肿瘤都有遗传倾向,这可能与家庭成员通常有相似的生活习惯及遗传基因有关。

2. **不良生活方式**　WHO 在 2010 年《全球非传染性疾病现状报告》中指出:吸烟、不健康饮食、缺乏运动和酗酒是慢性病主要的 4 种不良生活方式。各种不良生活方式与行为和常见慢性病之间存在"一因多果、一果多因"的关系。

(1)烟草使用:烟草中含有苯、焦油,以及多种可致癌的放射性物质。吸烟是许多慢性病的重要危险因素,如肿瘤、高血压病、冠心病、慢性阻塞性肺疾病等。WHO 资料显示,每年烟草的使用可导致约 600 万人死亡,其中包括接触二手烟雾引起的 60 多万死亡。开始吸烟年龄越小、吸烟史越长、每天吸烟量越大,对机体的损害越大。

(2)不健康饮食:慢性病的发生与不健康饮食有很大关系,膳食不健康包括高脂血病、高胆固醇血症、高盐、低纤维素饮食,以及进食腌制、烟熏等食品。大量摄入饱和脂肪和反式脂肪酸与心脏病的发生相关。高盐摄入是高血压病和心血管疾病患病风险的重要决定因素。食用水果和蔬菜不足,可增加罹患心血管疾病、胃癌和结直肠癌的风险。

(3) 缺乏运动:现代社会工作生活节奏快、以车代步、各种便捷的交通方式以及静坐生活方式等,使人们的活动量和运动量明显不足,超重和肥胖的发生率明显升高。随着体质指数(BMI)的不断升高,心脏病、脑卒中和糖尿病的患病风险会稳步上升,同时体质指数的升高也会增加某些癌症的患病风险。WHO 资料显示,每年约有 320 万人的死亡可归因于运动不足。

(4) 酗酒:适度饮酒可使血液循环加快,对健康有一定好处。但过度饮酒或酗酒可对肝脏和心血管造成影响,每年约有 230 万人死于乙醇的有害使用,其中半数以上死于肿瘤、心血管疾病和肝硬化。

3. 环境因素

(1) 自然环境:现代社会空气污染、水源土壤污染、噪声污染等都对自然环境产生破坏,也对人们的健康产生极大影响,使恶性肿瘤、肺部疾病等慢性病的发生明显增多。

(2) 社会环境:社会环境因素中,经济状况不佳、教育水平低、医疗保健服务体系不健全等均对健康产生影响。

4. 精神心理因素　生活和工作中的压力会使机体产生焦虑、紧张、抑郁等不良心理反应,继而引起血压升高、心率加快、血中胆固醇增加、机体免疫功能降低、慢性病发病率增多等情况。

任务二　慢性病社区管理模式

目前,慢性病已成为影响人们健康的主要原因,在全人群范围内预防慢性病的干预措施不仅可行,而且还具有成本效益。

一、WHO 慢性病管理原则

2013 年 WHO 在慢性病防治行动框架中,强调个人在慢性病防治中的责任,并建立伙伴关系。任何地区和国家在制订慢性病防治策略和选择防治措施时,都应考虑以下原则。

(1) 强调在社区及家庭水平上降低常见慢性病的 4 种共同危险因素,包括吸烟、饮酒、不健康饮食、静坐生活方式等,进行生命全程预防。

(2) 三级预防并重,采取以健康教育、健康促进为主要手段的综合措施,将慢性病作为一类疾病进行共同防治。

(3) 全人群策略和高危人群策略并重。

(4) 改变传统的保健系统服务内容和方式,发展新型慢性病保健模式,包括鼓励患者共同参与,促进和支持患者自我管理,加强患者定期随访及与社区、家庭合作等。

(5) 加强社区慢性病防治的行动。

(6) 以生态健康促进模式及科学的行为改变理论为指导,建立以政策及环境改变为主要策略的综合性社区行为危险因素干预项目。

二、我国慢性病防治策略与措施

我国卫生计划生育委员会在《中国慢性病防治工作规划(2012～2015年)》中指出:当前我国慢性病防治的基本原则是坚持政府主导、部门合作、社会参与;坚持突出重点、分类指导、注重效果;坚持预防为主、防治结合、重心下沉。

1. **慢性病防治目标** 进一步完善覆盖全国的慢性病防治服务网络和综合防治工作机制,建立慢性病监测与信息管理制度,提高慢性病防治能力,努力构建社会支持环境,落实部门职责,降低人群慢性病危险因素水平,减少过早死亡和致残,控制由慢性病造成的社会经济负担水平。

2. **慢性病管理策略和措施**

(1) 关口前移,深入推进全民健康生活方式:充分利用大众传媒,广泛宣传慢性病防治知识,促使人们自觉养成良好的健康行为和生活方式;科学指导合理膳食,积极开发推广低盐、低脂、低糖、低能量的健康食品;积极营造运动健身环境;加强烟草控制。

(2) 拓展服务,及时发现管理高风险人群:加强血压、血糖、血脂偏高,以及吸烟、酗酒、肥胖、超重等慢性病高风险人群的检出和管理;全面履行健康教育、预防、保健、医疗、康复等综合服务职能,建立规范化居民电子健康档案,及时了解社区慢性病流行状况和主要问题;开展血压、血糖和简易肺功能的测定;开发癌症高发地区重点癌症筛查适宜技术,开展早期筛查和治疗;有条件的地区开展慢性阻塞性肺疾病和脑卒中高风险人群发现和干预工作。

(3) 规范防治,提高慢性病诊治康复的效果:推广心脑血管病、肿瘤、糖尿病等慢性病防治适宜技术,对各级专科诊治从业人员进行诊治规范培训,逐步实现慢性病的规范化诊治和康复;积极推广慢性病患者的自我管理模式;积极探索全科医生家庭服务模式;坚持中西医并重,努力提高慢性病患者规范管理率和控制率。

(4) 明确职责,加强慢性病防治有效协同:完善慢性病防控网络,整合专业公共卫生机构、医院和基层医疗卫生机构功能,打造上下联动、优势互补的责任共同体,促进慢性病防治结合。

(5) 抓好示范,提高慢性病综合防控能力:积极创建慢性病综合防控示范区,注重开展社区调查诊断,明确本地区主要健康问题和危险因素,应用适宜技术,发展适合当地的慢性病防控策略、措施和长效管理模式。

(6) 共享资源,完善慢性病监测信息管理:建立慢性病发病、患病、死亡及危险因素监测数据库;健全信息管理、资源共享和信息发布等管理制度;逐步建成慢性病综合监测点,组织开展脑卒中、急性心肌梗死、恶性肿瘤发病及死因登记报告;建立慢性病与健康影响因素调查制度,定期组织开展慢性病及危险因素、居民营养与健康等专项调查,掌握慢性病流行规律及特点。

(7) 加强科研,促进技术合作和国际交流:加强慢性病防治研究和转化基地建设,加强科研成果转化和利用,推广慢性病预防、早诊、早治、早康复和规范治疗等适宜技术;加强国内外交流与合作,积极参与慢性病防治全球行动,建立合作共赢的国际合作机制。

三、社区慢性病管理模式

1. **全科团队管理模式**　目前,社区卫生服务机构进行慢性病管理多采用全科团队管理模式,即由全科医师、公共卫生医师、社区护士等组成专业团队,为一定数量的社区居民提供服务,是我国城市社区卫生服务的重要组成部分,强调以居民健康为中心,实施"六位一体"的服务,体现服务的连续、方便、可及的全科医学服务的特点。

全科团队服务方式有契约服务方式、家庭责任医师负责方式、片区服务方式等。

(1) 契约服务方式:团队成员与责任区内的居民家庭开展签约式服务,提供电话预约、预防保健、健康咨询、上门服务等;常见病和诊断明确的慢性病患者到社区卫生服务中心就诊,实施社区卫生服务中心、社区卫生服务站点和家庭"三站式"服务,及时有效地为社区人群开展针对性较强的卫生服务。此种服务模式需要较高素质的工作人员,团队组成较为困难,服务的成本较高。

(2) 家庭责任医师负责方式:以社区服务站的辐射面为标准,每个全科医生团队负责2 000~3 000 户,5 000~7 500 名居民。采取以主动服务、上门服务为主的服务方式。该模式以对年老多病、行动不便、子女工作较忙的老年人服务为主,适合老年人、慢性病患者多的地区。

(3) 片区服务方式:各社区卫生服务机构将所辖社区分为若干片,不同的片区分别由社区卫生服务机构内不同的责任医师、社区护士及公共卫生医师管理。该模式能有效提高服务效率,增强服务的意识;可扩大社区群众对社区卫生服务的知晓率,提高利用率。该模式的工作强度大,服务成本高,并且考核的难度、服务的效度均增大,适宜于社区卫生服务的创建阶段。

2. **慢性病自我管理模式**　是指在卫生保健专业人员的协助下,个人承担一些预防性或治疗性的卫生保健活动。该模式在美国、英国、澳大利亚等发达国家已有近30 年的历史,美国斯坦福大学患者研究教育中心已对糖尿病、关节炎、艾滋病等多种慢性病患者进行了自我管理项目的研究。复旦大学公共卫生学院傅华教授主持的上海慢性病自我管理项目已在上海许多社区开展,主要针对诊断明确的高血压病、糖尿病、脑卒中等慢性病患者,采用系列健康教育课程,由经培训的志愿小组长以小组的形式在社区内指导10~15 名患者自我管理所需的知识、技能、信心,以及与医生交流的技巧等。该模式在帮助慢性病患者养成良好的行为生活方式,增加社会支持,改善参加者的自我管理行为、自我效能、部分健康状况,减少看急诊次数和住院次数等方面取得了较好的效果。

任务三 社区常见慢性病健康管理

一、高血压病

(一) 定义

高血压病是指由原发性或继发性原因引起的以收缩期和舒张期动脉血压持续性增高为主要临床表现的综合征。目前,我国采用国际统一的1999年制定的WHO/ISH标准,将高血压定义为收缩压≥140 mmHg和(或)舒张压≥90 mmHg。高血压是最常见的心血管疾病,也是最常见的慢性病之一,可引起严重的心、脑、肾并发症,也是脑卒中、心力衰竭、冠心病的主要危险因素。

(二) 分级

高血压分级详见(表3-3)。

表3-3 血压定义和分类(WHO/ISH,1999年)

分类	收缩压(mmHg)	舒张压(mmHg)
理想血压	<120	和<80
正常高值	130~139	或85~89
高血压		
1级高血压(轻度)	140~159	或90~99
2级高血压(中度)	160~179	或100~109
3级高血压(重度)	≥110	或≥110
单纯收缩期高血压	≥140	和<90

注:以上标准适用于男女性任何年龄,当收缩压与舒张压分属不同的级别,则以较高的级别为标准。单纯收缩期高血压也可以按照收缩压水平分为1、2、3级。

(三) 流行病学

高血压的患病率欧美等国家较亚非国家高,工业化国家较发展中国家高。我国高血压患病率呈明显上升趋势,按人口的数量与结构推算,目前全国高血压病患者超过2亿,每5个成年人中就有1人患高血压。我国高血压患病率和流行存在地区、城乡和民族的差别,北方高于南方,东部高于西部,城市高于农村。高血压的患病率也随着年龄而上升,高血压患病率与年龄呈正比;女性更年期前患病率低于男性,更年期后患病率高于男性。我国高血压人群呈现知晓率低、治疗率低、控制率低的现象,分别是低于50%、40%和10%。

(四) 危险因素

国际上公认的高血压的危险因素有超重、高盐膳食和中度以上饮酒。

1. 不可改变的危险因素

(1) 年龄:高血压的患病率也随着年龄而上升,高血压患病率与年龄呈正比。

(2) 性别:女性更年期前患病低于男性,更年期后患病率高于男性。

(3) 遗传:家族中患高血压的人与自身的血缘关系越近、人数越多、发病越早,患高血压的风险就越大。

2. 可改变的危险因素

(1) 吸烟:烟草中的尼古丁等有害物质进入血液后会使周围血管收缩,致使血压升高。

(2) 肥胖、缺乏体力活动:超重、肥胖尤其是腹型肥胖是血压升高的重要危险因素,血压与体质指数呈正相关,腰围(WC)男性≥85、女性≥80 cm,体质指数≥28 的个体更易患高血压。

(3) 饮食不当:高钠、低钾饮食与高血压有一定关系。盐摄入越多,血压越高;钾的摄入量与血压呈负相关。

(4) 血脂异常:总胆固醇(TC)≥5.7 mmol/L 或低密度脂蛋白(LDL)-C>3.6 mmol/L 或高密度脂蛋白(HDL)-C<1.0 mmol/L。

(5) 有无感染:高敏 C-反应蛋白≥3 mg/L 或 C 反应蛋白≥10 mg/L。

(6) 心理因素:脑力劳动者、长期从事精神高度紧张职业的个体,发生高血压病的可能性较大。

知识链接

高血压病易患人群确定标准

具有以下 1 项及 1 项以上的危险因素,即可视为易患人群。

(1) 血压测量为正常高值范围(收缩压 120~139 mmHg 和舒张压 80~89 mmHg);

(2) 超重:体质指数≥24 和腰围男性≥85、女性≥80 cm。

(3) 高血压家族史(一、二级亲属)。

(4) 长期过量饮酒(每日饮白酒≥100 ml,并且每周饮酒≥4 次)。

(5) 长期高盐膳食。食盐的钠离子是血压升高的因素。

(五) 高血压病的社区管理

控制高血压最有效的方法是社区综合防治,其目的是针对一般人群做到预防高血压的发生,针对高危人群维持正常水平,针对高血压病患者提高其管理率、服药率、和控制率、以减少并发症的发生。

1. 一级预防　主要是针对的健康人群的管理,包括危险因素的预防,积极开展健康教育,防治高血压发病或延缓发病。对健康人群的管理,主要侧重于健康教育。①加强社区人群的健康教育,使其认识到原发性高血压病的危险因素;②针对危险因素实施干预计划,使人群主动地采取有效预防措施;③通过过程评价和结果评价等方式,不断改进健康教育方法与手段,提高人群的健康教育效果。

2. 二级预防 是针对高血压高危人群的管理,重点在于监测血压和控制原发性高血压的危险因素。包括早期发现、早期诊断、早期治疗。卫生行政部门文件要求,门诊 35 岁以上所有初诊患者常规测量血压,及时发现高危人群并进行登记;对于有高血压家族史和高血压危险因素者,应定期体检,包括测量血压、血脂等;对血压异常但又不能诊断为高血压的个案,应定期进行血压监测;分析高危人群的危险因素,协助其制订干预方案,评价实施的效果。

3. 三级预防 高血压的三级预防是坚持治疗高血压,包括药物及各种非药物疗法;控制血压,减少靶器官的损害程度,减缓高血压及并发症造成的功能障碍,降低致残率、死亡率,提高高血压病患者的生活质量。

(1) 实施分级分层管理:对确诊的高血压病患者,要填写高血压危险因素调查表,并结合血压值进行高血压危险度评估,同时建立高血压病患者管理信息库。按患者血压分级、现存危险因素、靶器官损害、并存的临床情况,将高血压病患者的心血管危险水平分为低危、中危、高危、很高危,分别表示 10 年内将发生心脑血管病事件的概率为<15%、15%~20%、20%~30%、>30%。①心血管的危险因素包括年龄≥55 岁、吸烟、肥胖、缺乏体力活动、血脂异常、早发心血管病家族史;②靶器官损害包括左心室肥厚、颈动脉内膜增厚或斑块、肾功能受损;③并存的临床情况包括脑血管病、心脏病、肾脏病、周围血管病、视网膜病变、糖尿病。低危患者纳入一级管理、中危患者纳入二级管理、高危和很高危患者纳入三级管理。高血压患者心血管危险的分层见表 3-4。

表 3-4 高血压患者心血管危险水平分层

其他危险因素和病史	血压(mmHg)		
	1 级高血压	2 级高血压	3 级高血压
1~2 个危险因素	中危	中危	极高危
≥3 个危险因素、靶器官损害或糖尿病	高危	高危	极高危
伴临床疾患	极高危	极高危	极高危

(2) 随访管理:高血压病患者随访根据患者危险度分级情况分别纳入不同管理级别,按不同分级进行随访(表 3-5)。

表 3-5 高血压分级管理随访要求内容

项目	一级管理	二级管理	三级管理
管理对象	低危患者	中危患者	高危或极高危患者
监测血压	至少 3 个月/次	至少 2 个月/次	至少 1 个月/次
非药物治疗	立即开始	立即开始	立即开始
药物治疗	观察数月,血压≥140/90 mmHg,即开始	观察数周,血压≥140/90 mmHg,即开始	立即开始

(续表)

测体质指数、腰围	6个月/次	3个月/次	3个月/次
血脂监测	至少1年/次	至少1年/次	至少6个月/次
血糖监测	至少1年/次	至少1年/次	至少6个月/次
尿常规监测	至少1年/次	至少6个月/次	至少6个月/次
肾功能监测	至少1年/次	至少1年/次	至少6个月/次
心电图检查	选做	选做	1年/次
眼底检查	选做	选做	
转诊	发病初建议转专科,排除继发性高血压	必要时	必要时

随访管理内容包括:①血压动态变化情况:指导患者定期测量血压,评价近期血压控制情况;②健康行为改变情况:针对患者不健康生活方式和危险因素,进行必要的健康指导干预;③药物服用治疗情况:了解药物使用情况及不良反应,评价药物疗效,及时调整治疗方案,提高患者治疗依从性;④定期进行相关检查及时发现靶细胞损害与伴随的临床疾患,及时转诊。

(3) 转诊:如有下列情况之一需立即转上级综合医院进一步检查确诊:①发病年龄<30岁;②高血压程度严重,达到3级以上;③血压升高伴肢体肌无力或麻痹,常呈周期性发作;④夜尿增多,尿中泡沫增多或有肾脏疾病史;⑤阵发性高血压,发作时伴头痛、心悸、皮肤苍白及多汗等;⑥降压效果差,不易控制的高血压。

(4) 护理

1) 一般护理:保证规律生活、充足睡眠;室内温、湿度适宜,预防感冒,冬季外出应有防寒措施,预防血压升高;建议患者戒烟,限酒或戒酒。

2) 饮食护理:高血压病患者以低胆固醇、低饱和脂肪酸、少糖和低盐为原则。WHO建议每人每天食盐<6 g(普通啤酒瓶盖去掉胶垫后,1瓶盖食盐约为6 g);同时高血压病患者宜高钙、高钾、蛋白质、维生素丰富的膳食,并限制饮酒,每天<50 g乙醇的量。

3) 用药护理:目前常用抗高血压的药物可分为利尿剂、β受体阻滞剂、钙拮抗剂、血管紧张素转换酶抑制剂、血管紧张素Ⅱ拮抗剂和α受体阻滞剂等六大类。指导患者坚持长期、规律、按医嘱正确服药,不随意停药。指导患者和家属掌握观察药物疗效及不良反应,注意血压降低不宜过快、过低、预防直立性低血压。

4) 心理护理:提高患者对高血压的认识和治疗的重视程度,树立与疾病长期作斗争的信心,消除各种不良因素,保持心情愉快,积极参与治疗与护理。可采用支持性心理治疗、情绪治疗、松弛疗法和音乐治疗等方法,根据患者具体情况,如年龄、性别、人格特征、家庭功能等进行综合分析,制订适合患者的个体化、有针对性的心理调适与护理的方案。

5) 康复训练:对于临界性高血压、1~2级原发性高血压,以及部分病情稳定的3级高血压病患者可采用康复训练,包括医疗步行、降压体操、打太极拳和太极剑、气功等运动方式。但是,任何临床情况不稳定者均属于康复训练的禁忌证。

有氧训练:常用方式为步行、踏车、游泳、慢节奏的交谊舞等,强度一般为50%~70%最大心率(HRmax),RPE一般为11~13。停止活动后心率应在3~5分钟恢复正常。步行速度一般<110步/分,为每分钟步行50~80 m,每次锻炼30~40分钟左右,其间可穿插休息或医疗体操、打太极拳等中国民族形式的拳操。50岁以上者活动时的心率一般<120次/分。活动强度越大,越要注重准备活动和结束活动。一段时间训练后,收缩压可降低10 mmHg,舒张压降低8 mmHg左右。

循环抗阻运动:一般采用相当于40%最大一次收缩力作为运动强度,作为大肌群(如肱二头肌、腰背肌、胸大肌、股四头肌等)的抗阻收缩,每节运动重复10~30秒,10~15节为一个循环,每次训练1~2个循环,每周3次,8~12周为1个疗程。注意在用力时呼气可减轻对心血管的反应性。

康复训练时的注意事项:①运动锻炼有助于降低外周血管阻力,改善或延缓心血管并发症;②锻炼要持之以恒,一旦停止锻炼,训练效果可以在2周内完全消失;③高血压并发冠心病时,活动强度应偏小;④不要轻易撤除药物治疗,在很多情况下,运动治疗只是原发性高血压治疗的辅助方法,特别是2级以上的患者;⑤药物治疗,但在运动时应该考虑药物对血管反应的影响。

知识链接

家庭血压监测方法

(1)需要选择合适的血压监测仪器,可使用经过验证的上臂式全自动或半自动电子血压计。

(2)血压测量步骤:①被测者取座位,至少安静休息5分钟后开始测量;②测量时裸露上臂,上臂与心脏(乳头)处于同一水平;③将袖带紧贴缚于上臂,袖带下缘在肘部上2.5 cm;测压时不讲话,不活动肢体,保持安静。

(3)测量方案:建议每天早晨和晚上测量血压,每天测2~3次,取平均值;血压控制平稳者。

(4)最好能够详细记录每天测量血压的日期、时间及血压读数,以便于向医生提供完整的血压记录。

(5)家庭自测血压适用于:①一般高血压病患者的自我监测;②可以鉴别于白大褂高血压;③降压疗效的评估;④预测心血管风险及预后。对于有严重焦虑的患者,不建议自测血压。

二、冠状动脉粥样硬化性心脏病

(一)定义

冠状动脉粥样硬化性心脏病,简称冠心病,又称缺血性心脏病,是指冠状动脉粥样硬化使血管狭窄或堵塞和(或)因冠状动脉功能性改变(痉挛)导致心肌缺血、缺氧或坏死而引起的心脏病。可分为无症状性心肌缺血、心绞痛、心肌梗死、缺血性心肌病和猝死5种类型。

近年来,从治疗学角度把冠心病分成不稳定型和稳定型两大部分,其中不稳定型冠心病也就是急性冠脉综合征(ACS),包括不稳定型心绞痛、非ST段抬高型心肌梗死和ST段抬高型心肌梗死等,需要到上级医院接受综合治疗,如药物治疗、经皮冠状动脉介入治疗(PCI)或冠状动脉旁路移植术(CABG)。稳定型冠心病包括稳定型心绞痛,以及综合性治疗后病情趋于稳定的ACS,这部分疾病处于相对稳定的状态,需要长期规范化的治疗来稳定病情、改善预后,是社区慢性病管理的重点。

(二) 流行病学

冠心病是严重危害人们健康的常见慢性病,是发达国家的主要死亡原因,发展中国家由于受人口增长、人口老龄化、三高人群(高血压、高血糖、高脂血症)数量增多等的影响,冠心病发病率急剧上升,2012年全球有735万人死于冠心病。《中国心血管病报告(2013)》中报道,2011年,我国城市居民冠心病死亡率为95.97/10万,农村居民为75.72/10万,城市高于农村,男性高于女性。2014年中国卫生统计年鉴显示,我国居民冠心病发病每5人中就有1人患病。

(三) 危险因素

WHO在2009年指出:冠心病病例75%以上源自乙醇消费、高血糖、烟草使用、高血压、高体质指数、高胆固醇血症、水果蔬菜摄入量低,以及缺乏身体活动等8种危险因素。

1. 不可改变的危险因素

(1) 遗传:虽然冠心病在人群中多为散发,但流行病学调查、双胞胎研究及家系调查结果均表明冠心病有明显的遗传倾向。

(2) 年龄:冠心病多见于40岁以上人群,随着年龄增长,动脉壁对各种危险因素的易感性增加。

(3) 性别:男性患冠心病的危险性比女性高,但女性在更年期后发病率显著增加,并逐渐接近男性。

(4) 早发冠心病家族史:一级亲属,如父母或同胞在50岁前发生冠心病或周围血管疾病者,其患冠心病的相对风险比一般人明显增高。

2. 可改变的危险因素

(1) 不良生活方式

1) 吸烟:可造成动脉管壁氧含量不足,促进动脉粥样硬化的形成,还与血栓形成、斑块不稳定及心律失常相关。有研究显示,吸烟是心血管疾病的独立危险因素,尤其与冠心病有高度关联,且心血管死亡风险与吸烟量直接相关。另外,被动吸烟也可增加冠心病的危险。

2) 饮酒:众多研究结果显示,适量饮酒能降低冠心病的发病率及病死率,但每天饮酒2次以上及每天一次者其冠心病病死率的危险显著增加。

3) 不合理的饮食结构：反式脂肪酸、高能量及西方饮食模式是冠心病的重要危险因素，饱和脂肪酸及总脂肪含量也是其危险因素之一。

4) 静态生活方式：缺乏体育锻炼也被证实是冠心病的危险因素之一，每周分别从事150、300分钟中等强度额外体力活动的人群其冠心病的发病危险比无额外活动的人群分别低14%、20%。

5) 心理因素：性情急躁、好胜心和竞争性强、不善于劳逸结合者，患本病的可能性大。同时，冠心病是一种慢性终身性疾病，在其发生、发展过程中，患者常出现不同程度的焦虑、抑郁等负性情绪，这些负性情绪又会反过来影响冠心病的进程。

(2) 血脂异常：脂质代谢异常是动脉粥样硬化最重要的危险因素。总胆固醇(TC)、甘油三酯(TG)、低密度脂蛋白(LDL)、极低密度脂蛋白(VLDL)增高，高密度脂蛋白降低(HDL)，载脂蛋白A(ApoB)降低，载脂蛋白B(ApoB)增高都被认为是冠心病的危险因素。

(3) 高血压：不论是治疗的或未治疗的高血压都是冠心病独立的危险因素，且收缩压和舒张压升高都与冠心病危险之间呈连续的正相关。

(4) 糖尿病：作为冠心病的独立危险因素已被证实。高血糖对全身血管都有破坏作用，会导致血管内皮功能障碍、血液呈高凝状态，以及血小板功能障碍。

(5) 肥胖：与众多冠心病危险因素，如高血压、高脂血症、高血糖均存在混杂作用，对冠心病的发生、发展有一定的影响。

(6) 其他：近年来新发现的一些危险因素还包括高同型半胱氨酸、高纤维蛋白原、病毒、衣原体感染等。

(四) 冠心病的社区管理

1. 一级预防 冠心病的一级预防是指在冠心病尚未发生时，即采取预防措施，控制或逆转危险因素来阻止疾病的发生。主要针对冠心病的危险因素进行干预，预防策略包括全人群策略和高危个体策略。前者是指在整体水平，通过调节可改变的危险因素来减轻心血管疾病的负担，如在各种工作场合、宗教组织、学校和整个社区，通过采取监控、教育、组织、法律政策制定等手段来降低冠心病危险因素及危险生活方式；高危人群策略可以通过体检、门诊检查等找出有冠心病危险因素的人群，如高血压、高脂血症、糖尿病、肥胖和长期吸烟者，为他们提供有针对性的指导，如养成良好的生活习惯、坚持运动、合理膳食、不吸烟、不酗酒、避免长期精神紧张等。

2. 二级预防 冠心病的二级预防是提高冠心病的早期检出率，及时治疗，防治病变发展并争取逆转，避免并发症和急性冠心病事件的发生。

3. 三级预防 冠心病的三级预防是指对已经确诊的冠心病患者，采取积极有效的措施，治疗并发症，进行合理、适当的康复治疗，通过健康教育和指导，使其坚持药物治疗，提高用药依从性，控制病情，延缓病情进展，改善生活质量，降低死亡率。

(1) 分级管理：目前有部分社区卫生服务中心尚未形成较完善的冠心病患者分级管理。

(2) 随访：随访管理，主要目的是监测冠心病的危险因素及并存的相关疾病的变化，监测心绞痛的症状,做到病情变化及时转诊、评估治疗反应、及时调整治疗方案,避免心脏病急性事件的发生,延长患者寿命。

(3) 转诊:达到下列转诊条件之一的患者,应及时转至上一级医院治疗:①首次发生心绞痛;②无典型的胸痛发作,但心电图检查 ST-T 段有动态异常改变;③首次发现的陈旧性心肌梗死;④可疑心肌梗死;⑤不稳定型心绞痛;⑥有新近发生的心力衰竭;⑦正在恶化的慢性心力衰竭;⑧需要调整治疗方案者;⑨需要做进一步检查者,如运动试验、超声心动图检查、多层螺旋 CT 或冠状动脉造影检查等。⑩病情稳定的患者,定期到专科门诊进行常规随访或患者要求转诊者。

(4) 护理

1) 一般护理:注意休息,保持环境安静、情绪稳定及积极的生活态度。

2) 饮食护理:控制能量摄入,根据患者的体力活动种类、体质指数和相应的标准能量确定能量供给量;限制脂肪及胆固醇的摄入,脂肪摄入量占总能量的 20% 以下,胆固醇摄入量限制在每天 300 mg 以下,避免摄入肥肉、动物内脏、猪油、蛋黄、鱼子等食物,食用鱼肉、鸡肉、瘦肉、蛋白、豆制品等低胆固醇、低动物脂肪性食物;以植物油为主,低盐饮食,食盐摄入量控制在每天 3~5 g;适当增加膳食纤维摄入,减少蔗糖和果糖的摄入,避免刺激性食物的摄入。

3) 戒烟:有研究表明,吸烟与血栓形成、斑块不稳定及心律失常等有关,可增加 50% 的心血管疾病死亡率,而戒烟能显著降低心血管事件的风险。社区护士应向患者反复强调吸烟的危害性,帮助患者戒烟,并且避免被动吸烟。对于难以戒断烟瘾者,可适当给予尼古丁替代治疗或尼古丁受体部分激动剂治疗,以提高戒烟成功率。

4) 运动治疗:运动锻炼能改善冠心病患者的运动耐量、减少缺血症状的发作,因此,应尽可能将运动与多种危险因素的干预结合起来,成为冠心病患者综合治疗的一部分。社区护士可建议稳定型冠心病患者每天进行 30~60 分钟的中等强度有氧运动,如快步走、骑车、游泳等,每周 >5 天。还可建议患者每周进行 1~2 次阻力训练。运动时注意循序渐进,运动量由小到大,避免诱发心绞痛等不适症状,如出现头晕、心悸、胸闷等症状,应就地休息,停止活动,立即含服麝香保心丸、硝酸甘油等药物,如不缓解,应尽快拨打 120 急救电话。

5) 控制体重:肥胖的患者常伴随其他促发冠心病的危险因素,如高血压、胰岛素抵抗、高密度脂蛋白胆固醇降低和三酰甘油的升高等。因此,减轻体重有利于控制多种危险因素,是预防冠心病的一个重要部分。对于冠心病患者尤其是肥胖的患者,应督促其监测体重,建议其通过控制饮食、活动锻炼、减少饮酒量,将体质指数控制在 24 以下。

6) 用药护理:按医嘱使用阿司匹林(肠溶性)、他汀类、血管紧张素转换酶抑制剂(ACEI)、β受体阻滞剂、硝酸酯类和钙拮抗剂等药物,不随意增减药物剂量,观察疗效及不良反应。

> **知识链接**
>
> **冠心病二级预防 ABCDE**
> A：aspirin 阿司匹林，抗血小板聚集；anti-anginals 抗心绞痛
> B：beta-blocker β受体阻滞剂；blood pressure control 控制血压
> C：cholesterol lowing 控制血脂水平；cigarettes quiting 戒烟
> D：diet control 饮食控制；diabetes treatment 糖尿病治疗
> E：education 普及健康教育；exercise 有计划的运动锻炼

三、脑血管疾病

(一) 定义

脑血管疾病（cerebral vascular diseases，CVD）是由各种血管源性脑病变引起的脑功能障碍，是神经系统的常见病和多发病。根据神经功能缺失持续时间，＜24小时称短暂性脑缺血发作，＞24小时称脑卒中；根据病理性质可分为缺血性脑卒中和出血性脑卒中，最多见的是脑出血和脑梗死，是常见的影响人们健康的慢性非传染性疾病之一。

(二) 流行病学

脑卒中具有发病率高、死亡率高、复发率高和致残率高的特点，WHO 资料显示，每年全球有 1 500 万患者罹患脑卒中，2012 年全球有 667 万人死于脑卒中，给家庭和社区造成极大经济和精神负担。我国《中国心血管病报告（2013）》中报道，2011 年我国城市居民脑血管病死亡率为 125.37/10 万，农村居民为 136.68/10 万，脑卒中已成为我国第一位死亡原因。

(三) 危险因素

1. 不可改变的危险因素

(1) 年龄：年龄是重要的脑卒中危险因素之一。资料显示 55 岁后，随着年龄的增加，每 10 年增加 1 倍的发病概率。

(2) 性别：男性脑卒中的发病率略高于女性，男女之比为（1.3～1.7）∶1。

(3) 种族：有色人种的发病率高于白色人种。

(4) 遗传：脑卒中为多基因遗传，父母双方直系亲属发生脑卒中或心脏病时的年龄＜60 岁，其患脑卒中的风险会明显增高。

2. 可改变的危险因素

(1) 高血压：国内外许多研究都已证实，高血压是脑卒中最重要的危险因素，血压升高易促发动脉粥样硬化形成，导致脑动脉管腔狭窄，造成脑血流供应不足，诱发脑卒中。血压水平与脑卒中的风险呈正相关。

(2) 高脂血症：血脂升高会在动脉管壁内沉积而导致动脉粥样硬化的发生，增加脑

卒中的危险。有研究显示,总胆固醇水平每升高 1 mmol/L,出血性脑卒中风险降低 20%,高密度脂蛋白降低是男性缺血性脑卒中的危险因素。

（3）高血糖：流行病学调查研究发现,糖尿病及其病程长短都是脑卒中的独立危险因素。血糖水平升高可加速动脉粥样硬化的发生,导致动脉血管的狭窄和硬化,大大增加了脑卒中发作的危险。

（4）肥胖：是心脑血管疾病的主要危险因素,糖尿病、高血压和血脂异常在肥胖者中常有聚集趋势及协同作用,从而增加了脑卒中发病的危险。

（5）吸烟：有研究显示,吸烟是各类脑卒中的独立危险因素,尤其是缺血性脑卒中,吸烟量越大、吸烟时间越长,脑卒中的发病率和病死率越高。被动吸烟也是一个重要的危险因素。

（6）饮酒：与脑卒中的发生密切相关。有研究显示,出血性脑卒中的发病和死亡的危险随着饮酒量的增加而增加;少量至中等量饮酒能降低缺血性脑卒中的发病率,但大量饮酒能增加其危险。

（四）脑血管疾病的社区管理

1. **一级预防** 为发病前的预防,对有卒中倾向、尚无卒中病史的个体进行健康教育和健康管理,使其了解脑血管疾病的基本知识,提倡合理饮食,适当运动,避免高血压、高脂血症、糖尿病、吸烟、酗酒、紧张及寒冷等危险因素,预防脑卒中的发作。

2. **二级预防** 对具有脑卒中危险因素个体,加强脑血管疾病危险因素的监测,包括血压、血糖、血脂、血黏度、TIA 发作,争取早期发现、早期诊断和早期治疗。

3. **三级预防** 是在脑卒中发生后积极治疗,防治并发症,减少残疾,提高脑卒中患者的生活质量,预防复发。通过关心体贴患者,鼓励他们树立信心,配合治疗和功能锻炼;鼓励家庭成员也能够参与疾病康复管理中,帮助提供各种护理措施。

（1）分级管理：目前部分社区卫生服务中心尚未形成较完善的脑卒中患者分级管理。

（2）随访：对各类脑卒中患者提高防病知识宣传、心理咨询与疏导、健康教育与健康促进剂营养卫生指导等。针对脑卒中后偏瘫残疾人的康复需求,进行基本的康复指导,帮助脑卒中患者树立康复信心。社区医务人员为脑卒中后偏瘫的残疾人提供每月一次的随访康复服务。

（3）转诊：当患者出现下列情况时,应及时向上级医院转诊：①突然出现面部、上下肢麻木或无力；②突然出现说话或理解困难；③突然出现单侧或双侧视觉障碍；④突然或持续出现眩晕；⑤突然行走困难、步态笨拙,平衡或协调困难；⑥突然不明原因的严重头痛,意识水平下降。

（4）护理

1）一般护理：保持室内空气流通、温湿度适宜,注意保暖,鼓励多咳嗽并经常翻身拍背,以保持呼吸道通畅;指导戒烟。

2）饮食护理：宜低脂、低胆固醇、高蛋白、高维生素、低盐饮食,保证营养的摄入;吞咽困难者,可采用鼻饲饮食,进半流或流质饮食,或用汤匙将少量食物缓慢喂入,避免固体或不宜消化的汤团类食物。

3）心理护理：脑卒中患者往往遗留有语言障碍或运动障碍，导致心理发生变化，悲观、抑郁、绝望，甚至会产生轻生的想法。社区护士应注意患者的情绪变化，做好心理疏导，与家属一起为患者营造一个良好的修养环境，树立战胜疾病的信心。

4）康复锻炼：在肢体无自主运动时，先进行肢体的被动锻炼或按摩；当自主运动出现后，鼓励患者主动运动，辅以被动运动；一般先在床上锻炼，再逐渐坐于床旁、下地行走等；卧位时应保持各关节处于功能位；鼓励帮助失语患者进行语言康复训练；帮助吞咽困难患者进行吞咽训练；鼓励患者完成力所能及的日常生活活动，如翻身、坐起、吃饭、洗漱等；如身体条件许可，可进行有规律的体力活动，每周至少参加 150 分钟中等强度的有氧运动，如快步走、骑车、游泳等。⑤对症护理：长期卧床患者应定时翻身、按摩，对身体突出易受压的部位使用气圈、气垫等，以防压疮的发生；对大小便失禁的患者应注意及时更换床褥，保持皮肤清洁和干燥；留置导尿者，应严格执行无菌操作，清洁尿道口，避免尿路感染，鼓励患者多饮水，经常检查引流管是否通畅，并及时倾倒集尿袋中的尿液，集尿袋放置应低于膀胱，预防尿液逆行；长期卧床者，应鼓励多吃粗纤维食物，增加水分摄入，给予定时按摩腹部，养成定时排便的习惯，预防便秘。

知识链接

社区心脑血管疾病的防治

各级医疗卫生机构在诊疗中，依据心脑血管疾病诊断标准确诊的心脑血管疾病患者出院后 7 个工作日内报区疾病预防控制中心。社区卫生服务中心收到报病卡后的 7 天内对患者进行访视，在随访的同时，对其中有功能障碍的患者进行康复指导和管理，并将有关资料 30 天内反馈到区疾病预防控制中心。如患者同时伴有高血压病、糖尿病按规定纳入管理。

四、糖尿病

（一）定义

糖尿病是由遗传和环境因素相互作用而引起的一组以慢性高血糖为特征的代谢异常综合征。因胰岛素分泌或作用缺陷，或者两者同时存在而引起的碳水化合物、蛋白质、脂肪、水和电解质等代谢紊乱的一种多病因的代谢性疾病，其特点是慢性高血糖，伴随因胰岛素分泌不足或作用缺陷引起的糖、脂肪和蛋白质代谢紊乱。随着病程延长可导致眼、肾、神经、血管和心脏等组织、器官的慢性并发症，以致最终发生失明、下肢坏疽、尿毒症、脑卒中或心肌梗死，甚至危及生命，是继心脑血管、肿瘤之后的第 3 位"健康杀手"。

糖尿病可分为 1 型、2 型、其他特殊类型和妊娠期糖尿病 4 种类型。其中最常见的为 2 型糖尿病,占糖尿病患者的 90%～95%;其次为 1 型糖尿病,占 5%～10%;其他特殊类型糖尿病仅占不足 1%;妊娠期糖尿病患者分娩后可能恢复正常,但相当多的患者以后可发展为 2 型糖尿病。

(二) 流行病学

随着生活水平的提高,人口老龄化和人们生活方式的改变,糖尿病的患者数正逐年上升。根据国际糖尿病联盟(IDF)统计,目前全球患有糖尿病患者有 2.85 亿,按此增长速度估计到 2030 年全球将有 5 亿人患糖尿病。在我国,糖尿病患病率也从 20 世纪 80 年代至今增加了 5～6 倍,估计现有糖尿病患者约 9 240 万,居世界第一位。糖尿病已成为严重威胁人类的世界性公共卫生问题。2012 年全球有 149.7 万人死于糖尿病。

(三) 危险因素

1. 不可改变的危险因素

(1) 年龄:约 50%的 2 型糖尿病患者多在 55 岁后发病,年龄越大患糖尿病的概率越大。

(2) 遗传:糖尿病有明显的家族性发病特点,其父母、兄弟姐妹中有患糖尿病的人患病的概率高,尤其以 2 型糖尿病的遗传倾向更明显。

(3) 先天子宫内营养环境不良:子宫内营养环境不良易导致胎儿体重不足,低体重出生儿在成年后肥胖,发生糖尿病及胰岛素抵抗的概率增加。

2. 可改变的危险因素

(1) 不良生活方式:高能量、高脂肪、高胆固醇、高糖、高盐、低纤维素饮食,静态生活方式等导致机体超重、肥胖,以及吸烟、酗酒等都增加了糖尿病发生的危险。

(2) 高血压、高脂血症:有研究报道高血压、高脂血症及肥胖存在和胰岛素抵抗指数有显著联系,胰岛素抵抗可能是影响血压、血脂和肥胖机制中的重要因素。

知识链接

糖尿病高危人群界定标准

①年龄≥40 岁;②超重及肥胖:超重:体质指数≥24 和腰围:男性≥85 cm、女性≥80 cm;③有糖尿病家族史;④糖耐量受损(IGT)或空腹血糖受损(IFG);⑤血脂异常者;⑥有高血压(血压≥140/90 mmHg)和(或)心脑血管病变;⑦有妊娠糖尿病史或曾有分娩巨大儿(≥4 kg)者。

(四) 糖尿病的社区管理

我国在 1996～2000 年糖尿病防治规划中提出:"糖尿病的有效控制应包括旨在减少糖尿病发病率的一级预防,以早发现、早诊断和早治疗为主要内容的二级预防和减少糖尿病并发症的三级预防"。

1. **一级预防** 健康人群以一级预防为主,主要通过健康教育宣传糖尿病,提高人群对糖尿病及其危险性的认识,加强自我保健,并提倡健康的生活方式。如合理健康的膳食,适当的体育活动,控制体重,保持良好的健康情绪,避免精神紧张,注意个人卫生,预防各种感染,定期体检等。目的是减少糖尿病的发病率。

2. **二级预防** 社区内具有家族遗传史、肥胖、不良生活习惯、感染、多次妊娠和有精神压力等危险因素的人群视为糖尿病的高危人群。应在社区建立糖尿病防治监测网,定期对高危人群监测血糖、糖化血红蛋白,每年进行1~2次的全面检查,了解血脂水平、血压、肾脏功能等情况,尽早发现糖尿病前期人群或糖尿病患者,并给予及时的干预和治疗。

3. **三级预防** 针对已确诊的糖尿病患者的管理,重点放在三级预防,延缓与防止糖尿病的并发症发生。减少糖尿病的致残率和死亡率,改善糖尿病患者的生活质量。

(1) 分级管理:对实际居住地为本社区的糖尿病患者实施定期随访、规范管理。按管理分组确定随访间隔时间,具体安排见表3-6。

表3-6 糖尿病管理分组及随访表

管理分组		血糖控制	血糖控制状态			随访间隔(月)
			理想	一般	不良	
重点管理对象	一组	不佳(理想+一般<9个月)	√	√	√	1个月
	二组	良好(理想+一般≥9个月)	√	√		3个月
	三组	前期组(IGT+IFG)				6个月
一般管理对象		(1) 不就诊 (2) 除三组外高危人群				12个月

(2) 随访:对实际居住地为管辖社区的糖尿病患者实施随访、规范分组管理。随访管理内容:①血糖动态变化情况。指导患者定期测量血糖,评价近期血糖控制情况。②健康行为改变情况。针对患者不健康生活方式和危险因素,进行必要的健康指导干预。③药物服用治疗情况。了解药物使用情况及不良反应,评价药物疗效,及时调整治疗方案,提高患者治疗依从性。④定期进行相关检查及时发现其他的临床疾患,及时转诊。

糖尿病患者随访包括门诊随访、电话随访、家庭随访(上门随访),还有可以社区设点(如健康教育活动场所、糖尿病活动之家、老年活动室及居委会等)定时进行集体随访。

(3) 转诊:出现下列情况者,应立即转诊:①糖尿病伴严重感染的患者;②糖尿病患者发生足部溃疡感染、坏死或坏疽;③视力突然丧失,视网膜前或玻璃体积血,视网膜剥离或发生虹膜炎的糖尿病患者应该让眼科医师检查;④合并糖尿病急性并发症。

出现以下情况者,给予普通转诊:①伴有妊娠或准备妊娠的1型或2型糖尿病患者;②发生肾脏损害的糖尿病患者;③发生威胁视力的视网膜病变的糖尿病患者应该让眼科医生检查;④病情稳定,按照随访要求到综合医院做好相关的检查和治疗。

(4) 护理

1) 饮食护理:饮食治疗是糖尿病患者的基础治疗,其目标是控制血糖、维持理想体重。无论哪类患者、无论何种程度患者都要应用饮食治疗且要终身坚持。在进行膳食指导时应注意个体化原则,合理控制总能量,均衡营养,饮食清淡,少糖、少盐、少脂,适当增加膳食纤维的摄入,定时、定量,每日至少进食三餐(如 1/5、2/5、2/5 或 1/3、1/3、1/3),限制饮酒,戒烟。

目前最常用的是适合患者在家庭中使用的食品交换法。所谓食品交换法,就是将食物按照来源、性质分类,将食物分为谷物、水果、蛋白质、豆乳、油脂和蔬菜等六大类,在同类食品中互相交换,使食谱丰富多彩,以调节患者的饮食。具体计算方法如下。

第一步:计算体重标准体重(kg) = 身高(cm) − 105。

第二步:计算每日所需的总能量每日所需总能量 = 标准体重(kg)×需要能量。不同体重及活动量的膳食能量标准见表 3−7。

表 3−7 成人糖尿病能量选择(kcal/kg)

卧床	卧床	轻体力活动	中体力活动	重体力活动
消瘦	20~25	35	40	40
理想体重	15~20	25~30	35	40
肥胖	15	20~25	30	35

第三步:计算食品交换份数 食品交换份数 = 每日所需总能量 ÷ 90 kcal。

食品交换份是指将每种食物按一定能量(90 kcal)算出其重量,含 90 kcal 能量的食物就为 1 份食物,然后每天在食物表中取相应份数的食物,具体见表 3−8。

表 3−8 成人糖尿病食物份数选择(kcal/kg)

每日总能量(kcal)	各类食品份数						合计(单位数)
	1	2	3	4	5	6	
1 000	6	0	2	2	1	1	12
1 200	7	0	3	2	1.5	1	14.5
1 400	9	0	3	2	1.5	1	16.5
1 600	9	1	4	2	1.5	1	18.5
1 800	11	1	4	2	2	1	21
2 000	13	1	4.5	2	2	1	23.5
2 200	15	1	4.5	2	2	1	25.5
2 400	17	1	5	2	2	1	28

注:1 类食物:谷物;2 类食物:水果;3 类食物:蛋白质;4 类食物:豆乳;5 类食物:油脂;6 类食物:蔬菜。

第四步,按照第 2、1、5、4、3、6 类食物的顺序选食品。①先选择第 2 类水果,如空腹血糖在 7.8 mmol/L 以下,餐后血糖在 10 mmol/L 以下,每天可吃 1 个交换单位的水果;如超标,则暂不吃水果,根据交换原则,把第 2 类食物交换给第 1 类食物。②第 1 类谷物类,为主食,可基本固定,三餐按 1/5,2/5,2/5 分配。③第 5 类油脂类,每天固定烹调用油 2～3 份。④第 4 类豆乳类,可固定吃 1 瓶牛奶(2 个交换单位)或 1～2 份豆浆,然后适当选择一些豆制品。⑤把第 3 类肉类和第 6 类蔬菜类放在一起,选择并搭配出不同荤素的食谱。

2) 运动指导:指导患者进行规律的有氧运动,如跳舞、打太极拳、步行、慢跑、游泳、爬楼梯、骑自行车等。每次 15～30 分钟,每周运动 3～5 次,以达到 40%～85%的最大耗氧量;一般安排在餐后 30～60 分钟以后进行。运动前应适当的热身、进行放松运动,可防止骨骼肌肉的损害。如进行高强度运动应在运动前后测量血糖,血糖低应先加餐后再运动,可防止骨骼肌肉的损害。血糖过高暂不运动;运动时衣裤、鞋袜要舒适合体;运动后检查皮肤、足部、关节;避免高强度运动,有合并症者应与医生协商,一起制订运动计划。

3) 用药护理:按医嘱指导患者正确使用口服降糖药物或胰岛素,注意观察药物疗效和不良反应。①磺脲类:餐前 30 分钟服用,注意有无低血糖反应、胃肠道反应、皮肤瘙痒、肝功能损害、再生障碍性贫血、血小板和白细胞减少等不良反应;②双胍类药物:餐前或餐中服用,注意有无腹部不适、口中金属味、恶心、呕吐、腹泻,严重时可发生乳酸血症等不良反应;③噻唑烷二酮:餐前 30 分钟服用,注意水肿等不良反应;④α-葡萄糖苷酶抑制剂,和第一口饭同时服用,注意腹部胀气等不良反应。使用胰岛素者,应严格按医嘱执行,有计划轮换注射部位,严格无菌操作,注意低血糖、过敏反应等。

4) 血糖自测指导:家庭中可应用微量血糖仪进行血糖的自我监测,每次的检测结果均应准确记录并保存。护士应使患者明确血糖控制的目标及血糖测定值的意义(表 3-9)。

表 3-9 糖尿病的控制目标(亚洲一太平洋地区 2 型糖尿病政策组)

项目	理想	良好	差
空腹血糖	4.4～6.1	≤7.0	>7.0
非空腹血糖	4.4～8.0	≤10.0	>10.0
糖化血红蛋白(Hb1c)%	<6.5	6.5～7.5	>7.5
血压(mmHg)	130/80	130/80～140/90	≥140/90
体质指数(BMI)	男性<25 女性<24	<27 <26	≥27 ≥26
总胆固醇(TC)mmol/L	<4.5	≥4.5	≥6.0
高密度脂蛋白(HDL-C)mmol/L	>1.1	0.9～1.1	<0.9
三酰甘油(TG)mmol/L	<1.5	1.5～2.2	>2.2
低密度脂蛋白(LDL-C)mmol/L	<2.6	2.6～3.3	>3.3

5) 糖尿病足的护理：糖尿病足（diabetic foot，DF）是与下肢远端神经异常和不同程度的周围血管病变相关的足部感染、溃疡和(或)深层组织破坏。是截肢和致残的主要原因。早期表现为脚部皮肤干燥、汗少或痛、温觉消失，继而肢体发凉、怕冷、间歇跛行；中期为静息痛；晚期为肢端溃疡和坏疽。

具体预防措施为：每天用温水洗脚，水温<37℃，泡脚时间以10～15分钟为宜，洗脚后要用柔软的毛巾拭干，注意保持脚趾间干燥；每天仔细检查足部，观察有无红肿、水泡、损伤等；足部皮肤干燥者，可使用油膏类护肤品，但趾间不宜涂抹；穿舒适的鞋袜，如不穿高跟鞋、前端开口的拖鞋，袜子以吸汗透气的棉袜为宜，袜口宜松不宜紧等。穿鞋前检查鞋内有无异物，定期晾晒鞋子，每日清洁袜子；冬季要注意足部保暖，夜间室温较低时可穿保暖袜，不使用热水袋或电热器等直接给足部加热取暖，以防烫伤；避免赤足；避免自行修剪胼胝或用化学制剂来处理胼胝或趾甲，水平地剪趾甲；由专业人员修除胼胝或过度角化的组织；日常坐位应双足着地，不跷腿，坐位高度要舒适；坚持小脚和足部运动，以促进肢体血液循环。

一旦发生糖尿病足，可使用治疗性鞋袜、全接触式支具、特殊的支具鞋或使用轮椅、拐杖以减轻足部的压力。糖尿病患者穿的治疗性鞋袜应柔软舒适，鞋尖有足够的空间让足趾活动，鞋内避免有粗糙的接线和缝口。根据足畸形和患者的活动水平设计开放型运动鞋或特制的矫正鞋。如足前部损伤时，可采用只允许足后部步行的装置减轻负荷，即"半鞋"和"足跟开放鞋"；全接触式支具或特殊的支具靴可以把足装入固定型全接触模型，减轻溃疡部分压力。

6) 低糖血症预防及处理：低糖血症为糖尿病患者最为常见的急性并发症。对非糖尿病的患者来说，低糖血症的诊断标准为血糖水平≤2.8 mmol/L。而接受药物治疗的糖尿病患者只要血糖水平≤3.9 mmol/L就属低糖血症范畴。低糖血症的发生，大多是由于进食量过少、药物剂量过大、活动量过多而引起。出现低血糖时，患者可有心悸、焦虑、面色苍白、出冷汗、饥饿感、软弱无力、肌肉颤抖等交感神经兴奋症状，以及神志改变、认知障碍、抽搐和昏迷等中枢神经症状，甚至呼吸、循环衰竭而死亡。社区护士应做好低糖血症的预防宣教，使患者了解有关低糖血症的症状，合理用药、少饮酒，定时、定量进餐，在家中进行自我血糖的监测，注意水分的补充，外出时备糖块急用。一旦发生低糖血症，应做好急救措施，如患者意识清楚，应即刻进食约含糖15 g的饮料或糖果，15分钟后测一次血糖，如血糖仍<3.9 mmol/L，可再进食以上食物，直到症状改善后。如疑似低糖血症昏迷者，应及时测量血糖值，并给予50%葡萄糖液40～60 ml静脉注射。患者昏迷或不合作，家属拨打120急救电话的同时，可将糖水滴入患者口内，每15分钟再喂1次，直至救护车到。切忌经口喂食，以免导致呼吸道窒息而死亡。

7) 酮症酸中毒预防及处理：糖尿病酮症酸中毒是糖尿病的严重急性并发症，1型糖尿病患者有自发酮症酸中毒的倾向，2型糖尿病在一定的诱因下也可发生，常见的诱因包括严重感染、胰岛素治疗中断或不适当减量、饮食不当、妊娠和分娩、创伤、手术、麻醉等严重应激等。患者可表现为原有糖尿病症状加重，出现极度口渴、多饮、多尿，伴恶心、呕吐、头痛、头晕、烦躁、呼吸深快伴烂苹果味等,严重时患者可出现尿少、皮肤干燥弹性差、眼球下陷、脉搏细速、血压下降、神志不清、嗜睡、昏迷等症状。一旦发现有糖尿病酮症酸中毒的情况,社区护士应立即给予患者检测血糖、尿酮,按医嘱给予生理盐水加小剂量胰岛素静脉滴注,有条件者及时转至上级医院诊治。

知识链接

糖尿病社区管理和防治的五驾马车

糖尿病教育、饮食疗法、运动疗法、药物疗法、血糖监测被称为现代糖尿病综合防治的"五驾马车"。其中直接起治疗作用的是饮食、运动和药物3个要素,而血糖监测和健康教育则是保证这3个要素正确发挥作用的重要手段。

五、肿瘤

(一) 定义

肿瘤是人体正常细胞在不同的始动与促进因素长期作用下发生过度增生,或异常分化所形成的新生物。它不受人体正常生理机制的调节,反而破坏正常组织与器官,有些肿瘤生长迅速,侵袭性强,可以从原发部位散播到身体任何部位,对人体危害大,医学上称为恶性肿瘤,也是人们常说的癌症。

(二) 流行病学

恶性肿瘤是严重威胁人类健康的重大疾病,是全球最严重的公共卫生问题。WHO资料显示,20世纪下半叶以来,全球癌症的发病率和死亡率呈逐年上升的趋势,2012年全球新发肿瘤人数1409万,死亡人数820万,其中肺癌(159.9万)、肝癌(74.0万)、胃癌(73.3万)、结直肠癌(72.3万)、乳腺癌(53.6万)是最常见的死亡病种。我国新发肿瘤人数为306.5万,死亡人数220.6万,肺癌、胃癌和乳腺癌位列我国恶性肿瘤发病率的前三位,死亡人数约130万人。

(三) 危险因素

造成恶性肿瘤的危险因素除了遗传和生物因素外,还包括不良生活方式,生存环境中物理、化学的致癌因素及心理因素和精神因素。

1. 不可改变的危险因素

(1) 遗传:某些肿瘤有明显的家族遗传倾向,但遗传对机体仅是一个易感性,还需要在外因的作用下才能发挥作用。

(2) 年龄:恶性肿瘤的发病率和死亡率一般随着年龄的增长而上升。不同年龄的好发肿瘤类型也有所区别,儿童急性白血病、视网膜母细胞瘤、骨髓母细胞瘤等较多见;年轻人患骨肉瘤、横纹肌肉瘤等多见;成人则以肺癌、食管癌、胃癌、肝癌等为多见。

2. 可改变的危险因素

(1) 吸烟：已经被证实与恶性肿瘤密切相关，烟草使用是最重大致癌风险因素，可导致全球超过22%的癌症死亡。特别是吸烟可导致肺癌，对其他恶性肿瘤，如膀胱癌、口腔癌、食管癌的发生也起着不同程度的作用。另外，吸烟在与职业性致癌物暴露共存时，会使患肿瘤的危险度呈明显的协同作用。

(2) 饮酒：过量饮酒也是致癌危险因素之一，乙醇约95%在肝内代谢，饮酒后导致肝解毒能力降低，长期饮酒可使肝和其他组织中微粒体酶增加，可以增加患肝癌的危险。当饮酒与吸烟共同存在时，死亡的相对危险度要显著增加。

(3) 食物：长期高脂饮食可导致缺乏微量元素和维生素，食物烹调不当可产生亚硝酸胺和杂环胺类。过量食用红肉和腌制肉类会增加患结直肠癌的风险，黄曲霉素污染的食物可导致肝癌和食管癌。

(4) 不洁饮水：可诱发多种肿瘤。有研究显示，沟塘水中蓝绿藻产生的毒素是一种作用很强的促癌剂，饮用沟塘水可增加肝癌、直肠癌等的发病率。

(5) 环境：带有致癌化学物质的空气、水和土壤环境的污染可导致癌症的发生。饮用水、室内或周围空气污染会带来环境致癌化学物质暴露；致癌物暴露还可因化学物质造成的食品污染而发生，如黄曲霉毒素或二噁英；燃煤造成的室内空气污染使肺癌发生风险加倍，尤其对于不吸烟的妇女来说，影响更大。

(6) 心理社会因素：能引起感情和精神状态变化的突发事件与恶性肿瘤的发生相关，如生活中的负性事件，精神刺激、紧张、人际关系不协调、心灵创伤及家庭破裂等引起的长期持续的紧张、绝望都是导致恶性肿瘤的重要精神心理因素。

(四) 肿瘤的社区管理

目前，我国部分地区三级医疗预防保健网逐步健全，社区卫生服务担当起了癌症社区防治的重任，为社区居民提供了长期预防控制肿瘤的重要平台。

1. 一级预防 健康人群保健管理以一级预防为主，通过各种健康教育提高人群对癌症危险因素的认识，主动采取健康的生活方式，如避免吸烟、改变不良饮食习惯、限制饮酒，保持积极乐观的心情，提高机体免疫力，防止癌症的发生。加强对已明确的环境中致癌剂、促癌剂的检测和控制，保护和消除环境污染。对经常接触致癌物的人群，定期体检，及时诊治。

2. 二级预防 WHO认为，肿瘤在早期得以发现并得到充分治疗，如乳腺癌、宫颈癌、结直肠癌等具有重要公共卫生相关性的癌症均可以被治愈。因此，肿瘤的二级预防可通过各种健康教育帮助居民掌握肿瘤早期表现和自我检查方法，指导居民早期发现肿瘤的危险信号。指导积极参加重大公共卫生项目中恶性肿瘤普查和筛查，进行免疫学检查、内镜检查、影像学检查等。

(1) 自我检查：社区护士应教给人们正确的自我检查方法，包括女性的乳房自检、男性的睾丸自检等。乳房自检的方法为平躺，垫高右肩，右手置于脑后，放松身体。然后左手掌面放在右乳房上，用中间三指指腹，以外上部、外下部、内下部、内上部、乳头乳晕的顺序依次触摸乳房各个象限，之后触摸腋窝和锁骨上窝。检查时，注意局部有无结节、肿块、凹陷、肿胀与压痛,并观察乳头有无偏移或渗液。同法用右手检查左侧乳房。睾丸自检最好在热水浴后进行,检查睾丸是否有硬结或肿块、是否增大、是否在肿胀增大后运用抗生素无效等。常见肿瘤的危险因素、检查项目及频率见表3-10。

表3-10 常见肿瘤的危险因素、检查项目及频

疾病	危险因素	检查项目	检查频率
乳腺癌	未孕或35岁后初孕 月经初潮年龄＜12岁 绝经年龄＞50岁 有乳腺癌家族史	临床乳房检查 乳房X线检查 乳房自检	年龄＜40岁,1次/3年;之后1次/年 50～69岁,1次/1～2年;高危人群40岁始,1次/1～2年 每月1次
睾丸癌	15～34岁 隐睾 有睾丸萎缩、腹股沟疝等疾病史	睾丸检查 睾丸自检	青春期开始,1次/年 青春期开始,1次/月
结肠、直肠癌	年龄＞50岁 结直肠癌、结直肠息肉家族史	直肠指检 粪便隐血试验 乙状结肠镜检查	年龄＞40岁,1次/年 50岁高危人群,1次/年 ＞50岁高危人群,1次/3～5年
前列腺癌	老年人 有前列腺癌家族史	直肠指检	年龄＞40岁,1次/年

(2) 肿瘤的危险信号:发现质地坚硬、较固定无明显压痛、短期内明显增大的肿块;无明显外伤、炎症的自发性出血,包括呕血、便血、咯血、无痛性血尿、阴道流血等;经久不愈的溃疡,长期不吸收的肺部阴影;原因不明的消瘦、贫血、低热;大便性状改变;持续发热伴肝脾和全身淋巴结肿大等。

3. 三级预防 肿瘤患者的三级预防是针对已明确诊断的患者,根据患者具体情况,进行护理和居家护理指导,延长生存时间,提高生活质量;为临终患者提供舒缓疗护,减轻患者的痛苦。

(1) 分级管理:辖区肿瘤患者在上级医疗机构或专科医院治疗结束后,根据肿瘤传报卡信息,社区医务人员及时与患者或家属取得联系,上门初防并根据患者具体情况建立肿瘤患者管理专案,制订肿瘤社区康复计划;根据患者体能评分指数(卡氏评分)定期进行随访,卡氏评分≥80分者12个月随访一次;50～80分者6个月随访一次;＜50分者3个月随访一次。及时了解肿瘤患者的病情,关注患者身体康复和心理状况,给予针对性服务(表3-11)。

表3-11 卡劳夫斯基(Karnofsky)评分表

评分标准	得分(分)
一切正常,无不适或病症	100
能进行正常活动,有轻微病症	90

（续表）

评分标准	得分（分）
勉强可进行正常活动，有一些症状和体征	80
生活可自理，但不能维持正常活动或工作	70
生活偶尔需要帮助，但能照顾大部分私人的需求	60
需要颇多的帮助及经常的医疗护理	50
失去活动能力，需要特别照顾和帮助	40
严重失去活动力，需住医院治疗，但暂时没有死亡的威胁	30
病重，需住院及支持治疗	20
生命垂危	10
死亡	0

（2）转诊：肿瘤患者诊断治疗后，大多数时间生活在社区内，目前有一种全新的"三位一体"社区肿瘤综合防治服务模式，正在成为满足患者和家属身心需求的有益尝试。如患者恶性肿瘤需要手术、化疗者或支持性治疗，由医院、社区卫生服务中心和疾控中心肿瘤条线部门联合等各司其职，为肿瘤患者提供规范化照护服务。社区内有需要专科住院治疗的肿瘤患者，凭社区医生开具的转诊单，二、三级医院要优先安排床位；患者出院后，主管医生要及时将信息反馈给社区医生等。

（3）肿瘤患者的社区护理：对于恶性肿瘤患者做到恰当的、规范化的姑息和镇痛治疗，并进行相关的健康指导，能够改善恶性肿瘤患者的生活质量。

1）家庭支持：家庭应尽量创造环境以利于患者的休养，房间内物品整洁、舒适、安全；室内空气清新、阳光充足；关注患者的情绪变化，关心体贴患者。

2）饮食护理：少食多餐，多食新鲜的蔬菜和水果，给予足够的能量、高蛋白和高维生素饮食，并注意食物的色、香、味，营造良好的进食氛围，增进食欲。在肿瘤化疗期间，根据胃肠道反应情况调整饮食性质和量，并可采取中医食疗。

3）预防感染：化疗、放疗后，患者易发生呼吸道、泌尿道及其他部位的感染，应注意室内空气新鲜，预防受凉感冒，有呼吸道感染者避免探视。

4）康复护理：恶性肿瘤的康复护理，包括心理和生理两个方面，采取药物、营养、心理和体能训练等综合措施，以提高患者的生活质量为主要目的。

5）心理支持：当患者被确诊为癌症时，常常伴有紧张、恐惧、抑郁、否认等表现，在治疗过程中也会出现担忧和焦虑等情绪。此时，医护人员要采取各种措施对患者进行心理支持。

6）临终关怀：对于癌症已进入终末阶段无法治愈的患者，医务人员和家属要采取各种措施，给予特殊的关爱和照顾，减轻其疼痛和不适，避免无意义的创伤性治疗，使患者在有限的时间内尽可能活得有尊严。

六、慢性阻塞性肺病

(一) 定义

慢性阻塞性肺病(COPD)是一种具有气流受限特征的可预防和治疗的肺部疾病,气流受限不完全可逆,呈进行性发展。主要包括慢性支气管炎、肺气肿等。COPD 是一种反复发作、病情不断恶化的慢性疾病。

(二) 流行病学

随着人口老龄化、大气污染的日益严重及吸烟人数的增加,全球 COPD 的发病率、致残率、死亡率正迅速上升。WHO 资料显示,目前全球约有 6 亿 COPD 患者,我国约有 2 500 万患者。COPD 死亡率居全球所有死因的第 4 位,2012 年全球有 310 万人死于 COPD,且有逐年增加的趋势。因患者肺功能进行性减退,严重影响患者的劳动力和生活质量。

(三) 危险因素

1. 不可改变的危险因素

(1) 遗传:某些遗传因素,如 α1-抗胰蛋白酶缺乏与非吸烟者的肺气肿形成有关。与某些基因和环境因素有关的气道高反应性也是引起 COPD 的危险因素。

(2) 年龄:随着年龄的增大,肺组织弹性降低、肺泡壁毛细血管数量逐渐减少,使肺活量降低、呼气末残气量增多、肺泡换气不足、气体交换能力下降,易造成呼吸道的反复感染,进而发生为 COPD。

2. 可改变的危险因素

(1) 吸烟:有研究证实,COPD 的发生与吸烟有着密切的关系,包括被动吸烟。烟草中含有焦油、尼古丁和氢氰酸等化学物质,可损伤气道上皮细胞,降低巨噬细胞的功能和气道的净化功能。随着吸烟量的增多、吸烟时间的延长,COPD 的发病率也随之增加。在高收入和中等收入国家,烟草烟雾为最大危险因素。

(2) 环境污染:室内空气污染、大气污染、烟雾、职业性粉尘和化学物质、花粉等环境污染与 COPD 的发病有直接关系。在低收入国家,接触室内空气污染(如使用生物燃料进行烹饪和取暖)是造成 COPD 的主要危险因素。

(3) 呼吸道感染:是引起 COPD 反复发作、发展的重要因素之一,常见的有细菌感染和病毒感染。儿童时期经常发生下呼吸道感染是 COPD 重要的危险因素。

(四) 社区管理

1. 一级预防　对社区居民进行各种形式的健康教育,指导他们在日常生活中避免各种 COPD 的诱因;注意环境卫生,保持健康的生活习惯;积极开展控烟活动,加强避免被动吸烟的危害意识;注意耐寒锻炼,提高机体抗病能力;在寒冷季节或气候转变时,注意保暖,防止上呼吸道感染。

2. 二级预防　可对高危人群进行定期健康体检,如拍摄 X 线胸片、肺功能检查,以及对危险因素筛查,及时发现潜在的患者,进行管理。

3. 三级预防 指导 COPD 患者积极防治呼吸道疾病,多饮水,以稀释痰液;急性期按医嘱给予控制感染、祛痰镇咳、解痉平喘治疗;缓解期选用气管炎疫苗或核酸酪素等药物,以减轻症状,延缓病程的发展,提高患者的生活质量。

(1) 分级管理:利于疾病的早期干预,以利于其预后。COPD 的病程长、起病隐匿,早期诊断和干预非常容易被忽视,对 COPD 患者的早期诊断、早期干预可能有助于延缓疾病的进程。但是,目前社区卫生服务中心部分尚未形成较完善的 COPD 患者分级管理模式。

(2) 随访:经患者本人同意后建立健康档案,并进行健康宣教,指导患者进行包括上肢和下肢运动训练及腹式缩唇呼吸等肺康复锻炼,鼓励患者在家做一些力所能及的家务事。随后定期进行随访,了解患者肺康复锻炼进行情况及身体状况,是否有急性发作,并鼓励患者坚持肺康复锻炼,如吸烟患者则督促其戒烟,并鼓励患者如有不适主动与医生联系。

(3) 转诊:COPD 病情进展缓慢,缓解期与急性发作期交替发生。过去曾认为 COPD 是一种气流受限完全不可逆性的气道疾病,因而干预措施少、预后差,缺乏有效的诊治措施。然而,近年来认识到 COPD 是一种可预防、可治疗的疾病,因此市级医院和基层医院互相协作、分级管理,实行双向转诊。

COPD 急性加重(AECOPD)是指患者出现咳嗽、咳痰,和(或)喘息加重需要调整治疗,根据症状的轻重可分为 3 种类型:①仅为口服药物(或吸入剂)的调整和增加为 Ⅰ 型 AECOPD,轻度、中度及少部分重度 COPD 患者仍以基层医院就诊为主;②需要进行静脉补液和住院治疗者为 Ⅱ 型 AECOPD,轻度和中度患者仍可考虑在基层医院就诊为主,而重度和极重度 COPD 患者应转至市级医院进行治疗;③COPD 急性加重出现呼吸衰竭或其他危重症状需要入住 ICU 者为 Ⅲ 型 AECOPD,对于这类患者无论属于哪一等级的 COPD,均应立即转至市级医院治疗。

(4) 护理

1) 一般护理:保持室内空气清新,室温 18~20℃,相对湿度为 50%~70%;每天开窗通风,消除烟尘,维持适宜的温湿度;避免有毒、有害气体的刺激;加强基础护理,注意保暖,防治受凉感冒;严格戒烟。

2) 饮食护理:指导患者摄入高能量、高蛋白、高维生素、易消化食物,避免油腻、辛辣刺激食物,少食多餐,如无心、肾功能障碍者,多喝水,每天可达 1.5~2 L。

3) 用药护理:按医嘱使用抗感染、祛痰、镇咳药物,观察药物疗效及不良反应。

4) 排痰护理:对于痰液黏稠不易咳出者可鼓励多饮水,有利于呼吸道黏膜的湿润,使痰液稀释,促进排痰;也可给予拍背,协助排痰。方法为:患者侧卧或在他人协助下取坐位,叩击者手指弯曲并拢呈覆碗状,用手腕力量轻柔地、迅速而有节律地从肺自下而上,由内向外叩击胸壁,振动气道,使痰液松脱,边拍边鼓励患者咳嗽排痰。操作时注意观察患者面色、呼吸、有无窒息等情况。必要时按医嘱使用祛痰剂或采用超声雾化吸入疗法湿化气道帮助排痰。

5) 长期家庭氧疗:对于 $PaO_2 \leqslant 55$ mmHg 或 $SaO_2 \leqslant 88\%$;PaO_2 50~60 mmHg 或

$SaO_2 \leqslant 88\%$ 的患者,可指导采用鼻导管、鼻塞或面罩等吸氧方式,进行长期家庭氧疗,方法为低流量(1～2 L/min)、低浓度(30%～35%)吸氧,每天>15 小时。目标是使 PaO_2 >60 mmHg 和(或)SaO_2 >90%,保证周围组织的氧供,维持重要器官的功能,提高患者的生活质量。家庭氧疗时,社区护士应向患者解释正确合理氧疗的重要性,避免吸入氧浓度过高而引起二氧化碳潴留;注意安全用氧,防热、防火、防油、防震;指导患者自我监测病情变化,观察氧疗效果,如患者呼吸困难减轻、呼吸频率减慢、发绀减轻、心律减慢、活动耐力增加,说明氧疗有效。

6) 呼吸肌康复训练:根据患者具体情况,制订有针对性的呼吸肌功能训练计划,如缩唇腹式呼吸,以提高呼气时相支气管内压力,防止小气道过早闭陷,有利于肺内残气的排出。缩唇腹式呼吸方法为:患者取坐位或卧位,一手置于胸部,另一手置于腹部;用鼻吸气,经口缩唇缓慢呼气;吸气时腹肌放松、腹部鼓起;呼气时缩唇,缩唇的程度与呼气流量,以使距离口唇15～20 cm 的蜡烛火苗随气流倾斜又不至于熄灭为宜,同时腹肌收缩,腹部下陷;吸呼时间比为 1∶2～1∶3;每天训练3～4 次,每次重复8～10 次。

7) 心理护理:及时了解患者的心理状态,想向患者讲解疾病的相关知识,说明此病治疗的长期性,鼓励患者积极参与配合治疗与护理,以积极的心态对待疾病。

知识链接

COPD 的分级标准

根据肺功能实测值第一秒用力呼气容积(forced expiratory volume in one second, FEV_1)占预计值的百分率,将 COPD 分为轻度、中度、重度、极重度 4 个等级。①轻度 COPD:患者气流轻度受限($FEV_1 \geqslant 80\%$ 预计值),一般症状轻微,甚至无症状,由于缺乏明显的喘息症状,患者本人往往认识不到自己的肺功能异常。这类患者经常是通过对高危人群的肺功能普查时被发现,非常适合在基层医院进行治疗和随访。②中度 COPD:肺功能特征为气流受限进一步加重($50\% \leqslant FEV_1 < 80\%$ 预计值),可出现喘息症状,活动后更为明显。这类患者由于呼吸困难或疾病的加重,常常会去医院就诊。稳定期中度患者处理相对比较简单,如没有并发症还是适合长期在基层医院就诊和随访。③重度 COPD:肺功能特征为气流受限更进一步恶化($30\% \leqslant FEV_1 < 50\%$ 预计值),气短加剧,或反复出现急性加重症状、影响患者的生活质量。在阶梯治疗中,该类患者需要使用吸入糖皮质激素类药物,不太适合全部由基层医院负责诊治,只有部分患者经积极治疗,患者病情可长期处于稳定,生命体征平稳,仍可考虑在基层医院就诊和随访。④极重度 COPD:特征为严重的气流受限($FEV_1 < 30\%$ 预计值)或合并慢性呼吸衰竭。患者的生活质量明显下降,如果出现急性加重则可能有生命危险,这类患者适合于在市级医院定期进行就诊和随访。

第三章 生命周期与社区护理

学习效果评价·思考题

1. 简述慢性病的定义和特点。
2. 简述常见慢性病的危险因素。
3. 简述社区常见慢性病的三级预防及护理。

项目五 生命周期与社区护理之四：社区康复护理

学习目标

1. 理解康复护理的概念、原则、特点，康复护理与一般护理的区别。
2. 识记社区康复护理常用技术及常见疾病的康复护理方法。
3. 学会应用常见疾病的康复护理指导。

案例导入

患者，男，67岁，因左侧肢体活动不利5天入院。既往有高血压病史10年，冠心病史5年。患者于5天前晨起发现左侧肢体无力，急至当地医院就诊，行头颅CT检查，未见异常。给予"脉通、丹参"静脉滴注，病情仍进一步加重，复查头颅CT：右侧基底节区脑梗死。于4天前左侧肢体完全瘫痪，近3天病情无明显变化。发病以来无头痛、恶心、呕吐、意识障碍及二便障碍。体格检查：血压160/90 mmHg，心肺正常，神智清楚，言语流利，智力正常，饮水偶有轻度呛咳，左鼻唇沟浅，左侧上下肢肌力0级（Brunnstrom分期1期），改良Ashworth指数肌张力0级，腱反射稍弱，左侧霍夫曼征及巴彬基征阳性。右侧正常。Berg平衡量表总分32分，不能独坐和独立。Barthel指数40分，日常生活全部依赖护士和家人。

请问：作为一名社区护士，您如何对该患者及照护者进行康复指导？

分析提示

脑卒中以起病急骤和局灶性神经功能缺失为特点。患者的临床诊断为右侧基底节区脑梗死，其主要功能障碍为左侧肢体运动障碍、轻度吞咽障碍、平衡障碍、日常生活不能自理。尽管患者现处于Brunnstrom的第1期，即软瘫期。但病情稳定>48小时，且无严重并发症。建议转回当地康复基础和条件较好的社区卫生服务中心。康复科护士要在康复治疗师指导下，监督

> 指导患者及其家人进行脑卒中早期良姿位的摆放、关节被动活动范围训练、吞咽功能训练等。并且做好患者的心理支持,预防脑卒中后抑郁症,鼓励患者尽早主动参与康复进程中,指导其进行:①翻身练习、坐位平衡训练;②健手辅助的患手主动训练;③卧位到坐立位的体位转移训练。在训练中运动量不宜过大,注意血压等生命体征的变化。

任务一　康复护理概述

康复护理是护理人员和其他康复专业人员通力合作,从护理角度帮助遗留有各种功能障碍的患者,使他们在生理、心理、精神、社会和就业方面的能力,恢复到可能达到的最大限度,尽可能地提高其独立生活的程度,从被动地接受他人护理,转变为自我护理的动态过程。

社区康复护理是社区全面康复(医疗、教育、职业、社会、工程康复)中的一个重要组成部分。

一、原则

1. 早期介入　康复护理应从急性期开始,早期介入。就社区而言,应该尽早与临床护理同时进行,促进患者功能的恢复。

2. 强调患者的主动参与　康复护理的目的是促进患者功能恢复,早日实现生活自理,重返社会和家庭。通过各种技术,充分调动患者的积极性和主动参与,最大程度挖掘患者残存的功能,防止继发的功能退化,摆脱对他人的依赖,激发他们的独立性,最终实现部分自理或完全自理。

3. 功能训练贯穿始终　提高和改善患者功能,最大限度地发挥并维持残存的功能,预防残疾和继发性功能障碍的发生,是康复护理的中心任务。康复护理是患者回到病房、社区、家庭后康复治疗的延续。因此康复护士要督促并指导患者以日常生活活动任务为导向,将功能训练贯穿始终。

4. 加强心理支持　康复护士要充分认识患者伤病残疾后引发的心理问题,积极给予心理疏导和支持,鼓励患者勇敢面对现实,尽快渡过心理不应期,从而树立新的现实目标追求,重新安排新的生活,建立起生活和工作的信心,摆脱各种负面情绪,以最佳的心理状态接受各种康复训练。

二、与一般护理的区别

康复护理是一般护理的发展和延伸,但又区别于一般护理。可从其对象、目的、内容、方法进行区别。

1. 护理对象　康复护理对象主要是残疾人和有各种功能障碍以致影响正常生活、学习、工作的人,而不是一般医疗机构中的患者。

2. 护理目的 康复护理的目的不是协助医生治愈患者，而是最大限度改善其功能，提高其独立生活和工作的水平，使他们尽快重返家庭和社会。

3. 护理内容 康复护理内容包括以下康复过程不同时期所施行的护理。

(1) 改善功能障碍阶段的护理：如患者存在进食、穿衣等功能障碍，用正确方法对患者进行指导和训练，在最大限度上维持残存的功能，挖掘其功能潜力，为进一步改善其功能奠定基础。

(2) 代偿性训练期的护理：如患者的功能，即使通过指导和训练仍恢复有限时，则需从外界或其他功能完好的部分进行代偿，如自理生活能力已不能进一步恢复就需配备各种自辅助器具；如偏瘫侧手已不能再恢复，就需用健手代偿等，这些在病房中都需由护士进行训练。

(3) 心理护理：根据伤、病后在心理上经历休克期、否认期、愤怒期、悲痛期、承受期变化的特点，给予相应的心理支持，促进与提高患者对残疾的承受能力，增强克服残疾在工作、生活和学习上的困难的信心，树立现实的重新生活的目标。

三、方法与特点

1. 变"替代护理"为"自我护理" 康复对象往往是因残疾、功能的障碍致使终生失去某方面的能力，不可能像短期住院的患者那样，全靠他人替代式的护理。重要的是指导他们在残疾的状态下，培养和掌握长期进行"自我护理"的能力。只有当自我护理有困难时，才补充他们力所不能及的必要的援助。假如对康复对象施行"替代护理"，他们将永远不能生活自立，也就失去了康复的意义。

2. "功能评定"贯彻护理过程的始终 康复医学是以残疾或功能评定为中心的医学，残疾表现为功能上有不同程度的缺陷。"功能评定"就是对功能障碍的性质、程度及其影响做出评价和分析。一般可分为3个阶段进行。

(1) 初期评定（入院时评定）：主要了解残存功能水平，便于制订康复护理计划和作为训练后的对照。

(2) 中期评定：经过一段时间的康复治疗护理后，进行中期评定。以检验康复计划是否适当及训练效果如何，从而为调整下一步的计划提供依据。

(3) 末期评定（出院前的评定）：在出院前进行功能评定的目的在于确认康复对象处理生活的能力，为出院后的生活指导、提供方向，从而达到重返社会的目的。这种评定是一般护理中所没有的。

知识链接

自理理念

自理（self-care）：是人们根据本身需要由个人发起和执行的，用以维持生命、健康和幸福的活动。自理不仅能满足整个人的需要，而且使人能独立而不依赖他人，保持一个人的自尊、自信和尊严。对于功能障碍的存在,患者各种活动不可能达到损伤、疾病,以及残疾前的状况,但应尽量使他们能够自理,这是应力争达到的。为此康复护理人员应通过完全代偿、部分代偿、支持或教育等方法帮助患者克服自理方面的缺陷。自理还有另一层意义,即功能障碍或残疾往往是终生的。不应被动地终生依靠他人,应力争能够独立,康复护理中变替代护理为自我护理正是遵循了自理的原则。

任务二　社区康复护理常用技术

康复护理是实现康复医疗总体计划的重要组成部分。在一般护理的基础上,密切配合康复医师、康复治疗师,实施康复专科护理。协助康复治疗师,监督、指导患者完成各种康复护理技术和功能训练,是临床康复治疗的延续和必要组成部分。使患者尽早在最大限度上重新获得生活自理能力,避免各种并发症,预防残疾发生,减轻残疾程度。

一、体位摆放

1. 脑卒中患者的良姿位摆放

(1) 患侧卧位:患侧肢体在下方,健侧肢体在上方的侧卧位。取患侧卧位时,患者的头下给予合适高度(一般为10~12 cm)的软枕,躯干稍向后旋转,后背用枕头支撑。患臂前伸,前臂外旋,将患者肩部拉出以避免受压和后缩;手指伸展,掌心向上,手中不应放置任何东西。患侧髋关节略后伸,膝关节略屈曲,放置舒适位,患侧踝关节应置于屈曲90°位。健侧上肢放在身上或后边的软枕上。健侧下肢充分屈髋、屈膝,腿下放一软枕支撑(图3-3)。

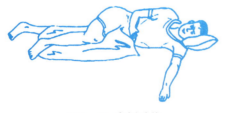
图3-3　患侧卧位

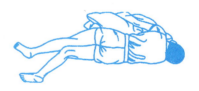
图3-4　健侧卧位

(2) 健侧卧位:健侧肢体在下方,患侧肢体在上方的侧卧位。取健侧卧位时,患者的头下给予合适的软枕,胸前放一软枕。患肩充分前伸,患侧肘关节伸展,腕、指关节伸展放在枕上,掌心向下。患侧髋关节和膝关节尽量前屈90°,置于体前另一软枕上,注意患侧踝关节不能内翻悬在软枕边缘,以防造成足内翻下垂。健侧肢体自然放置(图3-4)。

(3) 仰卧位:仰卧位时,患者使用的软枕不宜太高,以防因曲颈而强化了患者的痉挛模式。患侧肩下垫一厚软垫,使肩部上抬前挺,以防肩胛骨向后挛缩,患侧上臂外旋稍外展,肘、腕关节伸直,掌心朝上,手指伸直并分开,整个患侧上肢放置于枕头上。患侧髋下放一枕头,使髋向内旋,患侧臀部、大腿外侧下放一

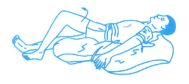

图 3-5 仰卧位

枕头,其长度要足以支撑整个大腿外侧,以防下肢外旋,膝关节稍垫起使微屈并向内。足底不放任何东西(图 3-5)。

(4) 床上坐位:当病情允许,应鼓励患者尽早在床上坐起。但是,在无支撑情况下应尽量避免这种体位。取床上坐位时,患者背后给予多个软枕垫实,使脊柱伸展,达到直立坐位的姿势,头部无须支持固定。患侧上肢抬高,放置于软枕上,有条件情况下可给予一个横过床的可调节桌子,桌上放一软枕,让患者的上肢放在上面髋关节屈曲近 90°;患侧肘关节及前臂下垫软枕,将患侧上肢放在软枕上。

2. 骨关节疾病患者的功能位摆放

(1) 上肢功能位:肩关节屈曲 45°,外展 60°(无内、外旋);肘关节屈曲 90°;前臂中间位(无旋前或旋后);腕关节背伸 30°~45°并稍内收(即稍尺侧屈);各掌指关节和指间关节稍屈曲,由示指至小指屈曲度有规律地递增;拇指在对掌中间位(即在掌平面前方,其掌指关节半屈曲,指间关节轻微屈曲)。

(2) 下肢功能位:下肢髋伸直,无内、外旋,膝稍屈曲 20°~30°,踝处于 90°中间位。

(3) 烧伤患者抗挛缩体位:见表 3-12。

表 3-12 烧伤患者抗挛缩体位

烧伤部位	可能出现的畸形	抗挛缩体位
头面部	眼睑外翻,小口畸形	戴面具,使用开口器
颈前部	屈曲挛缩	去枕,头部充分后仰
肩	上提、后撤、内收、内旋	肩关节外展 90°~100°并外旋
肘	屈曲并前臂旋前	肘关节处于伸展位
手背部	PIP 和 DIP 屈曲,拇指 IP 屈曲并内收,掌弓变平(鹰爪)	腕关节背伸 20°~30°,MP 屈曲 90°,PIP 和 DIP 均为 0°,拇指外展及对掌位
手掌部	PIP 和 DIP 屈曲,拇指 IP 屈曲并内收	MP、PIP 和 DIP 均为 0°,拇指外展及对掌位
脊柱	脊柱侧凸,脊柱后凸	保持脊柱成一条直线,以预防脊柱侧弯,尤其是身体一侧烧伤者
髋	屈曲、内收	髋关节中立伸展位;如大腿内侧烧伤,则髋关节外展 15°~30°
膝	足跖屈并内翻	踝关节背屈 90°位,防止跟腱挛缩

注:DIP,远端指间关节;PIP,近端指间关节;MP,掌指关节;IP,指间关节。

二、排痰技术

1. **有效咳嗽训练** 将患者安置于舒适和放松的位置,指导患者在咳嗽前先缓慢深吸气,吸气后稍屏气片刻,快速打开声门,用力收腹将气体迅速排出,引起咳嗽。一次吸气,可连续咳嗽几声,停止咳嗽,并缩唇将余气尽量呼尽。之后平静呼吸片刻,准备再次咳嗽。如深吸气可能诱发咳嗽,可试连续分次吸气,争取肺泡充分膨胀,增加咳嗽频率。咳嗽训练一般不宜长时间进行,可在早晨起床后、晚上睡觉前或餐前30分钟进行。

2. **辅助咳嗽技术** 主要适用于腹部肌肉无力、不能引起有效咳嗽的患者。让患者仰卧于硬板床上或坐在有靠背的椅子上,面对着护士或护工,护士的手置于患者的肋骨下角处,嘱患者深吸气,并尽量屏住呼吸,当其准备咳嗽时,护士或护工的手向上、向内用力推,以帮助患者快速呼气引起咳嗽。如痰液过多可配合吸痰器吸引。

3. **体位引流**

(1) 适应证:①年老体弱、久病体虚、胸部手术后、疼痛等,不能有效咳出肺内分泌物者;②慢性支气管炎、肺气肿等患者发生急性呼吸道感染及急性肺脓肿痰量多(痰量在300~400 ml/d)且黏稠,并位于气管末端者;③潴留分泌物长期不能排清者,如支气管扩张等;④某些特殊检查前的准备,如支气管镜、纤维镜、支气管造影等。

(2) 禁忌证:①疼痛明显、认知障碍或不合作者;②内、外科和急危重症患者,如心肌梗死、心功能不全、肺水肿、肺栓塞、急性胸部外伤、出血性疾病等。

(3) 方法

1) 排痰前准备:向患者解释体位引流的目的、方法及如何配合,消除患者的紧张情绪;准备好体位引流用物。

2) 确定痰液潴留的部位:可借助X线检查直接判定痰液潴留的部位,或者采用听诊、触诊、叩诊等方式进行判断。

3) 摆放引流体位:根据检查发现的痰液潴留部位,将患者置于正确的引流姿势,即痰液的潴留部位位于高处,使次肺段向主支气管垂直引流,同时观察患者的反应(图3-6)。

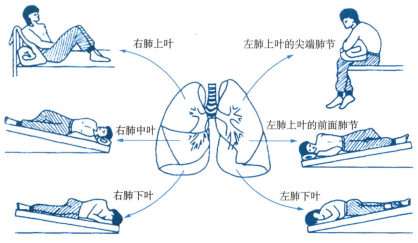

图3-6 体位引流

4) 体位引流方法：①每次引流一个部位，一般需要 5~10 分钟，如有多个部位，则总时间避免＞30~45 分钟，以防止造成患者疲劳；②在体位引流时，联合不同的徒手操作技术如叩击、振动等，同时指导患者做深呼吸或有效地咳嗽促进痰液排出；③治疗频率应根据患者的病情而定，一般情况下每天上、下午各引流一次，痰量较多者，可增至每天 3~4 次。

5) 体位引流注意事项：胸部 X 线检查显示相对的清晰；患者 24~48 小时内不再发热；听诊时呼吸音正常或接近正常。注意事项：①体位引流期间配合饮水、支气管湿化、化痰、雾化吸入、胸部的扩张练习、呼吸控制等措施增加疗效；②因为夜间支气管纤毛运动减弱，分泌物易在睡眠时潴留，宜在早晨清醒后做体位引流；③不允许安排在饭后立即进行体位引流，应在饭后 1~2 小时或饭前 1 小时进行头低位引流，防止胃食管反流、恶心和呕吐；④引流过程中需注意生命体征的变化。

4. **胸部叩击** 护理人员五指并拢，掌心空虚，呈杯状，与患者呼气时在与肺段相应的特定胸壁部位进行有节律的快速叩击（80~100 次/分），每一部位叩击 2~5 分钟，叩击与体位引流相结合可使排痰效果更佳。这种操作不应该引起疼痛或者不适。对敏感的皮肤应防止直接刺激，可以让患者穿一件薄的柔软舒适的衣服，或者在裸露的身体上放一条舒适轻薄的毛巾，避免在骨突部位或者女性的乳房区做敲打。由于叩击是力量直接作用于胸壁的，因此对于凝血障碍、肋骨骨折的患者禁用此方法。

5. **振动** 两只手直接放在患者胸壁的皮肤上并压紧，当患者在呼气的时候给予快速、细小的压力振动，每次 30~60 秒，每一部位振动 5~7 次。振动法有助于纤毛系统清除分泌物，常用于叩击后，禁忌证同叩击法。

三、吞咽训练

在康复护理中，吞咽训练方法主要应用于脑卒中、颅脑外伤、帕金森病等神经系统疾病导致的神经源性吞咽障碍患者。吞咽训练包括基础训练和摄食训练。

1. **基础训练**

(1) 口腔器官运动训练：局部肌肉运动控制训练：主要是下颌、面部、腮部及唇部的肌肉运动训练。嘱患者进行皱眉、闭眼、鼓腮、张口、闭口、微笑等表情及动作的训练，改善面颊部肌肉的紧张性，促进其主动收缩功能的恢复，特别注意咀嚼肌的肌力、肌张力以及下颌的训练。

(2) 舌训练：①舌部被动运动：护士用纱布包住患者的舌尖，用手牵拉舌头向各个方向运动，有助于降低舌肌张力；②舌部主动运动：让患者进行舌前伸、后缩、侧方顶颊部、唇齿间卷动转圈、弹舌等主动运动，以利于提高舌运动的灵活性；③舌部抗阻运动：指导患者将舌抵向颊后部，护士用手指指其面颊的某一部位，患者用舌顶推，以增强舌肌的力量。

(3) 冷刺激：可将棉签在碎冰块中放置数秒钟，然后将冰凉的棉签置于患者口内前咽弓处平稳地垂直方向摩擦 4~5 次，然后做一次吞咽动作。冷刺激可以诱发和强化吞咽反射。

(4) 呼吸训练和有效咳嗽训练:对患者进行早期呼吸训练和有效的咳嗽训练,是功能恢复的重要环节。可指导患者采用腹式呼吸、缩唇呼吸训练,并强化训练患者进行有效咳嗽,通过强化提高呼吸系统的反应性,达到排出分泌物、预防误吸的目的。

2. 摄食训练 当患者的吞咽反射恢复后,才可试行摄食训练。

(1) 进食体位:根据患者身体状况、饮食习惯及吞咽障碍的程度,选择安全有利于进食、又容易被患者接受的体位。①半卧位:如果患者不能坐起,即可取仰卧位将床头摇起,使患者躯干置于 30°~60°半卧位,头部前屈,偏瘫侧颈下用小软枕或毛巾垫起,偏瘫侧肩部以软枕垫起,喂食者位于患者的健侧;② 坐位:只要病情允许,就应鼓励患者坐起进食。进食时,让患者全身放松,头部略向前倾,颈部微微弯曲,躯干直立,患侧手放在桌子上。

(2) 食物选择:根据患者饮食特点及吞咽障碍的程度,选择患者喜爱的营养丰富且易消化的食物。所选食物标准如下。①密度均匀;②适当黏性而不易松散;③易变形,以利于通过口腔和咽部;④不易在黏膜上残留;⑤以偏凉食物为宜,因为冷刺激能有效强化吞咽反射。在进食时,可将食物调成糊状,使食物易于形成食团,利于吞咽。

(3) 喂食方法:掌握一口量,即每次最适于吞咽的入口量。正常成人约 20 ml,患者先以 3~4 ml 开始,以后酌情增加至 1 汤匙为宜。护士应用薄而小的勺子从患者的健侧喂食,尽量将食物放在舌根部。成人每次进食量不宜>300 ml。进食后 30 分钟内不宜做翻身、叩背、吸痰等操作(抢救等特殊情况除外),并采取半坐卧位或坐位,尽量减少刺激,以防反流、误吸的发生。

(4) 改变吞咽的方法:①空吞咽与吞咽食物交替进行;可在一次吞咽食团后,再做数次空吞咽,使口腔中无残留食物后再进食;也可在进食吞咽后再给予患者饮少量水(1~2 ml),以促进口腔内食物残渣的清理,防止误吸的发生;②侧方吞咽:咽部两侧的梨状隐窝是最容易残留食物的地方,让患者分别向左、右侧转头,同时做吞咽,可使同侧的梨状隐窝变窄,挤出残留食物;③点头样吞咽:会厌谷是另一处容易残留食物的部位,当颈部后屈时,会厌谷变得窄小,残留食物可被挤出,然后,颈部尽量前屈,形似点头,同时做空吞咽动作,可保护气道,减少食物残留。

3. 电刺激 是吞咽障碍治疗的重要手段。护士可在治疗师的协助下为患者进行吞咽障碍的电刺激。在此领域较多使用的是神经肌肉电刺激、功能型电刺激、经皮神经电刺激等。主要用于辅助强化肌力、帮助喉提升,以及增加咽肌收缩力量与速度。

4. 注意事项 创造一个良好的进食环境,减少各种外部因素的干扰;开始训练的时间不宜过长,防止患者急躁和疲劳,以后可视患者病情逐渐延长时间;指导家属掌握吞咽训练和喂食的方法、食物的选择及并发症的监测等。

四、膀胱功能训练

膀胱功能训练,包括盆底肌训练、尿意习惯训练、代偿性排尿训练和反射性排尿训练。膀胱护理前要接受尿流动力学检查,以确定膀胱类型并制订安全的康复护理计划。

1. 盆底肌训练 嘱患者在不收缩下肢、腹部及臀部肌肉的情况下自主收缩提高肛门,维持 10 秒,连续 10 次,3 次/天。这种训练方法可以减少漏尿的发生。

2. **尿意习惯训练** 训练在特定时间内进行,如晨起、睡前或餐前 30 分钟,鼓励患者如厕排尿。白天每 3 小时排尿 1 次,夜间排尿 2 次,并结合患者具体情况进行调整。这种训练同样可以减少尿失禁的发生,并能逐渐帮助患者建立良好的排尿习惯。

3. **代偿性排尿训练** Crede 按压法,即用拳头放置于患者脐下 3 cm 处深按压,并向耻骨方向滚动,动作缓慢柔和,同时嘱患者增加腹压帮助排尿;Valsalva 屏气法,即患者取坐位,身体前倾,屏气呼吸,增加腹压,向下用力做排便动作帮助排除尿液。代偿性排尿训练会增加膀胱内压,不适用于膀胱逼尿肌反射亢进、逼尿肌括约肌失调、膀胱出口梗阻、膀胱-输尿管反流、尿道异常的患者;患有颅内高压、心律失常或心功能不全等患者也不适合进行代偿性排尿训练。

4. **反射性排尿训练** 在导尿前 30 分钟,通过寻找刺激点,如轻轻叩击耻骨上区或大腿上 1/3 内侧、牵拉阴毛、挤压阴蒂(茎)或用手刺激肛门诱发膀胱反射性收缩,产生排尿。反射性排尿应用范围有限,仅适用于一些特殊病例。

五、肠道功能训练

1. **指力刺激** 可协助患者左侧卧位,护士的示指或中指带指套,涂润滑油,缓缓插入肛门,用指腹一侧沿着直肠壁顺时针转动。每次指力刺激可持续 15～20 秒,至感到肠壁放松、排气、有粪便流出。如果发现患者肛门处有粪块阻塞,可先采用手指挖便方法将直肠的粪块挖清,然后再进行指力刺激。指力刺激可诱发肠道反射,促进粪团的排出。

2. **腹部按摩** 在指力刺激前或同时,进行腹部顺时针按摩。患者取屈膝位,放松腹部,护士用手掌自右向左沿着患者的结肠解剖位置(升结肠、横结肠、降结肠、乙状结肠)方向,即自右下腹、右上腹、左上腹、左下腹做顺时针环状按摩,促进肠道蠕动,从而加速粪团的排出。

3. **肠道功能训练** 包括盆底肌训练、腹肌训练、模拟排便训练等。

(1) 盆底肌训练:患者取仰卧位或坐位,双膝屈曲稍分开,轻抬臀部,缩肛提肛,维持 10 秒,连续 10 次,每天练习 3 次,促进盆底肌功能恢复。

(2) 腹肌训练:通过腹肌的训练,可增强腹肌的收缩能力,提高排便时的腹内压,从而有助于粪便的排出。腹肌训练的常用方法有仰卧直腿抬高训练、仰卧起坐等。

(3) 模拟排便训练:选择适当的排便环境,根据患者以往的排便习惯安排排便时间,指导患者选取适宜的排便姿势,最好采取蹲位或坐位,嘱患者深吸气,往下腹部用力,模拟排便。每日定时进行模拟排便训练,有助于养成定时排便的良好习惯。

4. **药物使用** 可使用通便剂,如开塞露、甘油等,软化粪便,润滑肠壁,通过刺激肠蠕动的方法促进排便。在通便药效不佳时,可用小量不保留灌肠的方法促进排便。

5. **饮食与运动** 宜食水果、蔬菜,以及粗粮等高纤维素、富含营养的食物,多饮水。指导患者适当运动,增强身体耐力,进行增强腹肌和盆底肌的训练。

六、压疮预防

压疮强调以预防为主,主要预防措施如下。

1. *体位变换* 在病情允许的条件下交替变换不同体位,以减少同一部位的受压时间。一般卧位 2 小时翻身一次,如皮肤出现红斑则视情况缩短间隔时间。避免拖、拉、扯、拽,在踝、足跟、坐骨等骨突部位使用保护垫。长久坐姿的患者则一般每 15~30 分钟进行 1 次 15 秒的重心转移或抬臀减压。对于不能独立完成的患者,则需要护理人员每 1 小时帮助其进行重心转移或抬臀减压 30 秒的动作。翻身时,选择合适的体位也是预防压疮的重要因素。侧卧 30°~60°时优于仰卧位或 90°侧卧位。

2. *预防压疮的辅助器具的应用* 使用压力转换型防压疮床垫或坐垫,通过每隔 5~10 分钟空气单元交替地进行充气、放气,阻断局部压力的持续时间,对预防压疮意义重大。效果等同于体位变换。

3. *局部按摩* 可用 75%乙醇涂于掌心,紧贴皮肤做压力均匀的环形按摩 3~5 分钟,以促进局部血液循环,增加皮肤的抵抗力。

4. *补充营养* 补充足够的营养、维生素及微量元素,有利于提高皮肤对缺血的耐受能力。

七、心理护理

1. *环境要求* 在病房和床位的选择上,针对患者不同的疾病、性格和心理特点进行安排。将积极、开朗、乐观的患者与消极、抑郁、悲观的患者安排在同一间病房,或者将康复进展迅速、成功的患者与病情反复、情绪低落的患者安排在同一间病房,使他们能够互相进行情感交流,通过一方积极的情绪去感染和改变另外一方,从而激发患者积极的心理状态。同时,应主动与患者交流,尊重患者,善于倾听。当患者有疑问时,应及时给予解决,以建立和谐的沟通环境。

2. *心理支持*

(1)倾听:护士一定要善于且应专心倾听患者诉说,以便了解患者的痛苦和症结所在,从而制定相应的干预方案。

(2)解释:护士在了解患者心理问题的原因后,应对问题作出透彻的分析,并向患者进行适当解释,提出解决困难的办法和真诚的劝告,便于患者领悟。

(3)指导:调动患者自己内在的积极性,共同对存在问题进行透彻的分析,让患者清楚问题的实质,逐渐领悟出解决问题的有效方法,并树立信心去解决。

(4)支持:许多患者的恢复是一个漫长的过程,患者往往陷入悲观、无助的境地。因此,护士应多关心患者和家属,同他们一起制订康复护理计划,让患者感受到所有的医护人员都在支持他,从而树立信心,积极参与康复。

八、放松疗法

1. *渐进性放松法* 是指患者依靠自我暗示进行有意识地反复练习肌肉的紧张和放

松,然后使全身逐渐进入放松状态。具体操作办法:让患者靠在舒服的椅子上,回想最令人愉快和松弛的情景,双臂放于椅子扶手,处于舒适随意的状态。首先让患者握紧拳头,然后松开,咬紧牙关,然后松开,反复数次。放松训练从前臂开始,因为前臂的松弛最易掌握。然后依次练习放松面部、颈部、肩部、背部、胸部、腹部、下肢。借助生物反馈技术,可加快放松进程。放松训练时,周围环境要安静,光线柔和,气温适宜。每天训练20~30分钟,每日或隔天一次,最终要求患者在日常生活中可以随意放松,达到自如的程度。

2. **钟摆样摆动法** 将上肢或下肢置于下垂位,前后放松摆动,直到肢端出现明显的麻木感为止,也可以加 0.4~1.0 kg 重量的物体于肢端,然后再作摆动,达到肌肉放松的程度。也可用此方法来训练肩、髋、膝关节的活动。

3. **深呼吸放松训练** 患者取站位或坐位,双肩下垂,闭上双眼,缓慢做深呼吸。在呼吸变慢,变得越来越轻松的同时,想象自己的心率也在渐渐地变慢,变得越来越有力,整个身体变得很平静,周围好像没有任何东西,自己感到轻松自在,静默数分钟。

4. **肌肉放松体操** 用于肌张力严重增高而无法放松的患者。主要用于颈部、肩部、胸部、背部肌肉的放松训练。做肌肉放松操前在相应部位进行热敷和按摩。可在仰卧位、坐位、站立位、步行等各种姿势下进行。多数配合呼吸运动让患者吸气时收缩,呼气时放松。

九、平衡训练

1. **坐位平衡训练** 静态平衡训练,要求患者坐在无支撑的床边或椅子上,髋关节、膝关节均屈曲90°,足踏地或踏支持台,双足分开约一脚宽,双手置于膝上。护士协助患者调整躯干和头至中立位,要求患者保持该位置数秒。如患者头和躯干控制尚可,指导患者缓慢地倒向一侧,然后要求患者自己调整身体至中立位,必要时给予协助。静态平衡训练完成后,让患者自己双手手指交叉在一起,伸向前、后、左、右、上方和下方并伴重心相应的转移,称为自动动态平衡训练;完成自动动态平衡训练后就可认为已完成坐位平衡训练,此后坐位训练主要是进行耐力训练(图 3-7)。

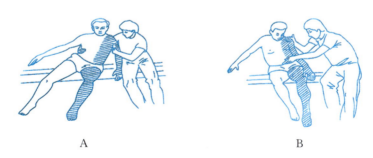

图 3-7 坐位平衡训练

偏瘫患者坐位时,常出现脊柱向健侧侧弯,身体重心向健侧臀部偏移。护士应立于患者对面,一手置于患侧腋下,协助患侧上肢肩胛带上提,肩关节外展、外旋,肘关节伸展,腕关节背伸,患手支撑于床面上;另一手置于健侧躯干或患侧肩部,调整患者姿势,使患者躯干伸展，完成身体重心向患侧转移，达到患侧负重的目的。

2. 立位平衡训练 为行走训练做准备。

（1）起立训练：患者双足分开约一脚宽，双手手指交叉，上肢伸展前伸，双腿均匀持重，缓慢站起，此时护士站在患者面前，用双膝支撑患者的患侧膝部，双手置于患者臀部两侧帮助患者重心转移，伸展髋关节并挺直躯干，坐下时动作相反。注意防止发生仅用健腿支撑站起的现象。

（2）站位平衡训练：静态站位平衡训练是在患者站起后，让患者松开双手，上肢垂于体侧，护士逐渐除去支撑，让患者保持站位。注意站位时不能有膝过伸。患者能独立保持静态站位后，让患者重心逐渐移向患侧，训练患腿的持重能力，同时让患者双手交叉的上肢（或仅用健侧上肢）伸向各个方向，并伴随躯干（重心）的相应摆动，训练自动态站位平衡。

3. 患侧下肢负重支撑训练 当患侧下肢负重能力提高后，就可以开始进行患侧单腿站立训练。患者取站立位，身体重心移向患侧，健手可握一固定扶手以起保护作用，健足放在护士腿上。为避免患侧膝关节过度伸展，用手帮助膝关节保持屈曲15°左右。随着患侧下肢负重能力的提高，可用另一手握住患者健足，使之向下踩的力量减弱，进而使患侧下肢负重能力逐渐接近单足站立平衡能力。

十、步行训练

当患者达到自动动态平衡后，患腿持重达体重的一半以上，且可向前迈步时才可开始步行训练。

1. 步行前准备 先练习扶持站立位，接着进行患腿前后摆动、踏步、屈膝、伸髋等活动，以及患腿负重，双腿交替前后迈步和进一步训练患腿平衡。

2. 扶持步行 护士站在偏瘫侧，一手握住患手，掌心向前；另一手从患侧腋下穿出置于胸前，手背靠在胸前处，与患者一起缓慢向前步行，训练时要按照正确的步行动作或平行杠内步行，然后扶杖步行到徒手步行。

3. 改善步态训练 步行训练早期常有膝过伸和膝打软（膝突然屈曲）现象，应进行针对性的膝控制训练。如出现患侧骨盆上提的画圈步态，说明膝屈曲和踝背屈差，应重点训练。

4. 复杂步态训练 如高抬腿步、走直线、绕圈走、转换方向、跨越障碍，各种速度和节律的步行及训练步行耐力，增加下肢力量（加上斜坡），训练步行稳定性（如在窄步道上步行）和协调性（如踏固定自行车）。

5. 上下楼梯训练 应遵照健腿先上、患腿先下的原则。护士站在患侧后方，一手协助控制患膝关节；另一手扶持健侧腰部，帮助将重心转移至患侧，健足先登上一台阶。健肢支撑稳定后，重心充分前移，护士一手固定腰部；另一手协助患腿抬起，髋膝关节屈曲，将患足置于高一层台阶。如此反复进行，逐渐减少帮助，最终能独立上楼梯。下楼梯时，护士站在患侧，协助完成膝关节的屈曲及迈步。患者健手轻扶楼梯以提高稳定性，但不能把整个前臂放在扶手上。

十一、上肢控制能力训练

包括臂、肘、腕、手的训练。

1. *前臂的旋前、旋后训练* 指导患者坐于桌前,用患手翻动桌上的扑克牌,亦可在任何体位让患者转动手中的一件小物件。

2. *肘的控制训练* 重点在于伸展动作上。患者取仰卧位,患臂上举,尽量伸直肘关节,然后缓慢屈肘,用手触摸自己的口、对侧耳和肩。

3. *腕指伸展训练* 双手交叉,手掌朝前,手背朝胸,然后伸肘,举手过头,掌面朝上,返回胸前,再向左、右各方向伸肘。

4. *手功能控制训练* 患手反复进行放开、抓物和取物品训练,纠正错误运动模式。①作业性手功能训练:通过编织、绘画、陶瓷工艺、橡皮泥塑等训练患者双手协同操作能力;②手的精细动作训练:通过打字、搭积木、拧螺丝、拾小钢珠等动作以及进行与日常生活有关的训练,加强和提高患者手的综合能力。

十二、认知功能训练

1. *记忆力训练*

(1) PQRST 法:P,先预习(preview)要记住的内容;Q,向自己提问(question)与内容相关的问题;R,为了回答问题而仔细阅读(read)资料;S,反复陈述(state)阅读过的资料;T,用回答问题的方式来检验(test)自己的记忆。

(2) 编故事法:把要记住的内容按照患者的习惯和爱好编成一个小故事,有助于记忆。建立恒定的每日活动常规,让患者不断地重复和排练;耐心细声地向患者提问和下命令,等候他们缓慢审慎地回答;练习从简单到复杂地进行,从部分到全部,利用视、听、触、嗅和运动等多种感觉输入来配合训练;每次训练时间要短,回答正确要及时给予鼓励;多利用记忆辅助物,如墙上悬挂大的钟、大的日历或大字写得每日活动表等;让患者常带记事本,本中记有家庭住址、常用电话号码、生日等,并让他们经常记录和查阅。

2. *注意力训练*

(1) 猜测游戏:取一个玻璃球和两个透明玻璃杯,护士在患者的注视下将一杯扣在玻璃球上,让患者指出有球的杯子,反复进行无误后,改用不透明的杯子重复上述过程。

(2) 删除游戏:在纸上写一行大写的英文字母,如 A、C、G、H、U、I,让患者指出特定的字母如 C,成功删除后改变字母的顺序,再删除规定的字母,患者顺利完成后将字母写得小些或增加字母的行数及字数再进行删除。

(3) 时间感训练:要求患者按命令启动秒表,并于 10 秒时主动停止秒表,然后将时间逐步延长至 1 分钟,当误差<1~2 秒时,让患者不看表,用心计算时间,以后逐渐延长时间,并一边与患者交谈一边让患者进行训练,要求患者尽量控制自己不因交谈而分散注意力。

3. *感知力训练-解决问题能力训练*

(1) 指出报纸中的信息:取一张当地的报纸,让患者浏览后,首先询问有关报纸首页的信息,如报纸名称、日期、大标题等,回答正确后,请患者找出文娱专栏、体育专栏及商业广告的所在版面,回答无误后,再训练患者寻找特殊信息,如某个电视台的节目预报、气象预报、球队比赛得分等。

(2)排列数字:给患者3张数字卡,让他由高到低按顺序排列,然后每次给他1张数字卡,让其根据数字的大小插进已排好的3张卡之间,正确无误后在增加给予数字卡的数量。在排列数字的同时,可询问患者有关数字的各种知识,如哪些是奇数、哪些是偶数、哪些互为倍数等。

(3)物品分类:给患者一张列有30项物品名称的清单,要求患者按照物品的共性进行分类,如这些物品分属于家具、食物、衣服。如果患者有困难,可给予帮助。训练成功后可增加分类的难度,如将食物细分为植物、动物、奶类、豆制品等。

十三、言语训练

1. 音量的锻炼 训练时要求患者,在停顿呼吸前,必须以常规的组词方式读完一定数量的单词。

(1)感知呼吸的动作:双手放在腹部,缓慢吸气和呼气,感觉腹部的运动,并重复数次。

(2)呼气练习:吸气然后呼气,呼气时持续发元音("a""o""e""u"等)并计算每次发音的持续时间,要求能平衡发音10~15秒钟。

(3)发音感受:把手放在离嘴12 cm远的地方感受讲话时的气流。用力从1数到10,在每一个数字之间呼吸。

(4)朗读字词:首先深吸气,再分别读出下列词语的每一个字:读/一本/书、刷/牙、刀/和/叉、高兴/得/跳、幸/运、一帮/男孩,朗读词组,注意每次读说词组,注意每次读说词组前先吸气并做短暂的停顿。如幸运、一碗汤、上床、写字等。

(5)练习呼吸控制:分节读出下列短语:到吃午饭/的时间了,在院子里/读书,我们需要/更多帮助。

2. 音词的练习 ①每次发音前先吸气,然后发"啊"或"de,po"音,从轻柔逐渐调高声音至最大,重复数次"o";②在不同声级水平上重复一些简单的词语;③连续讲下列词语两遍,每一遍音稍低,第二遍声音大而有力,如安静/安静、别看/别看、走近点/走近点;④练习读句子,注意句中的疑问词、关键词等重复读"o"。

3. 清晰发音锻炼

(1)舌运动练习:舌头重复地伸出和缩回;舌头在两嘴角间尽快地左右移动;舌尖环绕上下唇快速做环形运动;舌头伸出尽量用舌尖触及下颌,然后松弛,重复数次;尽快准确地说出"拉-拉-拉"、"卡-卡-卡"、"卡-拉-卡",重复数次。

(2)唇和上下颌的练习:缓慢地反复做张嘴闭嘴动作;上下唇用力紧闭数秒钟,再松弛;尽快地张嘴和随之用力闭嘴,重复数次;尽快地说"吗-吗-吗-吗……",休息后再重复。

十四、关节活动范围训练

1. **关节活动范围训练** 是指治疗者根据关节运动学原理完成的关节各个方向的活动,具有维持和扩大关节活动范围的作用,预防关节挛缩。

2. **肩部关节** ①主动和被动运动:基本动作为肩关节的前屈-后伸,内收-外展,旋内-旋外,水平内收和外展及肩胛骨活动;②器械运动:改善肩部关节活动的常用器械有上肢 CPM(连续被动活动)、肩轮、肋木、吊环、肩墙梯、肩关节旋转器、体操棒等;③作业训练:木工作业、擦拭桌面、打乒乓球灯。

3. **肘部关节** ①主动和被动运动:其基本运动为屈、伸,还可以有 5°~10°的过伸,桡尺近端关节与远端关节协同可以做前臂旋前和旋后运动;②器械运动:改善肘关节和前臂关节的器械最常用为上肢 CPM、肘屈伸牵引椅,前臂旋转牵引器;③作业训练:木工训练、擦拭桌面、打乒乓球等。

4. **腕部关节** ①主动和被动活动:腕部的运动比较复杂,桡腕关节可以进行掌屈、背伸、桡偏(外展)、尺偏(内收)4 种运动,桡尺远端关节与近端关节共同完成旋前和旋后运动。②器械运动:改善腕关节活动的基本器械为腕屈伸 CPM(连续被动活动)。此外,也可以双手托住一体操球,进行腕的屈、伸、桡偏、尺偏全方位活动。③作业训练:写字、编织等。

5. **手部关节** ①被动和主动运动:腕掌关节可进行屈、伸、内收、外展及旋转、对掌对指,掌指关节和指间关节可做屈伸运动;②器械运动:手部关节的常用器械有分指圆锥,分指板,拇指屈伸牵引架,拇指外展牵引架,屈指、伸指牵引架等;③作业训练:插钉、捡豆、打字、拼图等。

6. **髋部关节** ①被动和主动运动:屈髋屈膝、伸髋伸膝、髋的外展内收、内旋外旋髋;②器械运动:下肢连续被动活动(CPM);③作业训练:上下楼、踏自行车。

7. **踝及足部关节** ①被动和主动运动:踝跖屈-背伸、踝内翻-外翻、跖趾屈伸、趾间关节屈伸;②器械运动:楔形木块,踝屈伸练习器,踝内、外翻练习器;③作业训练:上、下楼。

十五、推拿按摩

1. **推揉类**

(1) 推法:用指、掌或肘部着力于皮肤进行单方向的直线运动。其中,用拇指接触皮肤的称为指推法,用拇指尖接触皮肤的称为指尖推,用手掌在身体上推动称为掌推法。指推法作用范围小,适用于头面部和单一穴位的按摩;掌推法作用范围大,适用于胸腹部、腰背部和四肢。

(2) 滚法:用小指掌指关节的背侧及小鱼际肌着力于治疗部位,以肘部为支点,前臂主动摆动,带动前臂旋转和腕关节屈伸的复合运动。此法作用力比较深,接触面积较大,适用于肩、背、腰、臀及四肢等肌肉较多的部位。

(3) 揉法:用手掌大鱼际、掌根或手指螺纹面,附着于一定部位或穴位,作轻柔缓和的回旋运动。用手掌的方法称掌揉法,用手指的方法称指揉法,此法刺激舒适缓和,作用力主要渗透皮下组织,适用于全身各个部位。

2. 摩擦类

(1) 摩法:用手掌掌面或示指、中指、无名指腹面附着于治疗部位,以腕关节连同前臂作环形运动。一般是顺时针转动,力量比较小,作用力比较表浅,适用于胸腹部。

(2) 擦法:用手掌或手指在皮肤上快速来回摩擦的手法。指擦法适用于四肢远端小关节,掌擦法适用于胸腹部、腰背部及四肢。

(3) 抹法:用单手或双手拇指螺纹面紧贴皮肤,以一定的压力向一边推动的手法。指抹法常用双手拇指同时操作,适用于头面和颈部,掌抹法适用于腹部和腰背部。

3. 拿按类

(1) 拿法:用大拇指与示指、中指或大拇指与其余 4 指相对用力,在一定的穴位或部位上进行有节律的提、拿、揉、捏。此法刺激强度较大,常用于穴位或肌腹处。

(2) 按法:用手指、手掌或肘部逐渐用力按压体表。分为指按法、掌按法和肘按法。指按法适用于压痛点和穴位,掌按法适用于背部、腹部和四肢,肘按法适用于腰背部和臀部。

(3) 捏法:用拇、示 2 指或拇、示、中 3 指提、捏某一部位,用力挤压。多用于头部、颈部、肩部和四肢。

4. 叩击类 ①拍捶法:用手指、手掌或空拳有节奏地拍打或捶击身体一定部位的手法。用拳的作用力较深,用手指的作用力较浅。适用于躯干与四肢。②叩法:用手指叩击身体某一部位的手法因其刺激强度较小,适用于头部、穴位及表浅关节部位。

5. 振动类

(1) 振法:用手指或手掌着力于体表作快速振动的手法。指振法多用于穴位,掌振法多用于腰背及下肢。

(2) 搓法:用双手夹住一定部位,用力作快速搓揉。分掌搓和掌侧搓,后者刺激强度较大,患者有明显的酸胀感,常用于四肢。

6. 摇动类

(1) 摇法:被动旋转或环转关节的运动,适用于具有旋转功能的关节。

(2) 抖法:用双手握住患者上肢或下肢的远端并稍加牵引,用力做连续小幅度、高频率的上下抖动,适用于上肢关节。

(3) 引伸法:肢体放松时,突然被动牵伸关节的一种手法。根据作用部位不同,分为上肢引伸法、下肢引伸法、腰部引伸法。

(4) 屈伸法:被动活动关节的一种手法,适用于四肢关节。

任务三　社区常见疾病的康复护理

一、脑卒中

脑卒中(Stroke),又称脑血管意外(cerebral-vascular accidents,CVA)是指由于各

种原因引起的大脑局部急性血液循环障碍导致的持续性(>24小时)、局限性或弥漫性脑功能缺损。根据脑卒中的病理机制和过程分为两类：出血性脑卒中和缺血性脑卒中。其中出血性脑卒中又可分为脑实质内出血和蛛网膜下隙出血；缺血性脑卒中则可分为脑血栓形成、脑梗死和腔隙性梗死。它以起病急骤和局灶性神经功能缺失为特点，不是一个独立疾病的诊断，而是包括了一组具有共同特征的疾病。

(一) 病因

1. 脑卒中的病因

(1) 心脏病：由于心房颤动等相关疾病引起的栓子脱落引发心源性脑梗死，是主要病因。

(2) 血流动力学因素：高血压或低血压；血容量改变。

(3) 血管壁病变：高血压脑小动脉硬化、脑动脉粥样硬化及血管的先天发育异常和遗传性疾病导致的血管壁病变。

2. 脑卒中危险因素　一类为不可干预因素，包括年龄、性别、种族和家族遗传性等；另一类是可干预的因素，多数学者认为高血压、心脏病、糖尿病是脑血管病发病的重要危险因素。此外，高脂血症、血黏稠度增高、吸烟、酗酒、肥胖、口服避孕药、饮食因素等也是高风险因素。积极采取措施，降低或消除可干预的脑卒中危险因素，将在很大程度上预防脑卒中的发生和复发。

(二) 主要功能障碍

1. 运动功能障碍　是脑卒中后最常见、最严重的功能障碍。运动功能障碍由锥体系统受损引起，是致残的重要原因。运动功能障碍多表现为一侧肢体不同程度的瘫痪或无力及偏瘫。运动功能的恢复一般经过3个时期，即软瘫期、痉挛期和恢复期。

2. 感觉障碍　约65%的脑卒中患者有不同程度和不同类型的感觉障碍。感觉障碍主要表现为痛温觉、触觉、运动觉、位置觉、实体觉和图形觉减退或消失。

3. 言语功能障碍　脑卒中患者言语功能障碍的发病率高达40%~50%。言语功能障碍是指口语、书面语、手势语等交流能力的缺陷。脑卒中后言语功能障碍包括构音障碍和失语症两个方面。

(1) 失语症：是指由于脑部受损使原已获得的语言能力受损或丧失的一种语言障碍综合征，也是优势大脑半球损害的重要症状之一。主要表现为对语言的表达和理解能力障碍；对文字的阅读和书写能力障碍；高级信号活动障碍（如计算困难、乐谱阅读困难等）。常见类型有：运动型失语、感觉性失语、传导性失语、命名性失语，以及经皮质运动性、感觉性、完全性失语等。

(2) 构音障碍：构音是把语言符号通过声音表达出来的过程，正常由呼吸运动、发声运动和调音运动3个部分共同协调完成。上述过程中出现障碍而表现的发声困难，发音不准，吐字不清，声响、声调、速度及节律异常，鼻音过重等言语特征改变，即为构音障碍。

4. 摄食和吞咽功能障碍　摄食和吞咽功能障碍的脑卒中为最常见的并发症之一。吞咽动作一般分为口腔准备期、口腔期、咽期和食管期，脑卒中后吞咽功能障碍为前三期单独或同时发生的障碍。摄食和吞咽功能障碍的患者易发生吸入性肺炎或因进食不足出现营养不良、水电解质紊乱。

5. **认知障碍**　主要包括：意识障碍、智力障碍、记忆力障碍及失认症（视觉失认；听觉失认；触觉失认；躯体忽略；体像障碍），失用证（观念性失用；结构性失用；运动性失用；步行失用）。

6. **心理障碍**　是指人的内心、思想、精神和感情等心理活动发生障碍。脑卒中患者一般要经历震惊、否定、抑郁反应、对抗独立、适应等几个心理反应阶段。常见的心理障碍有：①抑郁心心理，发病率为32%～46%；②焦虑心理；③情感障碍。

7. **日常生活活动能力障碍**　是指一个人为独立生活必须每天反复进行的、最基本的身体动作或活动，即衣、食、住、行、个人卫生等的基本动作和技巧。脑卒中患者由于运动功能、言语功能、摄食和吞咽功能、感觉功能、认知功能等多种功能障碍并存，导致日常生活活动能力严重障碍。

8. **其他障碍**

①面神经功能障碍：主要表现为额纹消失、口角歪斜及鼻唇沟变浅等表情肌运动障碍。核上性面瘫表现为以下表情肌运动障碍，可影响发音和饮食。②误用综合征：病后治疗方法不当可引起关节肌肉损伤、骨折、肩髋疼痛、痉挛加重、异常痉挛模式和异常步态、尖足内翻等。③废用综合征：长期卧床，可引起压疮、肺感染、肌萎缩、骨质疏松、体位性低血压、肩手综合征、心肺功能下降、异位骨化等废用综合征。④延髓麻痹：分为真性和假性延髓麻痹，常以后者多见。

（三）康复护理方法

康复护理方法要评估患者功能水平制订并实施，实施后要积极进行效果评价，再通过评价结果的有效反馈及时修改以往的护理措施，并为下一步制订护理措施提供依据。患者处于急性期时应该采取积极的康复护理方法，预防并发症的发生，将损失降低到最低限度。从急性期开始，对患者进行正常行为模式的输入，尽最大努力抑制痉挛，以及联带运动对患者的影响。一般应在患者生命体征稳定、神经症状不再发展后48小时开始康复治疗。由于蛛网膜下隙出血后脑栓塞近期再发的可能性较大，在未行手术治疗的蛛网膜下隙出血患者，应观察1个月左右才可谨慎开始康复训练。在脑栓塞患者康复训练前，如已查明栓子来源并给予相应的处理，在向患者家属交代相关事项后再开始康复训练较稳妥。

1. **软瘫期**　是指发病1～3周内（脑出血2～3周，脑梗死1周左右），患者意识清楚或轻度意识障碍，生命体征平稳，但患肢肌力、肌张力均很低，腱反射也低。在不影响临床抢救，不造成病情恶化的前提下，康复护理方法应早期介入。早期介入的目的是预防并发症及继发性损害，同时为下一步功能训练做准备。一般每天2小时更换一次良姿位以防产生压疮、肺部感染及痉挛模式。

（1）良姿位摆放：是指为防止或对抗痉挛姿势的出现，保护肩关节和防止半脱位、骨盆后倾及髋关节外展、外旋，早期诱发分离运动而设计的一种治疗体位，是早期抗痉挛治疗的重要措施之一。偏瘫患者典型的痉挛姿势表现为：上肢肩下沉后缩、肘关节屈曲、前臂旋前、腕关节掌屈、手指屈曲；下肢外旋、髋膝关节伸直、足下垂内翻。早期注意保持床上的正确体位，有助于预防或减轻上述痉挛姿势的出现和加重。具体选用以下体位交替使用：患侧卧位、健侧卧位和仰卧位。患侧卧位可增加对患侧知觉刺激输入，并使整个患侧被拉长，从而减少痉挛。

（2）肢体被动运动：主要目的是为了预防关节活动受限，另外有促进肢体血液循环和增强感觉输入的作用。患者病后3～4天病情较稳定后，对患肢所有的关节进行全范围被动运动，先从健侧开始，然后参照健侧关节活动范围再做患侧运动。一般按从大关节至小关节循序渐进，动作要轻柔缓慢。重点进行肩关节外旋、外展和屈曲，肘关节伸展，腕和手指伸展，髋关节外展和伸展，膝关节伸展，足背屈和外翻。每天做2～3次，直至主动运动恢复。

对患肢进行按摩可促进血液循环、淋巴回流，防止和减轻水肿，同时又是一种运动感觉刺激，有利于运动功能恢复。按摩要轻柔、缓慢、有节律地进行，不宜使用强刺激手法。对肌张力高的肌群用安抚性质的推摩，对肌张力低的肌群则予以摩擦和揉捏。

（3）主动活动：软瘫期的所有主动训练都是在床上进行的。主要原则是利用躯干肌的活动及各种手段，促进肩胛带和骨盆带的功能恢复。

1）体位变换：为了预防压疮和肺部感染，尽早指导患者掌握两侧翻身。另外由于仰卧位会强化伸肌优势，健侧卧位会强化患侧屈肌优势，患侧卧位会强化患侧伸肌优势，不断变换体位可使肢体的伸屈肌张力达到平衡，预防痉挛模式的出现。一般2小时变换体位一次。脑卒中患者变换体位或做训练时，握手的方法采用Bobath式握手，即双手手指叉握，患手大拇指置于健侧拇指之上。

2）被动向健侧翻身训练：先旋转上半部躯干，再旋转下半部躯干。护士一手放在额部下方，另一手放在患侧肩胛骨周围，将患者头部及上半部躯干转呈侧卧位，然后一手放在患侧骨盆将其转向前方，另一手放在膝关节后方，将患侧下肢旋转并摆放于自然半屈位。

3）被动向患侧翻身训练：先旋转上半部躯干，再旋转下半部躯干。护士一手放在颈部下方，另一手放在患侧肩胛骨周围，将患者头部及上半部躯干转呈侧卧位，然后一手放在患侧骨盆将其转向前方，另一手放在患侧膝关节后方，将患侧下肢旋转并摆放于自然半屈位。

4）被动向患侧翻身训练：护士先将患侧上肢放置于外展90°的位置，再嘱咐患者自行将身体转向患侧。若患者处于昏迷状态或体力较差时，护士可采用向健侧翻身的方法帮助其完成翻身。

5）主动向健侧翻身训练：患者取仰卧位，双手交叉，患侧拇指置于健侧拇指之上，屈膝、健腿插入患腿下方。交叉双手伸直举向上方，做左右侧方摆动，借助摆动的惯性或护士在患侧肩部给予支持，使双上肢和躯干一起翻向健侧。

6）主动向患侧翻身训练：患者取仰卧位，双手手指交叉在一起，上肢伸展，健侧下肢屈曲。两上肢左右侧摆动，当摆患侧时，顺势将身体翻向患侧。

（4）桥式运动：在进行翻身训练的同时，必须加强患者伸髋屈膝肌的练习，可有效防止站位时因髋关节不能充分伸展而出现的臀部后突所形成的偏瘫步态。①双侧桥式运动:取仰卧位,上肢放于体侧,双腿屈曲,足踏床,然后将臀部主动抬起,并保持骨盆呈水平位,维持一段时间后缓慢地放下;②单侧桥式运动:在患者较轻松完成双侧桥式运动后,让患者悬空健腿,仅患腿屈曲,足踏床抬臀;③动态桥式运动:为了获得下肢内收、外展的控制能力,患者取仰卧位屈膝,双足踏住床面,双膝平行并拢,健腿保持不动,患腿做交替的幅度较小的内收和外展动作,并学会控制动作的幅度和速度。然后患腿保持中立位,健腿做内收、外展练习。

2. **痉挛期** 一般肢体的痉挛期出现在软瘫期 2～3 周并逐渐加重,持续 3 个月左右。此期康复护理的目标是通过抗痉挛的姿势体位来预防痉挛模式和控制异常的运动模式,促进分离运动的出现。

(1) 抗痉挛训练:大多数患者患侧上肢以屈肌痉挛占优势,下肢以伸肌痉挛占优势。抗痉挛训练方法包括以下几种。

1) 卧位抗痉挛训练:采用 Bobath 式握手上举上肢,使患侧肩胛骨向前,患肘伸直。仰卧位时双腿屈曲,Bobath 式握手抱住双膝,将头抬起,前后摆动使下肢更加屈曲。此外,还可以进行桥式运动,也有利于抑制下肢伸肌痉挛。

2) 被动活动肩关节和肩胛带:患者取仰卧位,以 Bobath 式握手,用健手带动患手上举,伸直和加压患臂。可帮助上肢运动功能的恢复,也可预防肩痛和肩关节挛缩。

3) 下肢控制能力训练:卧床期间进行下肢训练可以改善下肢控制能力,为以后行走训练做准备。

屈曲动作训练:目的是抑制下肢伸肌异常运动模式的产生,促进下肢分离运动的出现,主要进行屈髋、屈膝动作的训练。患者取仰卧位,上肢置于体侧,或双手十指交叉举至头顶。护士一手将患足保持在背屈位、足底支撑与床面;另一手扶持患侧膝关节,维持髋关节呈内收位,令患足不离开床面而移向头端,完成髋、膝关节屈曲,然后缓慢地伸直下肢,如此反复练习。也可在坐位下完成屈膝练习。

踝背屈训练:患者取仰卧位,双腿屈曲,双足踏在床面上。护士一手拇指、示指分开,夹住患侧踝关节的前上方,用力向下按压,使足底支撑于床面;另一手使足背屈外翻。当被动踝背屈抵抗消失后,让患者主动保持该位置,随后指导患者主动背屈踝关节。用冰、毛刷快速刺激趾间、趾背和足背外侧容易诱发踝背屈。注意开始时要防止患者过度用力引起足内翻。

下肢内收、外展控制训练:方法参见"动态桥式运动"。

(2) 坐位训练:只要病情允许,应尽早采取床上坐位训练。长期在床上制动,尤其是老年人,可产生许多严重的并发症,如静脉血栓形成、坠积性肺炎、压疮等。

1) 坐位耐力训练:开始坐起时可能发生体位性低血压,故应首先进行坐位耐力训练。取坐位时,不宜马上取直立(90°)坐位,可先取 30°坚持 30 分钟后,再依次过渡到 45°、60°、90°。如已能坐位 30 分钟,则可以进行从床边坐起训练。

2) 从卧位到床边坐起训练:从患侧坐起时,取仰卧位。患者将患腿置于床边外,使膝关节屈曲,开始时需要康复护士促进这一动作,或用健腿把患腿抬到床边。然后健侧上肢向前过身体,同时旋转躯干,健手在患侧推床以支撑上身,并摆动健腿到床外,帮助完成床边坐位。若患者需要更多的帮助,护士可将其上肢环绕患者的头和患肩,通过身体扶持患者坐直。从健侧坐起时,先向健侧翻身,健侧上肢屈曲缩到体下,双腿远端垂于床边,头向患侧(上方)侧屈,健侧上肢支撑缓慢坐起。患者由床边坐位躺下,运动程序与上述相反。

3. 恢复期 早期患侧肢体和躯干肌力尚弱,还没有足够的平衡能力,因此,坐起后常不能保持良好的稳定状态。故恢复期应先进行平衡训练。

(1) 平衡训练:分为3级。一级平衡为静态训练;二级平衡为自动动态平衡;三级平衡为他动动态平衡。平衡训练包括左、右和前、后训练。在静态平衡完成后,进行自动动态平衡训练,即要求患者的躯干能做前后、左右、上下各方向不同摆幅的摆动运动。最后进行他动动态平衡训练,即在他人一定外力推动下仍能保持平衡。

1) 坐位平衡训练:静态平衡训练,患者取无支撑下床边或椅子上静坐位,髋关节、膝关节和踝关节均屈曲90°,足踏地或踏支持台,双足分开约一脚宽,双手置于膝上。护士协助患者调整躯干和头至中间位,当感到双手已不再用力时松开双手,此时患者可保持该位置数秒。然后慢慢地倒向一侧,患者要求自己调整身体至原位,必要时可给予帮助。静态平衡训练完成后,让患者自己双手手指交叉在一起,伸向前、后、左、右、上方和下方并有重心相应的移动,称为自动动态平衡训练。完成自动动态平衡训练后就可认为已完成坐位平衡训练,此后坐位训练主要是耐力训练。

偏瘫患者坐位时常出现脊柱向健侧侧弯,身体重心向健侧臀部偏移。护士应立于患者对面,一手置于患侧腋下,协助患侧上肢肩胛带上提,肩关节外展、外旋,肘关节伸展,腕关节背伸,患手支撑于床面上;另一手置于健侧躯干或患侧肩部,调整患者姿势,使患者躯干伸展,完成身体重心患侧转移,达到患侧负重的目的。

2) 站立位训练:为行走训练做准备。

起立训练:患者双足分开约一脚宽,双手手指交叉,上肢伸展前伸,双脚均匀持重,缓慢站起,此时护士站在患者面前,用双膝支撑患者的患侧膝部,双手置于患者臀部产生两侧帮助患者重心前移,伸展髋关节并挺直躯干,坐下时动作相反。要注意防止产生仅用健腿支撑站起的现象。

站立平衡训练:静态站立平衡训练是在患者站起后,让其松开双手,上肢垂于体侧,护士逐渐除去支撑,让患者保持站位(注意站位时不能有膝过伸)。患者能独立保持静态站位后,让其重心逐渐移向患侧,训练患腿的持重能力,同时让其双手交叉的上肢(或仅用健侧上肢)伸向各个方向,并伴随躯干(重心)的相应摆动,训练自动站位平衡。如在受到突发外力的推拉时仍能保持平衡,说明已经达到被动态站位平衡。

患侧下肢支撑训练:当患侧下肢负重能力提高后,就可以开始进行患侧单腿站立训练。患者取站立位,身体重心移向患侧,健手可握一固定扶手以起保护作用,健足放在护士腿上。为避免患侧膝关节过度伸展,用手帮助膝关节保持屈曲15°。随着患侧下肢负重能力的提高,可用另一手握住其健足,使之向下踩的力量减弱,进而使患侧下肢负重能力逐渐接近单足站立平衡能力。

(2) 步行训练：当患者达到自动动态平衡后，患腿持重达体重的一半以上，且可向前迈步时才可开始步行训练。

1) 步行前准备：先练习扶持站立位，接着进行患腿前后摆动、踏步、屈膝、伸髋等活动，以及患腿负重，双腿交替前后迈步和进一步训练患腿平衡。

2) 扶持步行：护士站在偏瘫侧，一手握住患手，掌心向前；另一手从患侧腋下穿出置于胸前，手背靠在胸前处，与患者一起缓慢向前步行，训练时要按照正确的步行动作走或平衡杠内步行，然后扶杖步行到徒手步行。

3) 改善步态训练：步行训练早期常有膝过伸和膝打软（膝突然屈曲）现象，应进行针对性的膝控制训练。如出现患侧骨盆上提的画圈步态，说明膝屈曲和踝背屈差，应重点训练。

4) 复杂步态训练：如高抬腿步，走直线，绕圈走，转换方向，跨越障碍，各种速度和节律地步行及训练步行耐力，增加下肢力量（加上斜坡），训练步行稳定性（如在窄步道上步行）和协调性（如踏固定自行车）。

5) 上下楼梯训练：上下楼梯训练应遵照健腿先上、换腿先下的原则。护士站在患侧后方，一手协助控制患膝关节；另一手扶持健侧腰部，帮助将重心转移至患侧，健足先登上一层台阶。健肢支撑稳定后，重心充分前移，护士一手固定腰部；另一手协助患腿抬起，髋膝关节屈曲，将患足置于高一层台阶。如此反复进行，逐渐减少帮助，最终能独立上下楼梯。下楼梯时，护士站在患侧，协助完成膝关节的屈曲及迈步。患者健手轻扶楼梯以提高稳定性，但不能把整个前臂放在扶手上。

(3) 上肢控制能力训练：包括臂、肘、腕、手的训练。

1) 前臂的旋前、旋后训练：指导患者坐于桌前，用患手翻动桌上的扑克牌，亦可在任何体位让患者转动手中的一件小物品。

2) 肘的控制训练：重点在于伸展动作上。患者仰卧，患臂上举，尽量伸直肘关节，然后缓慢屈肘，用手触摸自己的口、对侧耳和肩。

3) 腕指伸展训练：双手交叉，手掌朝前，手背朝胸，然后伸肘，举过头顶，掌面向上，返回胸前，再向左、右各方向伸肘。

4) 改善手功能训练　患手反复进行放开、抓物和取物品训练，纠正错误运动模式。

5) 作业性手功能训练：通过编织、绘画、陶瓷工艺、橡皮泥塑等训练患者双手协同操作能力。

6) 手的精细动作训练：通过打字、搭积木、拧螺丝、拾小钢珠等动作，以及进行日常生活有关的训练，加强和提高患者手的综合能力。

4. 言语功能障碍　语言是交流沟通的重要手段，发病后要尽早开始语言训练。尽管患者失语，但仍需与其进行语言或非语言交流，通过交谈和观察，全面评价语言障碍的程度，并列举语言功能恢复良好者案例，同时加强心理疏导，增强其语言训练的信心。

(1) 失语症的康复护理：患者首先可进行听理解训练和呼吸训练，以后逐渐同步进行语言表达训练和书写训练。

1) Schuell 的刺激法（认知刺激法）：治疗是通过刺激言语过程，促进患者的言语功能。治疗的基本形式：刺激 S-患者的反应 R-治疗师的反馈 FB。核心要求：以强的听觉刺激为基础，根据失语情况选用听、视，或触觉刺激方式、刺激强度反复给予刺激，一次刺激未能引出反应则需反复数次以提高其反应性。刺激应引出反应，如不能引起反应，应改变刺激或减轻难度，诱发应答。反馈：①错误反应不要给予否定，或设法解释；②给予提示，直至患者应答正确或呈现另一刺激。

具体做法：根据失语症类型选择治疗课题（表 3-13），按语言模式及程度选择训练课题。选择句子、单词或词组（如西瓜、橘子、桃子、皮球等）通过听、视或触觉刺激患者做出反应，当患者无反应或反应不全时提示患者（如描述、手势、词头音）等，或给予适当的反应时间。正确反应和延迟反应及自我更正记为（＋）；错误反应记为（－）；无反应时给予提示，连续无反应或错应答可降低刺激级别；连续 3 次正答率＞80％可进行下一课题。

表 3-13 按失语症类型选择治疗课题

失语类型	训练重点
命名性失语	口语命令、文字呼名
Broca 失语	构音训练、文字表达
Wernicke 失语	听理解、会话、复述
传导性失语	听写、复述
经皮质感觉性失语	听理解，以 Wernicke 失语为基础
经皮质运动性失语	以 Broca 失语为基础

2）阻断去除法：其应用于失语症患者基本保留语言能力，而语言的运用能力存在障碍，通过训练可获得语言运用能力。方法：将未受阻断的较好的语言形式作为"前刺激"，引出另一种语言形式有语义关联的语言形式的正确反应。

3）程序介绍法：将刺激的顺序分成若干阶段，对刺激的方法和反应的强化严格程度，使之有再现性并定量测定正确率。它是认知刺激法和操作条件反射的结合。

4）脱抑制法：此方法是指利用保留的功能，如唱歌来解除功能的抑制。

5）功能重组法：此方法是指通过对功能残存成分的重新组织或加上新的成分，而产生一个适合于操作性的功能系统。

6）间接法：此方法是指以改善日常生活交流能力为目的的方法、包括交流效果促进法、功能性交际治疗、小组治疗及交流板的应用等。

（2）构音障碍患者的康复护理：应先进松弛训练和呼吸训练，在此基础上再进行发育训练、发音器官运动训练和语音训练等。每次训练应注意合适的训练环境及训练时间，并考虑患者的注意力、耐力及兴趣，可根据患者的日常生活及工作选择训练内容。语言训练的同时进行整体康复。

5. 摄食和吞咽障碍 昏迷患者最初 1~2 天禁食，待病情稳定后进行鼻饲。大多数患者仅在初期需要鼻饲，严重的吞咽困难者需要终身鼻饲或其他方法替代进食。早期进行吞咽训练，会改善吞咽困难，预防因吞咽障碍导致的误吸、营养不良等并发症。

6. **认知功能障碍** 由于认知功能障碍常常给患者的生活和治疗带来许多困难,所以认知训练对患者的全面康复起着极其重要的作用。训练要与患者的功能活动和解决实际问题的能力紧密配合。

7. **心理和情感障碍** 由于对疾病认识的异常,病后的抑郁状态及情感失控,所以脑卒中患者可出现不同程度的心理和情感障碍。因此,心理和情感障碍的康复护理尤为重要。具体包括以下几个方面。

(1) 建立良好的护患关系,促进有效沟通:良好的护患关系是良好沟通的精髓与切入点。建立良好的病友关系,振奋患者精神。

(2) 运用心理疏导,帮助患者从认识上进行重新调整:消除诱因,帮助患者建立正常的情绪反应模式;促进患者建立主动认知模式,鼓励患者通过各种方式倾诉内心痛苦体验;对患者需要给予理解和支持;给予患者安慰、激励、解释与积极暗示,指导其从正面、有利的方面看待现实,增强心理应激能力。

(3) 认知行为干预:根据认知过程影响情绪和行为的理论,通过认知和行为来改变不良认知和功能失调性态度。首先评估患者认知能力及其与自我放松技巧的关系,以及接受新鲜事物的能力,鼓励患者练习自我活动技巧,增加成就感;模仿正面形象,自我校正错误行为,提高患者对现实的认知能力。

1) 放松技术:根据"代偿"和"升华"心理防御机制,对患者主要以赞赏、鼓励等美好的语言为主,巧妙转换患者的各种不良心理境遇。并指导其掌握自我行为调适疗法,如转移注意力、想象、重构、自我鼓励、放松训练等减压技巧,有助于减轻患者心理的焦虑、不安、不快和抑郁。

2) 音乐疗法:是脑卒中后抑郁较好的治疗方法之一,其中感受式音乐疗法因其简便易行而常被作为首选方法。通过聆听节奏舒适的、旋律优美的轻音乐可引起患者的心理共鸣,转移其对疾病的过度关注,使其产生美好新生的向往,达到心理上的自我调适。

8. **日常生活活动能力** 进行必要的家务和户外活动,目的是最大限度提高患者独立生活的能力和水平,早期即可开始,通过持之以恒的日常生活活动训练,争取能生活自理或半自理,有效提升、提高患者功能生命和生活质量。主要训练内容包括进食方法、个人卫生、穿脱衣裤鞋袜、床椅转移、洗澡等。为完成日常生活活动能力训练,可选用一些适用的辅助器械和装置,如盘挡、粗柄牙刷、方便脱衣的前扣黏贴式卫衣、浴凳、防滑垫和扶手、升高的坐便器。

(四) 康复护理指导

1. **康复指导原则** 鼓励患者主动参与康复训练,并持之以恒;积极进行脑卒中可干预因素的治疗和预防,如高血压、糖尿病、高脂血症、心血管病等;指导患者科学的、有规律的生活,合理饮食,睡眠充足,适当活动,劳逸结合,保持大便通畅,鼓励患者日常生活活动自理;指导患者修身养性,积极进行情绪的管理和控制,纠正和调节自身不良习惯;指导患者培养兴趣爱好,如下棋、写字、绘画、晨晚锻炼、打太极拳等,将娱乐活动融入康复治疗活动中,改善上下肢运动控制能力,重新找回生的乐趣,同时增强个体耐受、应付和摆脱紧张处境的能力;争取获得最广泛的、有效的社会支持系统,包括家庭、朋友、同事、单位等社会支持。

2. 康复护理指导

（1）用药指导：耐心细心地解释各类药物的功用、不良反应及使用注意事项，指导患者住院期间和出院后合理用药，并定期随诊。

（2）康复教育计划：制订教育计划，通过宣传卡片，宣传视频、患者公开课和家属座谈会的方式，耐心向患者及家属讲解所患疾病的危险因素的预防及治疗期间的注意事项，并向患者讲解脑卒中临床治疗和康复治疗新进展，着重强调正确服药和主动功能训练的重要性。使患者对所患疾病的康复进程有切合实际的、较为理性的认识和评价。通过对疾病功能预后的教育，为患者重新树立病损后的生活和工作目标，为其配合康复治疗和护理奠定良好基础。

（3）随机康复教育：针对患者及其家属不同时期的康复问题及心理状态进行非正式的随机教育。可贯穿于晨、晚间护理。巡视病房及护理操作中，也可利用探视时间向患者及其亲属讲解脑卒中的有关知识。

（4）示范性指导：康复治疗和护理的过程，同时也是患者及其家属康复教育的过程。通过早期给予体位摆放及肢体训练方法，使患者及其家属逐渐熟悉、掌握相关技术方法，在治疗师、护士的指导下，正确地、积极地进行功能训练，逐步从家属替代过渡到健侧肢体替代，逐步适应新的生活和工作方式，最大限度挖掘和发挥残存的潜能。

（5）答解惑：脑卒中后患者在疾病的不同阶段的功能状态处于动态变化中，患者及其家属往往对临床治疗、康复诊疗及护理方案存在很多疑问，应积极主动地给予回答和解决，畅通医患沟通渠道。通过交流，最大限度地调动患者主观能动性，并且尽可能地让家属一起参与患者的康复。

（6）出院计划和方案：提供科学的出院康复护理和功能训练的方案，定期随访监督其执行情况，并提供对患者及其家属的必要的心理支持。如患者尚未退休，鼓励其加强职业康复训练，争取早日回到工作岗位。同时鼓励患者成立或加入病友俱乐部，减轻疾病后的病痛和焦虑，一起分享康复的成功经验，对一些脑卒中后低落和抑郁患者，能够促使其重拾生活的信心。由于脑卒中的康复往往是漫长的、艰苦的、具有相当挑战性，患者极易产生挫败感，由病友相互扶持，共同进步，能够使其加持不懈，康复效果事半功倍。

二、脊髓损伤

脊髓损伤（spinal cord injury，SCI）是指由外伤、疾病等原因引起的脊髓结构和功能损害，导致损伤平面以下运动、感觉、自主神经功能的障碍，是一种严重的致残性疾病。脊髓损伤可分为外伤性和非外伤性。外伤性脊髓损伤常因高空坠落、车祸、运动损伤导致脊髓受压，甚至完全断裂。非外伤性脊髓损伤主要因脊髓炎症、肿瘤、血管性肌病等引起。

康复护理对减少脊髓功能进一步损害，预防并发症，最大限度地利用所有残存功能，在最短时间内使患者重返社会具有重大意义。

(一) 主要功能障碍

1. 运动障碍 根据损伤部位,脊髓损伤可表现出下运动神经元损伤或上运动神经元(主要是皮质脊髓束)损伤。

(1) 下运动神经元损害:导致肌张力减退和肌无力,常使患者不能完成某些动作。上肢无力表现为不能牢固握物及举臂乏力等;下肢无力表现为足趾拖地,上、下楼梯及起坐困难等。

(2) 上运动神经元损伤:导致肢体肌张力增高和肌无力,所致的痉挛性无力常使患者易疲劳,行走时双下肢僵硬或行走笨拙。

(3) 严重的脊髓损伤:可导致某节段横惯性损害,表现为截瘫或四肢瘫。高颈髓(C_4)以上损伤后,引起双上肢和双下肢同时瘫痪称四肢瘫痪。胸、腰髓损伤引起双下肢瘫痪称截瘫。瘫痪不影响上肢功能。早期常见脊髓性休克,表现为肌张力低下,腱反射消失,无病理征,此期一般持续 2~4 周;恢复期肌张力逐渐增高,腱反射亢进,出现病理征,肢体肌力由远端逐渐恢复。

2. 感觉障碍

(1) 疼痛:常为脊髓损害的早期症状,可分为根性、传导束性及脊柱性疼痛。①根性疼痛:最常见也最重要,是由后根受刺激所致,可放射至肢体远端,疼痛多很剧烈,常在夜间加重而致患者疼醒或不能入睡。②传导束性疼痛:比较少见,由脊髓丘脑束受刺激所致,呈弥漫性烧灼样痛或钻痛。③脊柱性疼痛:当病变累及脊柱时,可发生脊柱性疼痛,疼痛多位于脊背深部肌肉,往往与躯干的姿势有关,可伴有局部肌紧张、棘突压痛等。

(2) 感觉异常:可呈麻木、蚁走感、凉感等。可出现于病变部位的神经根支配的皮节,也可出现于病变水平以下的部位。胸髓病变可出现束带感。

(3) 感觉丧失:不易被患者察觉,甚至皮肤出现损伤而不感觉疼痛时才引起患者的注意。触觉丧失发现较早,患者常感觉麻木。

(4) 感觉分离:在临床以浅感觉分离为常见,大部分表现为痛觉、温度觉障碍,其他深感觉正常。

3. 膀胱和直肠功能障碍 主要表现为尿潴留、尿失禁和排便障碍。

(1) 膀胱功能障碍:正常情况下膀胱可以贮尿和排尿,当膀胱内尿液达一定程度(300~400 ml)即有尿意,尿液再增加时膀胱内压随之增加,当压力足以刺激膀胱的感受器,经骶髓和排尿中枢等神经传导即产生排尿。但脊髓损伤早期,膀胱无充盈感,呈无张力性神经源性膀胱,膀胱充盈过度时出现尿失禁。若膀胱逼尿肌无收缩或不能放松尿道外括约肌,从而产生排尿困难,造成膀胱内压增加和残余尿量增多,出现尿潴留。

(2) 直肠功能障碍:主要表现为顽固性便秘、大便失禁及腹胀。因结肠反射缺乏,肠蠕动减慢,导致排便困难,称为神经源性大肠功能障碍;当排便反射破坏,发生大便失禁称为迟缓性大肠功能障碍。

4. 脊髓性休克 脊髓受横贯性损害后,脊髓与大脑高级中枢的联系中断,损伤平面以下所有反射消失,肢体呈完全性迟缓性瘫痪、尿滞留、便失禁,该表现称为脊髓性休克。

5. 其他 颈脊髓损伤后,除脑神经内尚保留交感神经纤维外,全身交感神经均被切断。表现为排汗功能和血管运动功能障碍,此时患者已失去调节体温的功能,体温随环境而升降。其他还可出现 Guttmann 征(张口呼吸,鼻黏膜血管扩张,水肿而发生鼻塞)、心动过缓、体位性低血压、皮肤脱屑、水肿、指甲松脆和角化过度等。

绝大多数脊髓损伤患者死于并发症,只有及时有效地防治并发症,才能提高患者的生存质量和期限。主要并发症包括呼吸道感染、呼吸衰竭、泌尿系感染、深静脉血栓形成、异位骨化、压疮、关节痉挛等。

知识链接

脊髓损伤的康复评估包括:脊髓损伤的神经功能评估(感觉和运动平面评定、ASIA 分级),运动功能评估(感觉和运动功能评分),ADL 评定,心理社会状况评估等。

(二) 康复护理方法

1. 康复病区及家庭病床的条件及设施

(1) 康复病区:应宽敞,病床之间应>1.5 m,使轮椅有足够的空间,方便患者转移及日常活动。病床应选择带有床档的多功能床,并备有大小不同的软垫,满足患者康复需求。病房床头、走廊、卫生间、淋浴间均应安装呼叫器。

(2) 病区地面:是保证脊髓损伤患者活动安全的重要内容,应平整、防滑、有弹性不易松动的表面材料,保证患者行走、训练、轮椅使用的安全可靠。

(3) 卫生间:应无台阶、门宽大、安装滑道并侧拉,坐便两侧有扶手;水龙头应安装长柄,建造截瘫患者使用方便的洗澡设施,淋浴应有软管喷头,方便患者使用。

(4) 病区走廊:应安装扶手,利于行走训练。

2. 急性期康复护理方法

急性期是指脊髓损伤后 6~8 周内,主要问题是脊柱骨折尚不稳定,咳嗽无力呼吸困难,脊髓性休克。此期主要防止并发症,其次维持关节活动度和肌肉的正常长度,进行肌力和耐力训练,为过渡到恢复期治疗做准备。脊柱、脊髓损伤患者早期急救处理极为重要,急救措施的正确、及时与否,决定患者的预后。不完全性脊髓损伤可因急救处理不当而造成完全性损伤,完全性脊髓损伤可因急救处理不当造成损伤水平上升。对颈脊髓损伤患者,上升一个节段就意味着康复目标的降低及残疾程度的增加。

(1) 正确体位的摆放:急性期卧床阶段正确的体位摆放,不仅有利于损伤部位的愈合,而且还有利于预防压疮、关节挛缩及痉挛的发生。

1) 仰卧位:四肢瘫痪患者上肢体位摆放时应将双肩向上,防止后缩,肩下的枕头高度适宜,双上肢放在身体两侧的枕头上,肘伸展,腕关节背屈 30°~45°以保持功能位,手指自然屈曲。手掌可握毛巾卷,以防形成功能丧失的"猿手"。截瘫患者上肢功能正常,采取自然体位即可。四肢瘫及截瘫患者下肢体位摆放相同。髋关节伸展,在两腿之间放

1~2个枕头,以保持髋关节轻度外展。膝关节伸展,膝关节下可放小枕头,以防止膝关节过渡伸展。双足底可垫软枕,以保持踝关节背屈,预防足下垂的形成,足跟下置小软垫,防止出现压疮。

2) 侧卧位:四肢瘫患者应将双肩向前,肘关节屈曲,上侧的前臂放在胸前的枕头上,下侧的前臂旋后放在床上,腕关节自然伸展,手指自然屈曲,在躯干背后放一枕头给予支持。四肢瘫及截瘫患者的下肢体位摆放相同,下侧的髋和膝关节伸展,上侧的髋和膝关节屈曲放在枕头上,与下侧的腿分开,踝关节自然背屈,上面踝关节下垫一软枕。

(2) 被动活动:可促进血液循环,保持关节和组织的最大活动范围,防止关节畸形、肌肉缩短和挛缩。患者受伤后就应开始训练。患者处于休克期时,每天应进行2次被动活动,休克期后每天1次,并靠自己的力量保证充分的关节活动度。进行被动活动时,每个肢体的关节从近到远端的活动时间应>10分钟,每个关节都要进行数次的全范围的活动。对外伤和脊柱骨折导致的脊髓损伤,脊柱稳定性差的患者,禁止脊柱的屈曲和扭转活动。四肢瘫的患者禁止头颈部及双肩的牵伸运动。为避免加重胸、腰椎的损伤,截瘫患者的髋关节活动应禁止。肩关节屈曲、外展对上脊柱有影响,应控制在<90°。对下脊柱有影响的直腿抬高运动时应禁止>45°,膝屈曲下髋关节屈曲运动禁止>90°。

(3) 主动运动:加强患者肢体残存肌力的训练,可以提高机体的运动功能,增强日常生活能力,为患者重返社会奠定基础。不同肌肉、不同肌力的训练方法不同,以循序渐进为原则,不可操之过急,造成损伤,逐渐从被动运动过渡至主动运动,并尽早进行独立的功能性上肢力运动。如肱三头肌无力时,做伸肘动作,通过肩的外展、前伸、放松肱二头肌,靠重力使肘关节伸展。手的功能训练:首先借重力使腕关节屈曲,此时5个手指呈伸展位,将双手或单手示指和拇指放在要抓的物体上,靠桡侧腕伸肌收缩使腕关节伸展,使屈指肌腱被动牵张,即可抓起较轻的物体。四肢瘫的患者主动运动的重点是三角肌、肱二头肌和斜方肌的下部,以加强转移和行走的控制。

主动运动包括:①助力运动,肌力<3级的肌群可采取助力运动,在治疗师的帮助下,配合完成肢体运动,也可在悬吊装置的帮助下进行肢体减重运动,提高肌力;②抗阻力运动,肌力>3级需进行抗阻力运动,可用沙袋、滑轮提供阻力,或采取渐进性抗阻力运动;③等速肌力运动,对肌力>3级可利用等速训练仪进行训练,可较快提高肌力。但抗阻力运动和等速肌力训练还有一定限制,最好在恢复早期或后期康复进行中进行。

(4) 体位变换:脊髓损伤患者应根据病情变换体位,一般每2小时变换一次,使用气垫床可延长体位变换时间。变换前向患者及家属说明目的和要求,以取得理解和配合。体位变换时,注意维持脊柱的稳定性,可由2~3人协助进行轴向翻身,避免托、拉、拽等动作,并仔细检查全身皮肤有无局部压红、破溃、皮温、肢体血液循环情况,并按摩受压部位。对高颈髓损伤患者应注意轴向翻身,维持脊柱的稳定性,避免因脊柱的不对称性而造成二次伤害。

(5) 呼吸及排痰训练:颈脊髓或高位胸段脊髓损伤的患者,伤后存在不同程度的呼吸功能障碍,影响呼吸肌的运动和协调功能,而导致呼吸衰竭。

1) 呼吸训练:所有患者都需进行深呼吸锻炼。T_1以上损伤时,膈肌时唯一有神经支配的呼吸肌,应鼓励患者充分利用膈肌吸气,可用手掌轻压紧靠胸骨下面的部位,帮助患者全神贯注于膈肌吸气动作;在患者进行有效呼气期间,用两手在患者胸壁上施加压力,并尽量分开双手,每次呼吸后,应变换手的位置,尽量多覆盖患者胸壁。

2) 辅助咳嗽:用双手在膈肌下施加压力,可代替腹肌的功能,协助完成咳嗽动作。①单人辅助法:两手张开放在患者的胸前下部和上腹部,在患者咳嗽时,借助躯体力量均匀有力地向内上挤压胸廓,压力要酌情,避免骨折处疼痛,又要以痰排出为度。②两人辅助法:如患者有肺感染,痰液黏稠或患者胸部较宽,可两人操作。操作者分别站在患者的两侧,将前臂错开横压在胸壁上或张开双手放在患者靠近自己一侧的胸壁上和下部,手指向胸骨,待患者咳嗽时同时挤压胸壁。最初2周内,每天进行3~4次,之后每天1次。患者可每天自行练习咳嗽或在家人的帮助下进行练习,该方法对颈脊髓损伤患者十分重要,可有效排出呼吸道分泌物,预防和治疗肺部感染。

(6) 膀胱和肠道功能的处理:脊髓损伤后出现的排尿障碍为神经源性膀胱,不能排空尿液而遗留不同程度的残余尿,为细菌繁殖提供培养基,造成尿路感染。残余尿增多还可造成膀胱输尿管反流,形成上尿路积水使肾功能受损。脊髓损伤后1~2周内多采用留置导尿的方法,指导患者家属掌握定期开放尿管,一般每3~4小时开放一次,嘱患者做排尿动作,主动增加腹压或用手按压下腹部使尿液排出。保证每日摄水量在2 500~3 000 ml,引流袋低于膀胱水平以下,避免尿液反流,预防泌尿系感染。待病情稳定后,尽早停止留置导尿,施行间歇导尿法。如有尿道狭窄、膀胱颈梗阻、尿道或膀胱损伤(尿道出血、血尿)、膀胱容量<200 ml及有认知障碍等禁用间歇导尿。间歇导尿应注意饮水控制,规律利尿,以达到每4~6小时导尿一次。当间歇导尿后,残留尿量<100 ml时,经过系统的膀胱训练后,可停止间歇导尿,锻炼反射性排尿,如叩击耻骨上区、摩擦大腿内侧等,促使自发性排尿反射的出现。便秘患者可采用润滑剂、缓泻剂、灌肠等方法,必要时应戴上指套,为患者进行人工驱便,指导患者合理饮食,帮助其养成良好的排便规律。

3. 恢复期康复护理方法 脊髓损伤患者经过约3个月的综合治疗,运动、平衡、转移及日常生活活动能力都有了一定程度的改善,此期的问题是挛缩、各种功能性活动能力低下、日常生活不能自理。康复护士应配合PT师、OT师监督、保护、辅助患者去实践已掌握的日常生活动作,不脱离整体训练计划,指导患者独立完成某些功能训练。

(1) 增加肌力,促进运动功能恢复:脊髓损伤患者为了应用轮椅、拐杖或自助器,在卧床或坐位时,要重视肌力的训练。上肢针对肩带肌、胸大肌、三角肌、肱二头肌、肱三头肌、肱桡肌,屈伸腕部,屈伸手指肌群及握力训练。躯干部针对背肌、腹肌进行强化训练。下肢针对腰方肌、髂腰肌、股四头肌、胫前肌、踇长伸肌、腓肠肌、臀大肌、臀中肌等进行训练。①0级和Ⅰ级肌力主要训练方法为被动活动、肌肉电刺激及生物反馈治疗;②2~3级肌力时,可进行较大范围的辅助、主动及器械性运动,根据患者肌力情况,调节辅助器;③3~4级肌力时,可进行抗阻力运动。

(2) 垫上训练的康复护理:患者的垫上训练主要对躯干、四肢的灵活性、力量及功能性动作的训练。

1) 垫上翻身:患者平卧在垫上,头颈屈曲旋转,双上肢上举,做节律性对称性摆动,借摆动惯性,头从一侧转向另一侧,随后双上肢、躯干、下肢顺势转向俯卧位。从俯卧位向仰卧位翻身,可先在一侧骨盆或肩胛下放枕头帮助最初的旋转,如翻身仍困难,可增加枕头,实现躯干和肢体的转动,四肢瘫患者需帮助才能完成,也可借助绳梯或吊环,如高颈髓损伤者可借助吊环在翻身或坐起时,将前臂穿进吊环,用力屈肘完成起坐或翻身动作。

2) 垫上胸肘支撑:为改善床上活动,强化前锯肌和其他肩胛肌的肌力,促进头颈和肩胛肌的稳定,应在垫上进行胸肘支撑的练习。俯卧位时,两肘交替移动,直到两肘撑起后,肘位于肩的下方,也可做双肘伸直支撑、手支撑俯卧位,在床上移动,但需要三角肌、肱二头肌、肱三头肌、肱桡肌等的良好肌力及肘关节活动正常。

3) 垫上双手支撑:进行垫上双手支撑的患者,上肢功能必须正常。这项训练更适用于截瘫患者。患者双手放于体侧臂旁支撑的垫上,使臀部充分抬起,这是日常生活动作的基础,有效支撑动作取决于上肢力量、支撑手的位置和平衡的能力。训练时为保持坐位平衡,头、肩、躯干要前屈,使重心保持在髋关节前面,双上肢靠近身体两侧,手在髋关节稍前一点位于垫上,手掌尽可能伸展,手指伸展,身体前倾,头的位置超过膝关节。双侧肘关节伸直,双手向下支撑。双肩下降,把臀部从垫上抬起,如患者上肢长度不足抬起以支撑使臀部抬离床面,可加用一段拐。

4) 垫上转移:包括侧方支撑移动、前方支撑移动和瘫痪肢体移动患者可利用吊环进行坐起和床下训练。对改善患者日常生活活动能力非常重要。截瘫患者因双上肢功能正常,垫上移动容易完成,而四肢瘫患者的垫上移动与损伤水平、上肢的长度有关。移动方法是:先借助吊环自我坐起,双手放在体侧,躯干前屈、前倾。双手用力快速向下支撑,头及肩后伸,躯干及下肢向前移动,反复训练。相同方式进行向后和两侧的移动。

(3) 坐位训练的康复护理:脊髓损伤患者多采用长坐位和端坐位进行平衡维持训练。包括静态平衡训练和动态平衡训练。在训练中,应逐步从睁眼状态过渡至闭眼状态下进行。

1) 静态平衡训练:患者取长坐位,在前方放一姿势镜,患者和护士可随时调整坐位的姿势。当患者在坐位能保持平衡时,再指导患者将双上肢从前方、侧方抬起至水平位。

2) 动态平衡训练:护士可与患者进行抛球、传球的训练,不但可以加强患者的平衡能力,也可强化患者双上肢、腹背肌的肌力及耐久力。

(4) 转移训练的护理:转移训练大致分为3种形式,即两脚离地的躯干水平转移、两脚不离地的躯干水平转移和两脚不离地的躯干垂直转移。前者的移动水平稳,后者的转移需很强的肌力。训练动作包括从轮椅到训练台、床、卫生间、汽车等,包括帮助转移和独立转移训练。

1) 辅助训练:可由1人帮助进行双足不离地的躯干垂直转移,或2人帮助进行双足离地躯干水平转移。转移训练时,治疗师双足及双膝抵住患者的双脚及双膝的外面,开始时患者躯干前倾、髋关节屈曲,髋后伸、伸膝、躯干伸展。治疗师双手抱住患者臀下或提起患者腰带,同步完成站立动作。注意患者站立时锁住双脚及双膝,以防跌倒。坐下时,患者髋关节屈曲,治疗师双手由臀部滑向肩胛,使患者屈髋,臀部坐到凳子上。

2) 患者独立转移:包括臀部在轮椅上向前移动、将下肢移到训练床上及躯干移动。从轮椅到床的转移方法如下:①向前方转移:训练前,护士应先演练、讲解,并协助患者完成训练。将轮椅靠近床边 30 cm,锁住轮椅,将双下肢放在床上,打开刹车靠近床边,刹车,用双上肢支撑将身体移至床上完成转移。②向侧方转移:轮椅侧方靠近床边并去掉床侧轮椅的扶手,将双下肢放在床上,一手支撑在轮椅的扶手上;另一手支撑在床上,将臀部移至床上。另一种方法是将双脚放在地上,使脚与地面垂直,这种转移方法可以使双脚最大限度地负重。③斜向转移:将轮椅斜向 30°,刹住并将双脚放在地面上。利用支撑动作将臀部移到床上。上述转移过程也可使用滑板,如床与轮椅转移时将轮椅与床平行,前轮尽量向前,刹住轮椅,取下靠床的轮椅扶手,架好滑板,放好双下肢,用双上肢支撑将臀部移到滑板上,相反将移到轮椅上。

(5) 日常生活活动能力训练的护理:包括进食、梳洗、如厕、更衣、沐浴、交流、家务、外出等训练。训练前应协助患者排空大小便,如患者携带尿管、便器等应在训练前协助患者妥善固定好,训练后,对患者整体情况进行观察及评估,如有不适感及时与康复医师联系,调整训练内容。

1) 进食:不具备手的抓握功能的患者,需要借助自助具来完成进餐动作。训练用的餐具如碗、盘应特殊制作,即具有防滑、防洒功能。

2) 梳洗:手功能受限的患者在刷牙、梳头时可用环套套在手上,将牙刷或梳子套在套内使用。拧毛巾时,可指导患者将毛巾中部套在水龙头上,然后将毛巾双端合拢,再将毛巾向同一个方向转动,将水挤出。

3) 如厕:患者如厕一定要遵照轮椅转换的动作。

4) 更衣:训练用的衣服宜宽大、简单,衣扣和带子改为尼龙搭扣。以穿脱开襟衣服为例。①穿法:衣服背面放在膝盖上,领子对着自己,衣服的前面向上并打开,将一手伸入衣袖内并伸出手腕;用同样方法完成另一手,低头将衣服举翻过头顶,手臂伸直,让衣服垂落至肩膀上,身体前倾,使衣服沿躯干与椅子之间的空隙滑下来。②脱法:解开衣服纽扣,躯干尽量前屈,双手由衣领处向上拉并使衣服过头,恢复躯干伸展坐位,一手拇指勾住对侧衣袖腋窝处使手推出衣袖,用同样方法退出另一手。

5) 沐浴:姿势一般采用长坐位,身体向前倾,头颈部屈曲,可借助长柄的海绵刷擦洗背部和远端肢体,注意防止烫伤。

6) 交流:通常语言交流无障碍,由于手功能差,可能无法进行书信交流和电话交流,可以制作不同的自助具,以提高患者生活质量。

7) 家务:T_1 以下脊髓损伤患者一般能做家务,但由于患者须坐在轮椅上,因此患者的生活环境需要进行改造。

8) 外出:主要是轮椅与汽车间的转移动作。需要注意的是,坐在轮椅上时,每 30 分钟左右用上肢撑起躯干使臀部离开椅面减压一次,以免坐骨结节等处形成压疮。

(6) 心理的康复护理:脊髓损伤患者由于身体的残障,形成与其他人不同的特殊群体心理,这种心理特征决定了心理康复的内容、方法与事项注意。患者大多经历震惊、否定、抑郁反应、对抗独立及适应阶段。以上各阶段多数时候无法截然划分,可能交叉出现。康复护士应运用心理治疗方法减轻患者的心理障碍,减少焦虑、抑郁、恐慌等神经症状,帮助患者建立良好的人际关系,促进人格的正常成长,很好地面对生活及适应社会。当然有关人员(同事或家属)的协助系统、专家协助系统、社区辅助支持系统的合作与帮助,在康复过程中起着非常重要的作用。

(三) 康复护理指导

脊髓损伤可造成终生残疾,但是患者不能终生住院治疗。因此,患者及其家属通过康复指导来掌握康复的基本知识、方法、技能,学会自我管理,是患者回归家庭和社会的重要途径。

1. **饮食调节** 注意饮食调节,制订合理的膳食计划,保证维生素、纤维素、钙及各种营养物质的合理摄入。

2. **自我护理**

(1) 学会自我护理:指导患者及其家属在住院期间完成"替代护理"到自我护理的过渡,重点是让患者掌握如何自我护理。

(2) 培养良好的卫生习惯:住院期间,培养患者养成良好的卫生习惯,掌握家居环境的要求,出院后定期复查,防止主要脏器发生并发症。

(3) 指导用药:指导患者遵医嘱准确服药,尤其注意抗痉挛药物停药时应逐渐减量。

(4) 掌握自己处理大小便:如掌握排尿、排便管理方法,学会自己处理二便,高位颈椎损伤的患者、家属要学会协助他们处理二便问题。

(5) 制订长远康复计划:指导家属掌握基本的康复训练知识和技能,防止二次残疾。

3. **心理调适** 教育患者培养良好的心理素质,正确对待自身疾病,充分利用残存功能去代偿致残部分功能,尽最大努力去独立完成各种生活活动,成为一个身残智不残,对社会有用的人。

4. **回归社会**

(1) 配合社会康复和职业康复部门,协助患者做回归社会的准备,帮助家庭和工作单位改造环境设施,使其适合患者生活和工作。

(2) 在康复医师的协助下,对患者进行性康复教育。残疾人的性教育,是维持家庭和谐稳定的重要手段,家庭完整、家庭支持是残疾者最大的精神支柱,应鼓励他们勇敢地面对未来。

三、阿尔茨海默病

阿尔茨海默病(Alzheimer dementia,AD),是一种起病隐匿、病因不明的大脑退行性病变,老年人常见。其临床表现为持续性、进行性的多个智能功能域障碍的临床综合征,包括记忆、言语、视空间能力、应用、辨认、执行功能及计算能力等认知功能损害,而且在智能衰退过程中可伴发情感或行为学症状,这些功能障碍会导致人的日常生活、社会交往和工作能力明显减退,并出现人格和行为改变。

（一）病因

导致痴呆的原因很多，为方便记忆可将其归纳为英文痴呆"DEMENTIA"一词，即：d — drug（药物引起）；e — emotional disorders（情绪异常）；m — metabolic or endocrine disorders（代谢或内分泌异常）；e — eye or ear dysfunction（眼或耳等感官功能异常）；n — nutritional deficiencies（营养缺乏）；t — tumor or trauma（脑瘤或外伤）；a — arteriosclerotic complications（动脉粥样硬化并发症如心肌梗死、脑梗死等）。

知识链接

阿尔茨海默病的临床过程　临床过程分为3个阶段：第一阶段：为1～3年，以记忆力下降为主要表现；进行记忆力量表测查时，常可发现中轻度记忆下降；存在立体、图形的空间技能障碍；部分患者存在找词及命名功能异常；脑电图及头颅CT检查多正常或轻度改变。第二阶段：发病后2～10年间，不仅记忆力明显下降，远记忆障碍也逐渐明显；进行记忆量表测查结果为高度记忆障碍；MMSE分数明显下降；存在时间、场所、人物定向力功能障碍；情感变化逐渐明显，判断力、记忆力、理解力均明显下降；脑电图检查示中度异常（慢波明显增多）；头颅CT检查可见脑室扩大，脑沟和脑裂增宽、变深。第三阶段：发病8～12年左右，为全面性痴呆，极度的智能障碍；记忆量表测试已无法进行；可产生肢体和括约肌功能障碍；脑电图检查呈全面的慢波，头颅CT检查显示全脑萎缩。

（二）主要功能障碍

阿尔茨海默病的临床特征包括记忆损害、执行功能障碍、言语功能障碍、视空间缺陷、计算和抽象能力损害等，其他皮质功能障碍包括失认、失用、偏瘫、理解障碍等，严重影响患者的社会、生活和职业功能。

1. **记忆损害**　主要为学习新信息能力缺陷，不能准确回忆以前学会的东西，患者表现出遗忘、行为重复、容易错放物品等。

2. **执行功能障碍**　首先是计算困难，此后逐渐发展为理解能力受损、判断力差、概括等能力丧失，表现出组织、计划和制订策略困难。

3. **言语功能障碍**　表现为经皮质性感觉性失语，言语流畅，但命名障碍，听觉性理解力损害、反复重复等。患者虽然能够大声朗读，但对所阅读的东西理解有限，交流时患者往往很难找到合适的词汇，有时词不达意。

4. **视空间损害**　表现为环境定向力障碍，不能绘画或复制图案，严重时容易迷路，进行韦氏智力测验时患者的空间能力测验得分最低，如方块造型。

5. **心理和行为障碍**　阿尔茨海默病患者可以很早出现举止改变，且不与痴呆的严重呈线性关系。患者日渐被动、退缩，情感不再细腻，自主性减退。某些症状很像抑郁，但与抑郁不同之处在于患者并不能自我认识到情感压抑，也缺乏无价值感、无助感或罪恶感等体验。40%~50%阿尔茨海默病患者病程中可出现抑郁情感,但只有10%~20%符合抑郁诊断标准。50%阿尔茨海默病患者出现不忠、偷窃、伤害或被抛弃妄想。幻觉也可以发生,但相对少见。其他行为症状包括动作散漫、激越、焦虑、易激惹、攻击性行为、失眠等。

> **知识链接**
>
> 常用的阿尔茨海默病的康复评定量表包括:痴呆筛选量表(简易精神状态检查 mini—mental state examination, MMSE);韦氏记忆量表(Wechsler memory, WMS);Albert 试验等。

(三)康复护理方法

康复护理方法除基本的运动功能训练外,主要进行阿尔茨海默病患者的认知功能训练,以及提供心理支持、环境改造等。

1. 记忆功能训练活动 护士及患者家属要经常与阿尔茨海默病患者进行回忆交流,当阿尔茨海默病患者由衷的回忆起往事时,他们的心情变得愉悦,语言也会变得较流畅,医护人员能够取得患者的信任,同时也能改善患者的记忆状况。临床上常用的记忆训练的方法很多,重点介绍以下几种。

(1)视觉记忆:先将3~5张绘有日常生活熟悉物品的图片卡放在患者面前,给患者5秒的时间记忆卡上的内容,看后将卡片收回,请患者叙述卡片上物品的名称,反复数次,加深患者的记忆。根据患者痴呆的程度,降低或者增高记忆力训练的难度,减少或增加图片的数量。

(2)地图作业:在患者面前放一张大的、上有街道和建筑物而无文字标明的城市地图,告诉患者先有护士用手指从某处出发,沿其街道走到某一点停住,让患者将手指放在护士手指停住处,从该处找回到出发点,反复10次,连续2日无错误,再增加难度,如设置更长的路程、绕弯更多等。

(3)缅怀治疗:随着痴呆患者的近期记忆衰退,加上患者在判断能力、语言、思维、运算及理解能力的减退,患者会逐渐与现实脱节,以致成为与人沟通的障碍。缅怀治疗是利用患者所拥有的记忆做媒介,去鼓励患者与人沟通及交往。由于远期记忆是一些实在材料,患者可以在没有压力下抒发自己的意见及感情。缅怀治疗可用不同形式进行,包括个别回想、与人面谈、小组分享、展览、话剧及老幼共聚等。

2. 注意力训练

(1)平衡功能测评训练:利用平衡功能训练仪加强认知注意力训练,通过监视屏向患者提供身体重心变化,利用视觉和听觉反馈信息来实现对身体重心的控制,训练项目中蕴含了注意、记忆、知觉等方面内容,患者通过前后、左右方向上的重心摆动及主动调整注意力进行训练。在认知注意力训练中包含了五大注意基本特征的训练:注意广度、注意维持和警觉、注意选择、注意转移、注意分配。

（2）时间感训练：给患者一块秒表，让患者按护士口令启动并于 10 秒内由患者自动停止它。然后将时间由 10 秒逐步延长至 1 分钟，当误差＜1～2 秒时改为不让患者看表，启动后让患者心算到 10 秒时停止，然后将时间延长，到 2 分钟时停止。误差应不超过每 10 秒有 1.5 秒，即 30 秒时允许范围为 30 秒±(3×1.5)秒。当误差比值时再改为一边与患者交谈一边让患者进行同上训练，让患者尽量控制自己不受交谈分散注意力。

3. **解决问题能力的训练** 解决问题的能力涉及推理、分析、综合、比较、抽象、概括等多种认知过程的能力。简易的训练方法如物品分类：给患者一张列有 30 项物品名称的清单，要求患者按照物品的共性进行分类，如家具、食物、衣服等类别。如果患者有困难，可给予适当帮助。训练成功后，可增加分类的难度，如将食物细分为植物、动物、奶类、豆制品类等。

4. **定向能力训练** 老年人一般都有脱离环境接触的倾向，而且由于病理原因致使部分大脑停止活动。因此，应该给予刺激，反复进行环境的定向练习。将患者置于人群集体之中，通过加强接触而减少其孤独的感觉，最终可能使失用的神经通路再次促通。

5. **失认症训练**

（1）触觉失认的训练：包括刺激增强-衰减法和暗箱法。

（2）听觉失认：根据检查出的类型，针对性训练，可在放录音的同时展示相应内容字卡或图片，例如听到犬吠时看犬的图片或字卡等。

（3）视觉失认：包括颜色失认、物品失认、形状失认、面容失认和视空间失认。

（4）颜色失认：提供各种色板让患者配对，或提供各种物体的轮廓图，让患者填上正确的颜色。

（5）物品失认：可将多种物品放在一起，其中有相同的物品，护士先拿出一个，让患者拿出相应的另一个，同时告诉患者该物体的名称、作用等。

（6）形状失认：可用各种图形的拼版拼出图案，让患者模仿复制，或要求患者按图纸拼出图案。

（7）面容失认：护士及家属可拿知名人物或熟悉人物（如家人、挚友等）的照片让患者辨认，或将照片和写好的名字让其配对。

（8）视空间失认：包括二维法和三维法。①二维法：让患者在地图上找出本省、本市位置，从本市的地图中查找曾经去过或熟悉的地方的位置或路线。或让患者在地图上用手指指出从某处出发到某处终止，再令其手指停放于终止处，原路找回出发点。②三维法：让患者从重叠图中找出是何种物品重叠在一起，或让其从白纸上拿出白毛巾；穿衣服时找出袖子、衣领、扣子、扣眼等；在一堆衣服中辨别出哪件是长袖的，哪件是短袖的等。

（9）单侧忽略训练：参见任务三"脑卒中"章节。

6. **失用症训练**

（1）意念性失用：这类患者在训练时，护士应该遵循从易到难、从简单到复杂的原则。护士可选择一些日常生活中常见的，由一系列分解动作组成的完整动作来进行训练，如泡茶后喝茶，洗菜后切菜等。由于次序常混乱，护士除将分解动作分开训练以外，还要对一个步骤后的下一个步骤给予提醒。

(2) 运动性使用：这类患者进行训练时，护士要给予大量暗示、提醒或手把手地教患者做，症状改善后可减少暗示和提醒并加入复杂的动作。

(3) 穿衣失用：护士最好在上衣、裤子和衣服的左右作上明显的记号，在领口、袖口处贴上颜色鲜艳的标签以便患者易于找到。患者穿衣时，护士可在旁暗示、提醒，甚至一步步地用言语指示同时用手教患者进行，症状有改善后再逐渐减少帮助，直到能自己独立穿衣为止。

(4) 步行失用：护士可以给患者预备一根"L"形的拐杖。当患者不能迈步时，将拐杖的水平部横在足前，形成障碍诱发迈步。开始行走后，可用喊口令配合行走，鼓励患者摆动手臂以帮助行走。

(四) 康复护理指导

目前对阿尔茨海默病患者无特效药物治疗，重点是要将医院、社区和家庭联系起来，阿尔茨海默病患者的社区、家庭的康复护理有时不亚于医院治疗的效果。由于老年人常患有多种慢性病，这些慢性病多数不可能治愈，所以只在急性发作期短期住院，在疾病相对稳定期主要在家中疗养，故有以下建议。

1. 专家指导，定期随诊 需要有康复医师指导，建立家庭病房，由医师定期上门服务，送医送药，进行定期检查随访。

2. 注意饮食 阿尔茨海默病患者的护理除了生活护理外，还要注意合理调制饮食。均衡摄取食物纤维、蛋白质、维生素和矿物质。常吃富含胆碱的实物，如豆类及其制品、蛋类、花生、核桃、鱼、瘦肉等；富含维生素 B 的食物，如贝类、海带等。饮食需注意低盐、低动物性脂肪、低糖饮食，降低血脂，减少动脉硬化，降低血管性痴呆的发生率。

3. 加强心理护理 加强阿尔茨海默病患者的心理护理。督促患者自己料理号生活、积极参加社会活动。开展社会心理治疗，与患者及其家属建立良好的合作关系，应对患者的诊断、痴呆严重程度、精神症状、躯体健康状况及药物治疗情况进行详细的评价。通过社会心理治疗尽可能维持患者的认知和社会生活功能，同时保证患者的安全和舒适。

4. 劳逸结合 护士及阿尔茨海默病患者的家属应鼓励患者做一些轻柔的活动，勤动脑，劳逸结合，循序渐进地进行锻炼。经常让患者听广播、看报纸，每日可安排一定时间看电视。退休后应鼓励老人培养适宜的兴趣爱好，如通过上老年大学、学习画画、器乐等其感兴趣的技能，让头脑得到活动的机会，保持大脑的灵活性，保持积极乐观的心态，增强与人交往的能力，树立战胜疾病的信心，提高生活质量。

5. 家庭积极参与 医护人员需要与患者保持密切联系，并且让家庭照料者掌握基本的互利原则。①回答患者的问题时，语言要简明扼要，以免使患者迷惑。②患者生气和发怒时不必与之发生争执。③如果患者吵闹应冷静坚定地予以劝阻。④不要经常变换对待患者的方式。⑤功能明显减退或出现新症状时应及时找医生诊治。⑥尽可能提供有利于患者定向和记忆的提示或线索，如日历，使用物品标注名称，厕所、卧室给予适当的图示。此外，医生还可以向家属或照料者讲解一些处理行为问题的心理学方法和技巧。⑦可采取一些措施,如给患者佩戴写有住址、联系人姓名、联系人电话的腕带,以防患者走失。

四、颈椎病

颈椎病(cervical spondylosis)是颈椎椎间盘退行性改变及其继发病理改变累及周围组织结构(如神经根、脊髓、椎动脉、交感神经等),并出现相应的临床表现。颈椎病是临床常见病、多发病,以中老年人群居多,发病率为10%～20%,近年来其发病率呈年轻化趋势,青少年颈椎病逐年增多。从事伏案工作者发病率较高,性别间无差异。

(一) 病因

1. **颈椎间盘退行性变** 是颈椎病的发生和发展的最基本原因。由于椎间盘退行性变使椎间盘间隙狭窄,关节囊、韧带松弛,脊柱活动时稳定性下降,进而引起椎体、关节突关节、钩椎关节、前后纵韧带、黄韧带及项韧带等变性、增生、钙化。这样形成颈段脊柱不稳定的恶性循环,最后发生脊髓、神经、血管受到刺激或压迫的表现。

2. **损伤** 急性损伤可使已退变的颈椎、椎间盘损害加重而诱发颈椎病;慢性损伤可加速已退变颈椎的退行性变的过程而提前出现症状,但暴力伤致颈椎骨折、脱位所并发的脊髓或神经损害则不属于颈椎病的范畴。

3. **颈椎先天性椎管狭窄** 是指在胚胎或发育过程中椎弓根过短,使椎管矢状径小于正常(14～16 mm)。在此基础上,即使退行性变化比较轻,也可出现压迫症状而发病。

(二) 主要功能障碍

1. **神经根型颈椎病** 主要的功能障碍为上肢、手的麻木、无力等上肢功能障碍,病程长者上肢可有萎缩。患肢上举、外展和后伸有不同程度受限,严重者可影响日常生活活动(ADL)能力。

2. **脊髓型颈椎病** 依严重程度,可能表现为四肢麻木、无力、步态异常,影响上、下肢功能,严重者可导致截瘫。

3. **椎动脉型颈椎病** 一般影响四肢功能,轻度影响生活和工作,但头晕严重者亦可影响 ADL 能力。

4. **交感型颈椎病** 不影响四肢功能,以交感神经受刺激为主要表现。

(三) 康复护理方法

1. **颈椎病患者的睡姿及睡枕** 颈部姿势对颈椎病症状有明显影响,睡眠姿势的影响尤大。良好的睡姿对脊柱的保健十分重要。人体的颈椎有正常的生理弯曲。从侧面看颈椎有轻度前凸;从正面看,颈椎排列呈一直线,既不向左也不向右弯曲。只有保持这种状态时,颈部的肌肉、韧带、椎间盘及颈部其他器官,如颈动、静脉和神经组织才能处于正常生理状态,睡眠应以仰卧为主,头应放于枕头中央,侧卧为辅,要左右交替,侧卧时左右膝关节微屈对置。俯卧、半俯卧、半仰卧,或上、下段身体扭转而眠,都属不良睡姿,应及时纠正。过高、过硬、过短、过窄、充填物不合适的枕头都是不合适的。

合乎人体生理状况的枕头应具有以下特点:曲线造型符合颈椎生理弯曲;枕芯可以

承托颈椎全段,使颈椎得到充分的松弛和休息;枕芯透气性良好,避免因潮湿而加重颈部不适。还需要具备科学的高度和舒适的硬度,对枕头的高度有多种数据,枕中央在受压状态下高度 8~15 cm 为宜,而在枕的两端,应比中央高出 10 cm 左右,因为侧卧时,肩部在下垫起,会使颈椎弯曲,增加枕两端高度则可消除这一不良影响,保证颈椎的生理弯曲。总之,枕头的高度以睡醒后,颈部无任何不适为宜。因此,合理的枕头对治疗和预防颈椎病十分重要,是药物治疗所不能替代的,但应长期坚持应用。

2. **颈托和围领** 主要起制动作用,用于限制颈椎过度活动,而患者行动不受影响。颈托和围领的适用有助于组织的修复和症状的缓解,但长期应用可引起颈背部肌肉萎缩、关节僵硬、不利于颈椎病康复、故仅在颈椎病急性发作时适用。使用时需注意颈领的高度必须合适,以保证颈椎处于中立位为宜。若由于颈部损伤所致则可应用前面宽、后面窄的颈托使颈部处于轻度后伸位,以利于颈部损伤组织的修复。

(四) 康复护理指导

1. **药物指导** 脊髓型颈椎病常用药物:镇痛药物非甾体类抗炎药(NSAID),如吲哚美辛(消炎痛)、双氯芬酸(扶他林、戴芬)、美洛昔康(莫比可)等;外用药,如颈痛灵、依托芬那酯(优迈霜)等;神经根型颈椎病除上述药物外,还可以用中药,如根痛平、丹参片、强力天麻杜仲胶囊等;神经营养药,如维生素 E、维生素 B_1、维生素 B_6、维生素 B_{12}、甲钴胺(弥可保)等。

2. **纠正不良姿势** 由于颈肩部软组织慢性劳损,是发生颈椎病的病理基础,故纠正生活、工作中的不良姿势,防治慢性损伤,对颈椎病的防治显得尤为重要。通常伏案或低头工作者多见。

长期伏案工作者,应定时改换头部体位,合理调整头与工作面的关系,不宜长期低头伏案看书或工作,也不宜长期仰头工作,因为两者都可破坏颈椎的生理平衡,造成颈椎周围软组织劳损或肌肉韧带和关节囊的松弛而影响颈椎的稳定,工作中注意纠正、头、颈、肩、背的姿势,不要偏头耸肩,谈话、看书时要正面注视,不要过度扭曲颈部。调整颈椎姿势同时,还应加强颈肩部肌肉的锻炼,在工间或工余时,做头及双上肢的前屈、后伸及旋转运动,既可缓解疲劳,又能使肌肉发达,韧度增强,从而有利于颈段脊柱的稳定性、增强颈肩顺应颈部突然变化的能力。

3. **颈椎操** 合理适度的锻炼可以调整颈部组织间的相互关系,使相应的神经肌肉得到有规律的牵拉,有助于颈部活动功能的恢复,增加颈椎的稳定性,长期坚持对巩固疗效、预防复发有积极的意义。应注意颈部运动的量和运动强度,运动时间每次 30~40 分钟,以舒适为宜,避免过度而引起损伤。

其中颈椎操可以加强颈部肌肉,增强其运动功能,保持颈椎具有良好的稳定性。颈部体操较多,有 Mckenzie 颈椎操、Pilates 颈椎操等。

4. **防止外伤** 避免各种生活意外及运动损伤,如睡眠中急刹车时,极易造成颈椎损伤,故坐车时尽量不要打瞌睡。劳动或走路时要防止闪腰、挫伤。在头颈部发生意外后,应及时去医院早期诊断、早期治疗。

5. **饮食** 颈椎病患者应多摄取营养价值高的食品,如豆类、瘦肉、海带、紫菜、木耳等,可达到增强体质,延缓衰老的作用。尤其是新鲜的蔬菜、水果等含维生素 C 食品,对防止颈椎病进一步发展更加有益。

五、腰椎间盘突出症

腰椎间盘突出症(lumbar disc herniation,LDH)是由于椎间盘变性、纤维环破裂、髓核突出刺激或压迫神经根所表现的一种综合征,是临床腰腿痛最常见的原因。按照椎间盘突出程度的不同,可分为膨出型、突出型、脱出型、游离型。其中脱出型和游离型需要手术治疗。而膨出型和突出型,经保守治疗多数症状缓解。

(一) 主要功能障碍

1. 疼痛

(1) 腰痛:为最先出现的症状,青壮年多伴有晨僵。多数患者有反复腰痛发作史,有的持续数周或数月,有的呈间歇性发作。往往腰痛急性发作并无明显诱因,且腰痛在特定体位或姿势下加重或缓解。一般休息后症状可减轻,咳嗽、喷嚏或用力大便时可使疼痛加剧。慢性腰痛病程长,往往是腰肌劳损、椎间盘突出、关节突紊乱相交织的结果,老年新发的腰椎间盘突出患者往往椎板和椎间盘整体从椎体撕脱,一般症状较重。

(2) 坐骨神经痛:绝大多数下腰段椎间盘突出都伴有坐骨神经痛,典型坐骨神经痛是从下腰部向臀部、大腿后下方、小腿外侧直到足部的放射痛。部分患者描述的放射痛,并非坐骨神经痛,必要时结合肌电图加以鉴别。

2. 神经功能障碍

(1) 感觉功能障碍:表现为疼痛麻木、感觉过敏及感觉减退等。

(2) 运动功能障碍:压迫神经根往往导致肌力减退,少数巨大型突出患者较严重的可完全丧失等。

(3) 反射功能障碍:神经反射功能常表现为减弱或消失。

3. 日常生活功能障碍 腰椎间盘突出患者,由于疼痛和不适,姿势保持存在障碍。如厕、淋浴、看书、办公等基本日常生活活动、学习和工作势必将受到严重影响,患者常表现为坐卧不安,必须不断调整姿势。此外,向正后方突出的髓核或脱垂、游离的椎间盘组织可压迫马尾神经,出现大小便失禁。中央型巨大突出者,可出现会阴部麻木、刺痛、排便及排尿困难、阳痿等功能障碍。

4. 腰椎活动障碍 腰部活动在各方面都受影响,屈曲和伸展往往不同程度受限。有些患者小范围的屈曲可减轻疼痛,但是继续屈曲将加重疼痛。有的患者腰椎不能伸展,在辅助下继续伸展反而疼痛减轻甚至消失。病变椎间孔、棘上、棘间韧带和棘旁等区域软组织多有压痛,部分患者由于疼痛保护,可伴有髂腰肌或骶棘肌短缩或痉挛,而使得患者腰部固定于强迫体位。

5. 步态和姿势异常 病情较重的患者步态拘谨、步行速度缓慢,常伴有间歇性跛行,又称疼痛性跛行。其步态特点为患肢迈步较小,常以足尖着地,着地后迅速更换到健侧足,导致步态急促不稳。由此常出现腰椎曲度变直、侧凸和腰骶角的变化,这是为了避免神经根受压身体自适应的结果。自适应能力愈强,则脊柱侧凸、平直或后凸继发性功能障碍越严重。

6. **心理障碍** 由于长时间的急性和慢性反复发作的腰腿疼痛,下肢感觉异常,尤其伴有二便障碍时,给患者带来极大的痛苦,严重影响其工作和日常生活活动能力时,部分患者因此极其容易产生焦虑、紧张和压抑等心理障碍,担心预后不良及害怕手术;有些患者还伴有神经精神症状。

> **知识链接**
>
> 常用的腰椎间盘突出症的康复评定量表包括:①疼痛及日常生活障碍评定:视觉模拟评分法、口述描绘评分法、数字评分法、麦吉尔疼痛调查表法、日本骨科协会下腰痛评价表法(JOA score)、Oswestry 功能障碍指数法(Oswestry disability index);②腰椎活动度评定(屈伸、侧屈和旋转3个维度);③心理评定:包括 Beck 抑郁问卷和汉密尔顿焦虑量表;④其他评定。

(二) 康复护理方法

除少数患者需要手术治疗外,腰椎间盘突出症患者绝大多数经过康复治疗可取得较为满意的疗效,缓解症状,改善功能。通过康复治疗和护理,减少椎间盘承受的压力,促进突出物缩小还纳,解除神经根受压,促进炎症水肿消退和松解粘连,恢复腰椎及其周围组织的正常结构和功能,巩固疗效,减少复发。

1. **卧硬床休息和制动** 腰椎间盘突出症患者,慢性腰痛病程,急性发作时,需要相对的硬板床卧床休息和制动,可明显缓解疼痛的症状,甚至使症状逐步消失。疼痛缓解后需要注意避免过于劳累,以免加重疼痛。同时提倡在腰部保护情况下,在无痛范围内做一些简单的运动。腰椎间盘的压力坐位屈曲提重物时最高,站位时居中,平卧时相对较低。卧位时可以减轻体重对椎间盘所造成的压力负荷,有利于损伤的纤维环修复,突出的髓核回纳和椎间盘的营养供给,避免对神经根的刺激,促进椎间盘周围静脉回流,消除水肿和炎症。通常卧硬床,绝对卧床最好<1周,患者卧床休息一段时间后,随症状改善,应尽可能下床做一些简单的日常生活活动。下床活动时用手臂支撑帮助起身,尽可能避免弯腰,并戴围腰保护,以防再度扭伤。日常活动量在不加重腰腿痛症状的情况下,应循序渐进,直至逐渐恢复正常活动。

2. **腰椎牵引** 根据牵引的重量和持续时间可分为快速牵引(rapid traction)和慢速牵引(slow traction)。

(1) 慢速牵引:可采用骨盆牵引、自体牵引、双下肢皮牵等。牵引的时间长,施加重量小,患者比较舒适,牵引过程中可根据患者的感觉对牵引重量进行调整。患者感到疼痛减轻或有舒适感,如果疼痛加重或难以忍受,应考虑是否适合应用牵引或检查牵引方法是否正确。牵引的重量目前临床多用体重的70%,但一般不超过体重的120%,牵引的时间每次为 20~40 分钟。

慢速牵引的适应证和禁忌证：①适应证：腰椎间盘突出症、腰椎小关节疾患、腰椎退行性变引起的腰痛、急性腰扭伤；②禁忌证：慢速牵引由于牵引时间长、胸腹部压迫重、呼吸运动受到明显限制，因此对心肺疾病的患者应特别谨慎，如果慢速牵引重量过大同样可以造成神经根刺激或损害。

(2) 快速牵引：牵引时设定牵引距离，牵引重量要随腰部肌肉抵抗力的大小而改变，牵引系数给予最大牵引力重量是 3 000 N，牵引时间为 1~3 秒，每次重复 2~3 次，多数牵引 1 次即可，再次牵引需间隔 5~7 天。

快速牵引的适应证和禁忌证：①适应证：腰椎间盘突出症、腰椎假性滑脱、腰椎小关节紊乱、早期强直性脊柱炎；②禁忌证：重度腰椎间盘突出症、腰脊柱结核和肿瘤、骶髂关节结核、急性化脓性脊柱炎、椎弓崩裂、马尾肿瘤、重度骨质疏松症、孕妇、较严重的高血压、心脏病及有出血倾向者、腰脊柱畸形等。

(3) 腰椎牵引的作用机制：①缓解腰背部肌肉肌肉痉挛，纠正脊柱侧凸；②增加椎间隙，使突出物充分还纳，减轻对神经根的压迫；③椎间孔变大，上下关节突关节间隙增宽，减轻度关节滑膜的挤压，缓解疼痛；④松解神经根粘连，改善神经的运动和感觉功能。

(4) 牵引的应用原则：①急性期腰痛和患侧下肢剧烈疼痛的患者一般不急于牵引治疗，待卧床休息和药物治疗使疼痛减轻后再进行牵引治疗。②对于侧隐窝狭窄明显，下肢直腿抬高角度<30°的患者，可行慢速牵引，重量从体重的 10% 逐渐增加，根据患者的反应调整。慢速牵引 1~2 次后，如果患者腰痛和患侧下肢疼痛减轻，可行快速牵引。③慢速牵引 5~7 次或快速牵引 2 次疼痛无缓解者，改用其他方法治疗。

3. 物理治疗　是非手术治疗中的重要治疗手段。有消炎、镇痛、兴奋神经肌肉，促进组织再生和松解粘连等作用，可缓解疼痛，使病情逐渐好转。常用的疗法有局部冰敷、电脑中频、直流药物离子导入法、超短波、红外线、石蜡、温水浴等。如局部冰敷在腰椎间盘突出症急性发作期起到消肿止痛的作用，直流药物离子导入疗法可消除局部粘连、消除水肿，温热疗法可以促进局部血液循环，消除无菌性炎症和局部水肿。

4. 运动疗法

(1) 体位疗法：针对不同腰椎间盘突出类型，应灵活采取不同的体位疗法。如中央型突出时，椎管明显狭窄，此时采取屈曲体位法，可以牵拉后纵韧带，扩大椎管。向一侧轻中度突出的患者，可选择俯卧位和肘支撑位，以促使腰椎伸展，使突出的髓核和纤维环组织向中立位移动，减轻对神经根的压迫，缓解疼痛；其他姿势应以保持正常腰椎生理曲度为标准，如直立位活动、卧硬床、避免弯腰久坐等，以减轻椎间盘内的压力。

(2) 肌力训练：当神经根刺激症状消除后，应开始进行腰背肌和腹肌的肌力训练。训练应以循序渐进、持之以恒，使患者通过系统锻炼，逐步形成强有力的"肌肉背心"，增强脊椎的稳定性，巩固疗效，预防复发。常用的方法有：Mckenzie 式背伸肌训练和 Williams 式前屈肌训练等。适用于疾病的亚急性期和慢性期。

5. 弹力腰围和环境改造

(1) 配置内置支撑钢条的弹力腰围：用于腰椎间盘突出症的急性发作期，可以帮助腰部损伤的患者减轻或消除疼痛，延缓疾病进程，提高生存质量。同时，应注意腰围带来的负面影响。腰围带来的负面影响：①一些患者长期使用后出现不同程度的废用肌萎缩，增加腰椎间盘的不稳定性；②患者在心理和身体上产生对腰围的依赖性；③长期使用固定性强的腰围，可能产生腰椎功能障碍；④当某个部位被固定后，其他部位运动代偿性增加，可能引发邻近部位结构的疲劳性损伤。

为了防止上述不良反应的产生，护理时应注意：①根据患者疾病的病变程度和病程选择合适的腰围；②在不影响治疗效果的前提下，尽量缩短使用时间；③应在医师和治疗师的指导下，适时脱下腰围，进行适当的、有针对性的运动；④根据病情的好转情况，及时更换固定性能较小的腰围或停止使用。

(2) 环境改造：按照生物力学规律改造家庭和工作环境，如改造常用设施的高度，尽可能减少弯腰的频率。

(三) 康复护理指导

1. **用药指导** 药物可以消除炎症、改善症状，常用药物如下：①非甾体类消炎镇痛药，如乙酰氨基酚、双氯芬酸钠等，但其胃肠道等不良反应明显；②有肌痉挛的患者可以加用松弛剂，如氯唑沙宗等；③脱水剂在腰椎间盘突出症急性期有神经根水肿时使用，如利尿剂、甘露醇等；④辅助性镇痛药，包括抗抑郁药、抗痉挛药、抗惊厥药等，与非甾体类消炎镇痛药合用可以增强镇痛效果。

2. **健康指导** 使患者了解并维持正确的坐、立姿势，保持正常的腰椎生理前凸。正确的姿势不但可以提高劳动效率，而且还能防止腰部肌肉劳损，延缓椎间盘退变。卧位时屈髋屈膝，两腿分开，大腿下垫枕；仰卧位时在膝、腿下垫枕；俯卧位时在腹部及踝部垫薄枕，使脊柱肌肉放松。行走时抬头、挺胸、收腹，使腹肌有助于支持腰部。坐时使用脚踏，使膝与髋保持同一水平，身体靠向椅背，同时在腰部衬一靠垫，如使用计算机时的姿势。站立时尽量使腰部平坦伸直，收腹提臀。长时间固定同一姿势或重复同一动作时，训练患者定时调整姿势和体位，穿插简短的放松运动。

3. **日常生活指导** 患者应选用硬床卧床休息，保持脊柱生理弯曲。平时生活和工作中，应注意正确姿势的保持和使用(图 3-8)。洗漱、做饭时，姿势应该是膝部微屈下蹲，再向前弯腰，这样可以在较大程度上减低腰椎间盘所承受的压力，并且能降低腰椎小关节及关节囊、韧带的负荷。厨房平台、洗脸盆的位置不要放置得太低，坐便器、沙发、床也应该适当增加高度，避免由于腰椎过度向前弯曲而加重腰部的负荷。此外，淋浴比盆浴好，可避免进出盆浴的弯腰动作。同时患者保持良好的生活习惯，防止腰腿受凉和过度劳累。避免穿高跟鞋或缩短穿着时间，高跟鞋可以让身体重心前移，导致脊柱弯曲加大。患者饮食应均衡，蛋白质、钙、维生素含量宜高，脂肪、胆固醇宜低。教育患者戒烟，吸烟过多也能发生腰背痛。因为烟叶中某些化学物质可使血管收缩，管腔变窄，椎间盘缺血、缺氧、退变加速。同时，吸烟可引起咳嗽，严重的咳嗽又会引起椎间盘内压升高，促进椎间盘退变，导致腰椎间盘突出，故应戒烟。

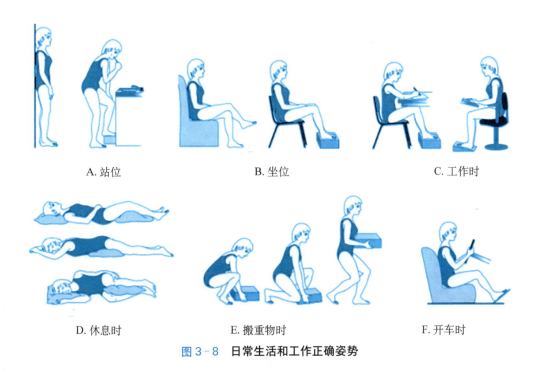

A. 站位　　　　　　　　B. 坐位　　　　　　　　C. 工作时

D. 休息时　　　　　　　E. 搬重物时　　　　　　F. 开车时

图 3-8　日常生活和工作正确姿势

患者应避免搬重物。应用人体力学原理,节省体力,避免损伤:蹲位举重物时,背部应伸直勿弯;提举任何物体时不论轻重大小,都应尽量贴近身体;搬运重物时,宁推勿拉;搬抬重物时,应将髋膝弯曲下蹲,腰背伸直,主要应用股四头肌力量,用力抬起重物在站稳后再迈步,避免采取不舒适或紧张体位或姿势。避免在腰椎侧弯及扭转时突然用力。肥胖的患者应减肥,因为肥胖增加了腰部负荷;有脊髓受压的患者,佩戴围腰3~6个月,直至神经压迫解除,并适当活动腰部。

4. 运动指导　椎间盘突出症的基本病因是椎间盘退变、腰部外伤或积累劳损。通过锻炼可以使腰背肌力量加强,神经系统功能提高,动作准确、协调,腰椎负荷减轻,腰椎间盘的退行性变延缓,从而防止腰椎间盘突出症的发生和复发。同时加强营养,减缓机体组织和器官的退行性变。站立时,双脚前脚掌踩一本厚书,让脚跟低于脚掌,重心后移,减小腰椎曲度,矫正姿势。倒走锻炼是一种行之有效的方法,倒走时人体重心向后移动,有利于脊柱尤其是腰椎的挺拔。也可以进行打太极拳、做广播操、健美操等各类体育活动。特别推荐游泳运动,游泳是一种很好的减重运动方式,在游泳的体位下,腰椎间盘内压最低,同时又可以锻炼腰腹肌和四肢肌力,适合腰椎间盘突出症患者。应根据患者具体情况,选择适宜的训练方法,并定期随访。康复锻炼不要过量,稍微感到疲劳就休息,保持低强度的温和训练。

5. 工作中指导　工作时应注意姿势正确、劳逸结合、不宜久坐久站。无论从事什么职业,在某个固定姿势下,劳动时间都不要太久。特别是弯腰或反复扭身的工作,需定期更换姿势,使疲劳的肌肉得到休息。必须经常变换体位,站立一段时间后,将一脚放在脚踏上,双手放在身前,身体稍前倾;从坐位起立时,应做1~2个伸展腰部的活动,有腰痛病史的患者应在30~60分钟变换体位,并做伸展腰部的活动,才能达到防止和延缓椎间盘退变的效果。如汽车驾驶员长期在座椅上承受颠簸、震动,增加了腰椎间盘承受的压力,易引起椎间盘退变,导致腰椎间盘突出。驾驶员应有一个设计合理的座椅,保持姿势正确,避免或减少震动。驾驶期间让腰部适当的活动和休息。腰部劳动强度大的工人,应佩戴有保护作用的宽腰带。参加剧烈运动时,注意运动前的准备活动和运动中的保护措施。

6. **手术后指导**　术后鼓励患者在床上进行主动或被动双上肢(特别是肩关节)和双下肢功能锻炼,可防治关节挛缩和肌肉萎缩。作直腿抬高训练,双腿交替进行,抬高角度以患者能忍受为度,避免神经根粘连。指导患者踝关节主动背伸训练,促进胫前肌的肌力恢复,避免以后影响下地行走。术后1周应进行腰背肌和腹肌的训练,以保持脊柱稳定性,预防再发,可采取5点式或飞燕式等训练方法。同时进行呼吸训练。深呼吸、扩胸运动能够增加肺活量,促进换气,防止卧床引起的肺部并发症。腹部按摩可增强腹肌肌力,减少腹胀、便秘和尿潴留的发生。

六、关节炎

关节炎是类风湿疾病中最为常见的一类疾病,也是广泛累及关节的各种炎性疾病的统称。常常表现为关节疼痛、肿胀、僵硬或不灵活,甚至活动困难。有些患者常伴有疲劳、虚弱、发热、皮疹、贫血、眼炎、腹泻等症状。受累关节数目的多少不等。骨关节炎常反复发作,慢性迁延,逐渐加重,最终出现关节强直、肢体畸形,导致不同程度的残疾,影响工作、学习和日常生活自理能力,并常导致心理异常,给社交活动带来不便。关节炎种类繁多,较常见、易致残的有类风湿关节炎、骨性关节炎和强直性脊柱炎。

(一) 主要功能障碍

1. **疼痛**　通常是关节受累的最常见的首发症状,也是风湿病患者就诊的主要原因。关节疼痛的起病形式、部位、性质等特点有助于诊断和鉴别诊断,如类风湿关节炎(RA)可侵犯任何可动关节,以近端指尖、掌指、腕关节等小关节最为多见,对称性多关节受累,呈持续性疼痛,活动后疼痛减轻;骨关节炎(OA)也常累及多关节,但多侵犯远端指尖关节及第一腕掌、膝、腰等关节,多于活动后加剧;强直性脊柱炎(AS)主要侵犯脊柱中轴关节,以髋、膝、踝关节受累最为常见,多为不对称,呈持续性疼痛;风湿热关节痛多为游走性,痛风多累及单侧第一跖趾关节,疼痛剧烈。疼痛的关节均可有肿胀和压痛,多为关节腔积液或滑膜肥厚所致,是滑膜炎和周围组织炎的体征。

2. **关节僵硬与活动受限**　僵硬通常是指经过一段时间的静止或休息后,患者试图在活动某一关节时,感到局部不适、难以达到平时关节活动范围的现象。由于其在晨起时表现最明显,又称为晨僵。晨僵是判断滑膜关节炎症活动性的客观指标,炎症的严重程度与其持续时间相一致。早期关节活动受限主要由肿胀、疼痛引起,晚期则主要由于关节骨质破坏、纤维骨质粘连和关节半脱位引起,此时关节活动严重障碍,最终逐渐导致功能丧失。

3. **肌力降低**　由于关节僵硬与活动受限,患者的肌力也会逐渐随之改变。

4. 日常生活活动能力障碍 关节炎患者由于疼痛、关节僵硬与活动受限及肌力改变等多种功能障碍并存,常导致日常生活活动能力严重障碍。

> **知识链接**
>
> 关节炎常用康复评定量表包括:疼痛视觉模拟评分法(visual analogue scale for pain, VAS)、关节活动度评定(range of motion, ROM)、徒手肌力测定、日常生活能力 Barthel 指数评分法,以及类风湿关节炎疾病活动性标准等。

(二)康复护理方法

根据类风湿关节炎的病情变化,临床将其分为急性期、亚急性期和慢性期。因病情长、反复发作,关节炎需要长期耐心地进行康复治疗与护理。

1. 急性期 以关节疼痛、肿胀为主要临床表现,局部炎症及全身症状较明显,护理的目的是解除疼痛、消除炎症和预防功能障碍。康复护理以合理休息及正确体位摆放为主。急性炎症期伴有发热、乏力等全身症状的患者应卧床休息,但卧床时间要适度,不可过长。过分的静止休息易造成关节僵硬、肌肉萎缩和体能下降,因此应该动静合理安排。卧床时要注意良好体位,白天可采取固定的仰卧姿势,晚上才允许头垫枕,枕头不宜过高。尽量避免睡软床垫,床的中部不能下垂凹陷,以免臀部下沉,引起双髋关节屈曲畸形。有时为减轻疼痛,可在双膝下方放置枕头,但易使膝呈屈曲挛缩。为避免双足下垂畸形,卧床时应在足部放支架,将被服架空,以防被服压双足(特别是仰卧位时)而加速垂足出现。鼓励患者定期将双足前部蹬于床端位横档处,以矫正足下垂畸形。采取仰卧位、侧卧位交替,侧卧位时避免颈椎过度向前屈。同时,应予以夹板固定。

2. 亚急性期 该期治疗重点是防止病情加剧及纠正畸形,维持全身健康状况。

(1)适度休息和运动:患者仍需卧床休息,合理安排时间,白天要逐步减少夹板固定的时间,仅在晚上使用夹板。

(2)保持良好的姿势:不适当体位和姿势常引起肢体挛缩。不适当姿势由不正常关节位置所造成,故站立时头部应保持中立,下颚微收,肩取自然位、不下垂、不耸肩、腹肌内收,髋、膝、踝均取自然位。坐位时采用硬垫直角靠椅,椅子高度为双足低平置地面,膝呈90°屈曲为宜。

(3)作业治疗和日常生活活动训练:对日常生活自理能力较差的患者,鼓励其尽量独立完成日常生活训练,如进食、取食、倒水、饮水、梳洗、拧毛巾、穿脱衣裤、解扣、开关抽屉、手表上弦、开关水龙头、坐、站、移动、下蹲、步行、上下楼梯等。

(4)矫形器及辅助用具的应用:如果已有四肢关节活动能力障碍,影响日常生活,则应训练健肢操作和使用辅助器具,必要时还要调整和改善家居环境,来以适应残疾者的需要。夹板、拐杖、轮椅等的应用能减轻关节畸形发展,缓解疼痛,防止因关节不稳定而进一步受损。通常夹板用于腕、掌、指关节及指间关节。固定夹板常用于急性期或手术后,应定期去除并进行关节活动。如行走困难,可用拐杖或助行器等步行辅助器具,来减轻下肢负荷,可装上把柄以减少对手、腕、肘、肩的负重。手指关节严重活动障碍,可用长柄梳、长柄勺等矫形器,补偿关节活动受限所带来的生活困难。这些辅助器具应在认真训练的前提下使用,反之会加重关节挛缩和肌力下降。

3. 慢性期 治疗重点应用物理因子治疗来缓解肌痉挛和疼痛,以改善关节及其周围组织的血液与淋巴循环,减轻组织的退行性病变,尽可能增加关节活动范围、肌力、耐力和身体协调平衡能力。

(1) 物理治疗:全身温热局部温热疗法及电热手套等。可减轻疼痛,但不能改善晨僵程度,也不能阻止关节破坏。

(2) 运动疗法:目的在于增加和保持肌力、耐力,维持关节活动范围,提高日常生活能力,增加骨密度,增强体质。

(3) 手法按摩、牵伸:对关节和周围软组织进行按摩,有利于改善循环,减轻炎症、肿胀,放松肌肉,缓解疼痛,解除组织粘连,防止肌肉萎缩,提高关节活动能力。施行手法时,可由自己或他人徒手在病变关节及软组织做轻揉、按压、摩擦等。对水肿的关节或肢体可以从远端向近端推按、轻揉、摩擦,对病变时间较长的关节,应在关节周围寻找痛点(区)或硬结,有重点地进行揉按,但应避免直接在关节表面大力按压或使两关节面间用力摩擦。有关节僵硬、周围软组织粘连、挛缩时,在按摩后给予关节牵引,对关节周围软组织进行牵伸,可徒手牵伸,也可利用自身重量、滑轮或棍棒(体操棒)等牵伸,选用何种牵张方式应根据实际情况做选择。牵张前应用温热疗法、超声波等治疗可减轻疼痛,提高牵伸效果,对有中等至大量积液、关节不稳定的关节应避免用力牵张。

(4) 肌力锻炼:在急性炎症期或关节固定期,虽然关节不宜做运动,但为保持肌力,可进行肌肉静力性收缩训练。恢复期或慢性期,可在关节耐受的情况下,加强关节的主动运动,适当进行抗阻练习。

1) 等长收缩:用于保护关节炎症性关节病变患者的肌力,因可使肌肉产生最大张力而对关节的应力最小,每日只要有数次的最大等长收缩就能保持或增加肌力和耐力,因此等长收缩训练对关节炎患者是简便安全可行的方法。

2) 等张收缩:关节炎症已消失的患者可进行等张运动。游泳池内或水中均是等张运动的良好环境,由于浮力使作用于关节的应力减少,一定的水温更有助于关节周围肌肉等软组织松弛,因此关节炎患者很适合于水中等张运动。

3) 关节操:可有效地预防关节僵硬,改善关节活动能力,恢复关节活动范围。在做操前先对受累的关节进行轻柔地按摩或热疗,可防止损伤,提高效果。做操时用力应缓慢,切忌暴力,尽量达到关节最大的活动范围,以引起关节疼痛为度。如有条件在温水中练关节操,则既舒适,效果又好。另外行走、跑步、自行车、游泳、划船等运动,应用时需根据关节炎症情况和心肺功能确定其强度。常用于关节炎恢复中后期增强心血管功能,提高体质。

(5) 关节保护:关节炎患者在日常生活中应重视保护关节,合理使用关节,这样可以减轻关节的炎症及疼痛;减轻关节负担,避免劳损;预防关节损害及变形;减少体能消耗。具体措施如下:①保持正确姿势,采用省力姿势和动作,并需要不断变化,以免关节劳损或损伤;②工作和生活中,要让受累关节轮流休息;③能者多劳:多让大关节、强关节为小关节、弱关节代劳,以健全的关节扶助有炎症的关节,减轻受累关节的负担。

(6) 心理护理:类风湿关节炎无特异疗法,患者年龄轻,带病生存期长,容易产生异常的心理状态,如恐惧、焦虑等。给予心理干预有利于维护正常的免疫功能,应教育患者面对现实,参与病情讨论,共同制订康复计划,并获得必要的家庭支持。

对骨性关节炎患者,使其了解本病虽然有一些痛苦和不便,但一般不致严重残疾,更不会造成瘫痪。受累关节软骨虽不能恢复正常,但积极合理的治疗和康复训练可明显改善病程的自然预后,对患者是十分有利的,应长期坚持。

(三) 康复护理指导

关节炎虽无特殊治疗,但经过积极正确的康复训练和护理,能够缓解病情,避免残疾,或减轻残疾程度,改善患者的生活质量。具体指导如下。

1. 合理用药 关节炎的早期、关节肿胀和疼痛明显时可应用糖皮质激素类、消炎镇痛药(非甾体类抗炎药)以及免疫抑制剂,这些药物可有效地减轻肿胀、疼痛和僵硬,控制病情。要注意其不良反应的发生,如非甾体类抗炎药其毒性有胃肠道出血、胰、肝、肾等脏器的损害。指导患者合理、按时服药,不可随便停药,出院后要定期随诊。

2. 合理指导患者及家属 指导患者及家属掌握疾病的相关知识,了解康复治疗和训练的重要性,鼓励患者建立同疾病作斗争的信心。患者应在家人协助下,进行适当的运动锻炼,以维持和改善关节的功能和减少并发症的发生。家属应辅助和督导患者进行各种功能训练,以保持患者基本的日常生活活动能力,满足基本生活需要,并给予鼓励和体贴。根据残疾程度,学会应用轮椅、拐杖等辅助用具。

3. 锻炼指导 患者在日常生活中应重视保护关节,合理使用关节,这样可以减轻疼痛;减轻关节负担,避免劳损;预防关节损害及变形;并能减少体能消耗。具体方法同慢性期中的关节保护。

七、骨折术后

骨折(fracture)是指骨或骨小梁的完整性和连续性发生断离。造成骨折的因素有许多,外伤造成的骨折最为多见,因受伤的方式不同而造成的骨折的部位、形式、程度也不一样,往往伴有肌肉、肌腱、神经、韧带的损伤。

(一) 骨折后长期制动对机体的影响

骨折在治疗中常需要较长时间的固定受伤部位,甚至限制卧床,但长时间制动可引起肌力减退、肌肉萎缩、关节内粘连、韧带退变等,造成骨折虽愈合,肢体却遗留功能障碍。同时,长时间制动还可能引起全身反应,如体位性低血压、心肺功能低下、代谢异常、胃肠功能紊乱等,由此可进一步导致患者精神抑郁、悲观等心理障碍。因此,应给予正确的康复治疗,并尽早施行,以促进骨折愈合,缩短疗程,减少粘连和避免肌肉萎缩,增加关节活动范围,有利于患者运动功能的恢复。

(二) 骨折愈合进程

骨折愈合过程,分为血肿机化期、骨痂形成期、骨性愈合期和塑形期4个阶段。

1. **血肿机化期** 伤后4~5小时,骨折部位的血液开始凝固,形成含有网状纤维素的血凝块,骨折两端的毛细血管和成纤维细胞开始再生并向血肿内生长,最后积血清除,形成肉芽组织,再进一步转化成纤维组织,将两个骨折端连接在一起,形成纤维愈合。这个过程叫血肿机化期,2~3周完成。

2. **骨痂形成期** 骨折后1周,骨膜内成骨细胞开始大量增生,将骨折断端间纤维组织变成新生骨,即形成骨痂,这个过程称为骨痂形成期,6~10周完成。在这一阶段内,骨折虽不大会移位,但仍不能持重,否则易发生变形。

3. **骨性愈合期** 骨折后8~12周,骨折间的骨痂逐步完成骨化,X线片上显示骨折线消失,骨痂密度增加,骨髓腔被骨痂所充填,骨痂与骨皮质的界限不清,这一阶段称为骨性愈合期。此时外力作用骨折部位,不易变形,故能持重。

4. **塑形期** 在骨折后一段时期内,通过不断的成骨和破骨过程,是骨折部位在形态和结构上恢复或接近恢复到正常骨。这个过程称为塑形,一般幼儿2年内骨折痕迹完全消失,成人需2~4年。

知识链接

骨折愈合判断标准

判断骨折临床愈合的标准有:①骨折断端无压痛;②无纵向叩击痛;③骨折断端无异常活动;④X线片显示骨折线模糊;⑤外固定解除后,上肢能向前伸手持重1kg达1分钟,下肢能不扶拐平地持续步行3分钟且30步;⑥连续观察2周,骨折断端不发生畸形。③和⑤项测定时需谨慎,以免发生再骨折。具备上述临床愈合的所有条件,且X线片显示骨痂通过骨折线,骨折线消失或接近消失,皮质骨界限消失,即为骨折骨性愈合。

(三) 主要功能障碍

1. **疼痛** 这是外伤性炎症反应所致,疼痛反射易造成肌肉痉挛,妥善固定后疼痛可减轻或逐渐消失。因疼痛反射引起的交感性动脉痉挛而导致损伤局部缺血,也会加重局部的疼痛。若有持续性剧烈疼痛,且进行性加重,是骨筋膜室综合征的早期症状,超过骨折愈合期后仍有疼痛或压痛,提示骨折愈合欠佳。

2. **局部肿胀和瘀斑** 骨折后,骨髓、骨膜及周围软组织内血管破裂出血,在骨折周围形成血肿,同时软组织水肿,患肢发生肿胀,持续2周以上的肿胀,易形成纤维化,有碍运动功能的恢复。表浅部位的骨折或骨折伴有表浅部位的软组织损伤,可出现紫色、青色或黄色的皮下瘀斑。

3. **畸形** 骨折端移位或骨折愈合的位置未达到功能复位的要求可出现畸形,有成角畸形、旋转畸形、重叠畸形(缩短畸形)等。若畸形较轻,则不影响功能(如成角畸形<10°)。

4. **关节粘连僵硬** 长时间不恰当的制动,可造成关节粘连乃至僵硬。制动使关节囊和韧带缺乏被动牵伸,逐渐缩短,引起关节活动受限。损伤后关节内和周围的血肿、浆液纤维渗出物和纤维蛋白的沉积和吸收不完全,易造成关节内和关节周围组织的粘连,加重关节活动受限。

5. **潜在并发症** 骨折后肢体失用,肌肉主动收缩减少,必然导致肌肉萎缩。疼痛等反射性抑制脊髓前角运动神经元的兴奋性,神经冲动减少、神经轴突流减慢,均可影响肌肉代谢而引起肌肉萎缩。

6. **常见并发症** 骨折后常见的并发症有周围血管功能障碍、周围神经受损、外伤性骨性关节炎、骨折部位感染、肺部及泌尿道感染、骨筋膜室综合征、脂肪栓塞和压疮等。

(1) 周围血管功能障碍:因外固定过紧、软组织肿胀压迫、骨折移位压迫血管、止血带应用时间过长、不当的手法复位对血管的牵拉挤压等,可引起周围血管功能障碍,表现为皮肤发绀、患肢肿胀加重、肢体末端疼痛、皮温降低,以及感觉和运动功能障碍。肱骨外科颈易损伤腋动脉;肱骨干中下1/3交界处骨折易损伤肱动脉。

(2) 周围神经损伤:锐器伤、撕裂伤、火器伤等可直接损伤周围神经,牵拉伤、骨折断端的挤压或挫伤、手术及手法治疗不当引起医源性损伤等亦可引起周围神经受损。锁骨骨折易损伤臂丛神经;肱骨中下1/3交界处骨折易损伤桡神经;肱骨近端骨折易损伤腋神经;肱骨髁上骨折易损伤正中神经;尺骨鹰嘴骨折易损伤尺神经;腓骨颈部骨折易损伤腓总神经。

(3) 骨筋膜室综合征:由骨、骨间膜、肌间隔和深筋膜组成的骨筋膜室内的肌肉和神经因急性缺血性而引起的一系列病理改变。主要为不同程度的肌肉坏死和神经受损,从而引起相应的症状和体征。多见于前臂掌侧和小腿。骨折后血肿和组织水肿使室内容物体积增加,而外包扎过紧、局部压迫等使骨筋膜室容积减小,导致骨筋膜室内压力增高。若不及时诊断和处理,可迅速发展为骨筋膜室综合征。

> **知识链接**
>
> 骨折的康复评估内容包括以下几个方面。①全身及局部状况:患者的生命体征、精神心理状况的评估以及局部疼痛、皮肤颜色、肢体肿胀、感觉等方面的评估。②关节活动度:受累关节和非受累关节的关节活动度评估。③肌力:着重评估受累关节周围的肌力。④肢体长度及周径:评估肢体长度可了解骨折后有无肢体缩短或延长,在儿童骨折愈合后期是否影响生长发育。肢体的周径有助于判定肢体水肿、肌肉萎缩的程度。⑤日常生活活动能力及劳动能力:对上肢骨折患者重点评估生活能力和劳动能力,对下肢骨折患者着重评估步行、负重能力。

(四) 康复护理原则与目标

1. 康复护理原则 治疗骨折的基本原则是复位、固定、功能锻炼。复位、固定是治疗的基础,功能训练是康复治疗的核心。

(1) 良好的复位和坚实可靠的固定:是保证早期康复治疗的前提。只有骨折复位准确、对位对线良好、骨折复位后内固定或外固定坚实可靠,才能保证骨愈合良好,恢复肢体的运动功能。训练中应保持骨折对位对线的位置不发生改变,因此,早期开始肢体活动训练主要做生理力线轴向运动,运动训练的时间和负荷应有控制,逐渐增加运动量,保持在适量的范围。

(2) 肢体锻炼与固定要同步进行:长期肢体的固定会造成废用性肌萎缩、骨质疏松、关节僵硬、关节粘连和挛缩等,延迟患者的恢复,因此需要强调早期活动训练。特别是关节内或经关节骨折,早期活动尤其重要,能减少创伤性骨关节炎的发生,有助于功能恢复。随着工程技术的飞速发展,内固定技术日益成熟,使固定更为牢固,受累关节可更早进行训练。

(3) 骨折愈合的不同阶段采取不同的康复措施:骨折早期主要是保持骨折对位对线、消除肢体肿胀、避免肌肉萎缩和关节粘连等,进入骨痂形成期,应以促进骨痂形成为主,如肢体运动和轴向加压训练、促进骨折愈合的物理因子治疗等。

(4) 监测和防治骨折后各种并发症。

2. 康复护理目标

(1) 短期目标 ①改善心理状态:通过心理干预,指导患者接受康复训练,并增加患者自信心,使患者积极主动参与康复训练。②消除患者肿胀:通过运动、物理因子疗法等促进血肿和渗出物的吸收,改善血液回流,尽早消除肿胀。③防止关节粘连,恢复关节活动度:早期进行肢体主动和(或)被动运动是防止关节粘连、恢复关节活动度的有效方法。

(2) 长期目标 ①恢复关节功能:恢复关节活动度并增强关节周围肌群肌力。②恢复日常生活活动能力:骨折后患者生活自理能力多数受到影响,尽早采取日常生活活动能力训练有助于促进患者生活自理。③防止各种并发症:骨折后,尤其是老年人,并发症发生率高,尽早采取相应措施,有效防止各种并发症,减少后遗症的发生,提高患者整体生活能力。

(五) 康复护理方法

骨折后康复训练一般分为3个时期进行。

1. 骨折愈合早期(骨折后1~2周) 这一阶段肢体肿胀、疼痛、骨折断端不稳定,容易再移位。因此,早期功能训练的重点是消肿止痛、保护骨折部位、预防肌肉萎缩、条件许可者增加关节活动度。

(1) 疼痛的处理:局部冰冻疗法能减少局部的炎症反应,减轻水肿,降低疼痛传入神经纤维的兴奋性,从而减轻疼痛,必要时可给予止痛药物。肢体肿胀的处理,遵循 PRICE(保护 protection,休息 rest,冰敷 ice,包扎 compress,患肢抬高 elevation)治疗方案,能有效防治肢体肿胀。给予受伤肢体足够的保护、适当的制动、冰敷可减少出血,减轻水肿,同时给予弹力带或弹力袜轻轻地包扎患肢,促进静脉回流,患肢抬高时,肢体远端必须高于近端且高于心脏。早期四肢肌群的等长收缩练习能产生唧筒作用,促进回流。目前,充气压力治疗在临床广泛应用,以促进静脉回流、减轻肿胀,预防深静脉血栓形成。

(2) 肌力训练:固定部位的肌肉应进行有节奏的等长收缩练习,可以预防失用性肌肉萎缩及肌腱、肌肉与周围组织间的粘连,并对骨折远端产生向近端靠近的牵引力,这种应力刺激有利于骨折愈合。肌肉收缩应有节奏地缓慢进行,尽最大力量收缩,然后放松,每天训练3次,每次5~10分钟,以不影响骨折的复位和固定为前提。

(3) 关节活动度训练:健侧肢体和患肢非固定关节的被动及主动训练在术后麻醉反应解除后即可进行,上肢应注意肩关节外展、外旋及手掌指关节、指间关节的屈伸练习,下肢应注意踝关节的背屈运动。每天训练3次,每次5~10分钟,关节活动范围逐渐加大。固定关节也应及早进行关节活动度练习,特别是骨折累及关节面时更易产生关节内粘连,遗留严重的关节功能障碍,为减轻障碍程度,在固定2~3周后,如有可能,应每日短时解除外固定,在保护下进行受累关节不负重的主动运动,并逐步增加关节活动范围,运动后继续维持固定。这种相应关节面的研磨还能促进关节软骨的修复、关节面的塑形并减少关节内的粘连。

(4) 正常活动和呼吸训练:应鼓励患者尽早离床,绝对卧床患者需每天做床上保健操,以改善全身症状,预防废用性综合征、压疮等发生。

长期卧床的患者,尤其是老年人及骨折较严重者易并发坠积性肺炎,可通过呼吸训练和背部叩击排痰训练来进行预防。

(5) 物理因子治疗:超短波疗法、低频磁疗、超声波、高电位治疗、冲击波等均可促进成骨,加速骨折愈合,对软组织较薄部位的骨折(如手、足部骨折)更适合低频磁场治疗,而深部骨折则适合超短波治疗。这些治疗可在石膏或夹板外进行,但有金属内固定时禁忌使用。经皮神经电刺激疗法能有效预防肌肉萎缩。温热疗法可改善肢体血液循环、消炎、消肿、减轻疼痛、减少粘连、防止肌肉萎缩及促进成骨,但至少需在术后或伤后48小时后进行。音频电疗和超声波治疗可减少瘢痕和粘连。

2. 骨折愈合中期(骨折后3~8周) 此期上肢肿胀逐渐消退,疼痛减轻,骨折断端有纤维连接,并逐渐形成骨痂,骨折处日趋稳定。本期进行康复训练的目的是促进骨痂的形成,逐渐增加关节活动范围,增加肌肉力量,提高肢体活动能力,改善日常生活活动能力,尽可能恢复部分工作能力。

(1) 关节活动度训练:尽可能鼓励患者进行受累关节各个运动轴方向的主动运动,轻柔牵伸挛缩、粘连的关节周围组织,每个动作重复多遍,每天3~5次。运动幅度应逐渐加大,遵循循序渐进原则。当外固定刚去除时,可先采用主动助力运动,以后随着关节活动范围的增加而相应减少助力。若关节挛缩、粘连严重,且骨折愈合情况许可时,可给予被动运动,动作应平稳、缓和、有节奏,运动方向与范围符合其解剖及生理功能,以不引起明显疼痛及肌肉痉挛为宜,避免再骨折。可配合器械或支架进行辅助训练,如连续被动运动机(CPM机)等。

(2) 肌力训练:逐步增加肌肉训练强度,引起肌肉的适度疲劳。外固定解除后,可逐步由等长收缩练习过渡到等张收缩练习及等张抗阻练习。当肌力为 0~1 级时,可采用水疗、按摩、生物反馈电刺激、经皮神经电刺激、主动助力运动等;当肌力为 2~3 级时,以主动运动或主动助力运动为主,辅以水疗、经皮神经电刺激等;当肌力达到 4 级时,应进行抗阻练习,但需保护骨折处,避免再次骨折。

(3) 物理因子治疗:红外线、蜡疗等热效应治疗可作为手法治疗前的辅助治疗,促进血液循环、软化瘢痕;紫外线照射可促进钙盐沉积和镇痛;音频电疗、超声波疗法能软化瘢痕、松解粘连。

(4) 改善日常生活活动能力训练及工作能力训练:尽早进行作业治疗,并逐渐进行职业训练,注重平衡性和协调性练习,改善患者的日常生活活动能力及工作能力。

3. 骨折愈合后期(骨折后 8~12 周) 此前骨性骨痂已逐步形成,骨骼有了一定的支撑力,但可能仍存在关节活动范围受限、肌肉萎缩等问题。本期训练的目的是消除残存肿胀,进一步减轻瘢痕挛缩、粘连,最大限度地恢复关节活动范围,增加肌力,恢复肢体功能,患者的日常生活活动能力、工作能力接近正常,重返家庭及工作。骨折从临床愈合到骨性愈合需要相当长的时间,功能训练的时间和强度应循序渐进,逐步使患者适应,既不能超前,也不能滞后。要根据患者的体征及影像学表现判断是否骨折愈合,确定能够适应的运动。若骨折尚未愈合,而判断错误后过早使用患肢,会影响骨折的对位、对线,最终畸形愈合。

(1) 肌力训练:根据肌力情况选择肌力训练方式,本阶段可逐步进行等张抗阻训练,有条件者可进行等速训练。

(2) 关节活动度训练:除继续进行前期的关节主动运动、主动助力运动、被动运动外,若仍存在关节活动受限,可进行关节功能牵引、关节松动技术等。关节功能牵引是将受累关节的近端固定,远端沿正常的关节活动方向加以适当力量进行牵引,使关节周围的软组织在其弹性范围内得到牵伸,牵引力量以患者感到可耐受的酸痛、但不产生肌肉痉挛为宜,每次 10~15 分钟,每天 2~3 次。对于关节中度至重度挛缩者,可在牵引后配合使用夹板或支具,进行持续牵伸,减少纤维组织回缩,维持治疗效果。对僵硬的关节,可配合热疗进行手法松动,即关节松动技术。治疗师一手固定关节近端,另一手握住关节远端,在轻度牵引下,按其远端需要的运动方向松动,使组成骨节的骨端能在关节囊和韧带等软组织的弹性范围内发生移动。

(3) 负重练习及步态训练:若上肢骨折,在不影响骨折固定及全身情况时,伤后即可尽早下地进行步行训练。若下肢骨折,需根据骨折的类型、固定的方式及骨科医生的随访决定何时开始负重练习,并遵循由不负重逐步过渡至部分负重、充分负重的原则进行负重训练。若患者能充分负重,可做提踵练习、半蹲起立练习等以增加负重肌肌力。在站立练习的基础上,依次做不负重、部分负重、充分负重的步行练习,并从持双拐步行逐步过渡至健侧单拐、单手杖、脱拐步行。此期也应加强站立位平衡训练,可进行重力转移训练,由双侧重力转移过渡至单侧重力转移、由矢状面不稳定平面过渡至冠状面,以训练患者的平衡能力。当患者获得一定的动态稳定性后还可运行平衡系统训练仪,以进一步提高患者的平衡性。

(4) 日常生活活动能力及工作能力训练：逐步增加日常生活活动能力训练和职业训练的方式和强度，并尝试重返家庭或工作岗位。逐步恢复体育运动，根据不同部位的骨折选择运动项目及运动强度，逐步增加运动量。

(六) 康复护理指导

1. **心理调适** 患者因意外受伤，常常自责并顾虑手术效果，担忧骨折预后，易产生焦虑、恐惧心理，常寄希望于有最好的药物或最好的康复方法，在最短的时间内，恢复到最佳状况。应给予耐心开导，介绍骨折的治疗和康复的训练方法、可能的预后等，并给予悉心的照顾，以减轻或消除患者心理问题。鼓励患者调适好心理状态，积极参与康复训练，但也不能急于求成，正确进行康复训练。

2. **饮食** 绝大部分骨折患者食欲下降，易产生便秘，所以需给予易消化的食物，鼓励多吃蔬菜和水果。老年人常伴有骨质疏松，骨折后也易引起废用性骨质疏松，宜给予高钙饮食，必要时补充维生素 D 和钙剂，甚至接受专业的骨质疏松药物治疗。适量的高蛋白、高能量饮食有助于骨折后骨折愈合和软组织修复。骨折后患者体内的锌、铁、锰等微量元素的血清浓度均明显降低，动物肝脏、海产品、黄豆、蘑菇等含锌量较多；动物肝脏、鸡蛋、豆类、绿叶蔬菜等含铁量较多；麦片、芥菜、蛋黄等含锰量较多，可指导患者适当补充。

3. **自我观察病情** 指导患者自我观察病情，特别是观察远端皮肤有无发绀、发凉，有无疼痛和感觉异常等，及早发现潜在的并发症，尽早就医。

4. **自我护理** 指导患者进行日常生活活动的自我护理，尽早生活独立。皮肤清洁护理非常重要，以免局部感染的发生，尤其是带有外固定者，需注意避免外固定引起的压疮。

5. **准确地进行功能锻炼** 指导患者进行相关的活动度、肌力、坐位、站立位、步行等功能训练，特别牢记锻炼中的注意事项，避免因不恰当的锻炼引起意外的发生。功能训练还需遵循循序渐进的原则，运动范围由小到大，次数由少到多，时间由短到长，强度由弱到强，锻炼以不感到疲劳、骨折部位无疼痛为度。

学习效果评价·思考题

1. 简述康复护理的概念及原则。
2. 脑卒中患者如何进行康复指导？
3. 如何对骨折术后患者进行康复指导？

项目六　生命周期与社区护理之五：社区老年人健康管理

学习目标

1. 识记老年人的心理特征及常见心理问题。
2. 理解老年人的健康管理，居家养老模式。
3. 学会应用失能老人的照护及空巢老人的照护。

案例导入

王阿婆，72岁，和老伴一起与儿子一家同住多年。某天，儿子加班晚归，没有回家吃晚饭，晚上8时儿子回到家，王阿婆看见儿子坐在客厅，连忙询问：儿子，晚饭吃了吗？儿子答：吃过了！过了5分钟，王阿婆又问了一遍，儿子又回答她，又过了5分钟，王阿婆又再次问了同样的问题，儿子耐心地又回答了她的问题。那天晚上，王阿婆一共问了5次相同的问题，直到回房间睡觉。对于王阿婆的这些行为，她的家人开始担心和纳闷了，通过观察，发现王阿婆近期烧菜不是多放了盐，就是忘记放糖；或者是多放了糖，忘记放盐；老花眼镜总是找不到，每次看报纸都要家人帮忙寻找眼镜等异常表现，让家人很为老人的健康状况担忧，于是向社区卫生服务中心求助。

请问：1. 老年人老化的生理特征？主要的心理特点？
　　　2. 护士如何对老年人进行健康评估？
　　　3. 简述老年人健康评估时的注意事项。

提示：老年人及其家属到卫生服务中心后，社区护士结合老年人的实际情况，收集相关资料，具体分析老年人的老化状况、心理表现，对老年人应重点从哪些方面进行健康评估？采用哪种评估方法？

任务一　老年人的生理、心理特点

一、概述

1965年联合国规定，65岁以上定为老年人，欧美及工业发达国家均采用这一标准。

1982年维也纳老龄问题世界大会规定60岁以上定为老年人,WHO建议亚太地区和发展中国家使用该标准,我国的老年人年龄分期按以下标准:45~59岁为老年前期;60~89岁为老年期;90~99岁以上为长寿期,寿星或百岁老人≥100岁。

二、老年人的生理特征

衰老或老化是生命过程的自然规律,衰老是随着年龄的增长,人体对内外环境的适应能力、代偿能力逐渐减退的过程。老化是指生物体生长发育到成熟期以后,随着年龄的增长,在形态结构和生理功能方面出现的一系列退行性变化及机体功能的逐渐丧失。从生物学角度来看,人体的衰老起始于细胞,表现为组织、器官功能减退。与许多生物一样,人类的衰老是一种普遍存在、不可逆、不可抗拒的渐进过程。衰老开始的时间及进程的快慢因人而异,主要表现为生理功能的退行性:贮备能力减少,适应能力减弱,抵抗能力下降,自理能力降低。因此,在照料老年人的过程中,结合不同老年人个体的生理心理表现、生活经历及文化程度,指导老年人正确面对老化甚至死亡,让老年人了解到老化与死亡的不可避免。

三、老年人的患病特点

即使是同一年龄的老年人,不同脏器功能改变的程度也有差异,所以对老年人疾病的诊断不能仅仅以实际年龄来判断,更应全面考虑职业、家庭环境、经济状况及与周围人的关系等情况,综合加以分析来判断。一般老年人患病的特点如下:①患病率高;②不能全面正确提供病史;③疾病不易被发觉;④疾病的并存性;⑤发病缓慢,临床症状不典型;⑥易发生意识障碍;⑦易发生水、电解质紊乱;⑧身心后遗症发病率高。

四、老年人的心理特征

老年人进入老年期后,会经常回顾自己过去的经历,发展自我整合,寻找生命价值,以便接受渐进老去、死亡的事实。具体表现如下。

1. **脑功能下降,记忆力衰退** 说话开始重复和唠叨是老年期最常见的症状。为了排解寂寞,部分老年人会借助重复和唠叨的语言为自己的生活增添一点热闹的气氛;也有老年人具有"怀旧情结",即老年人退休后突然间失去了生活奋斗的目标,生活的节奏骤然放慢,老年人的心态渐渐进入到一种安详和宁静的停滞状态,开始对自己几十年走过的路进行回味和自我整合,说的话、做的事都带着浓厚的怀旧色彩。许多老年人觉得与他们的同龄人相处比较舒服,尤其是共度人生、轶事、儿时同伴,更觉得亲切,因为他们之间有共同语言、共同回忆,以解脱现时的空虚和无奈。

2. **情绪控制能力减弱** 老年人小心谨慎,重视准确、忽视速度,不会轻易冒险,比较注意避免犯错误。情绪不稳定,自控能力差,经常被负面情绪控制,易激怒,动辄就大发雷霆,或易哭泣,经常产生抑郁、焦虑、孤独感、自闭和对死亡的恐惧等心理。

3. **趋向保守,固执己见** 进入老年期后,人的活动能力开始逐渐衰退,情绪变得低沉、缓慢和淡漠。许多老年人在多年的社会实践中,养成了一定的生活作风和习惯,随着年龄的增长,这些作风和习惯不断被强化,因此,老人们在评价和处理事物时,往往容易坚持自己的意见,不愿意接受新事物、新思想,经常以自我为中心,很难正确认识和适应生活现状,常常沉湎于往事,悔恨无法挽回的美好过去。

4. "返老还童" 言语、行为幼稚,时常表现出与实际生理年龄不相称的语言和行为,对生活中的事物表现出前所未有的兴趣和好奇心,常主动要求别人过多的照顾和关怀,总要求老伴和子女陪伴在身边、挑剔饮食等。老年人小孩化并不是什么坏现象,这种现象的出现具有一定科学道理,这种变化对老年人身心健康非常有利。

5. 依赖心理 在老化过程中,主要表现3种典型的依赖,即经济上、生理上、社交上。老年人通常希望有一个健康的身体,一旦患有疾病希望尽快恢复痊愈,不留后遗症,不给后辈增加负担,尽可能达到延年益寿。但由于生理和社会上的一些客观原因,老年人在独立性和依赖性两者之间的斗争中,会不自觉地向依赖性方面转化。

五、老年人常见心理问题

1. 心理功能减弱 随着年龄的增长,视力下降、听觉迟钝、动作反应缓慢、与社会接触减少,都可能引起老年人情绪上的焦虑、抑郁和孤独感;有些疾病能直接影响老年人的心理功能,如患脑动脉硬化症,由于脑组织供血不足,能引起老年人记忆力减退,严重的甚至造成痴呆;有些高血压病、冠心病等患者常出现心情急躁不安;有些老年人由于患病需要长期卧床,生活不能自理,便觉得成为他人的累赘,感觉到前途无望,出现心情焦虑、抑郁等症状。

2. 社会角色转变障碍 老年人退休后一般需要经过角色转换阶段、适应阶段、重新计划人生阶段、稳定阶段4个阶段后才能真正稳定。由于生理和心理的难以适应和逐渐老化,这个过程对老年人来说是一段痛苦的心理挣扎,可表现为无所事事、无所适从,而产生烦躁、焦虑、抑郁等不良情绪,最后则"即退之,则安之",逐渐的将注意力转移到家庭中。

3. 家庭关系紧张 家庭是老年人退休后的主要生活场所,老年人的生活及其心理健康不可避免地要受到家庭的结构、家庭成员彼此间的关系及老年人在家庭中的地位等影响。

4. 人际关系紧张 由于脑组织萎缩、脑功能减退、智力水平下降、记忆力减退,老年人多虑多疑、爱唠叨、对人不信任及斤斤计较等,造成与家人和周围邻居沟通困难、人际关系紧张。

任务二 老年人的健康管理

一、健康管理规范

自2009年,卫生部将老年人健康管理作为国家某本公共卫生服务的内容之一,制定了《国家基本公共卫生服务规范》,在建立居民健康档案基础上,每年为辖区内年龄≥65岁老年人,且常住居民免费提供一次体检、辅助检查和健康指导。对发现已确诊的老年高血压病和糖尿病患者,提供规范化管理,对体检发现有异常的老年人建议定期复查,每年为老年人提供一次健康管理服务,包括生活方式和健康状况评估、体检、辅助检查和健康指导。通过实施老年人健康管理服务项目,对老年人免费开展健康管理,提供健康体检,完善健康档案,为老年人提供连续、综合、适宜和经济有效的医疗卫生服务和健康管理服务,不断提高老年人的健康水平。

二、健康服务项目

1. *生活方式和健康状况评估* 通过问诊及老年人健康状态自评了解其基本健康状况、体育锻炼、饮食、吸烟、饮酒、慢性疾病常见症状、既往所患疾病、治疗及目前用药和生活自理能力等情况。

2. *体格检查* 包括体温、脉搏、呼吸、血压、身高、体重、腰围、皮肤、浅表淋巴结、心脏、肺部、腹部等常规体检,并对口腔、视力、听力和运动功能等进行判断。

3. *辅助检查* 包括血常规、尿常规、肝功能(血清谷草转氨酶、血清谷丙转氨酶和总胆红素)、肾功能(血清肌酐和血尿素氮)、空腹血糖、血脂和心电图检测。

4. *健康指导* 告知健康体检结果并进行相应健康指导。

(1) 及时将老年人健康体检结果录入居民健康档案软件管理系统,实施计算机动态管理。

(2) 对发现已确诊的原发性高血压病和 2 型糖尿病等患者纳入相应的慢性病患者管理。

(3) 对体检中发现有异常的老年人建议定期复查。

(4) 进行健康生活方式,以及疫苗接种、骨质疏松预防、防跌倒措施、意外伤害预防和自救等健康指导。

三、健康评估概述

老年人的健康评估是预测老年疾病风险、判断老年人健康状况和进行老年功能评估的基本方法。老年人是慢性病患病的高危人群,必须根据不同年龄组的健康情况,制订针对慢性病的预防和控制措施,积极控制高压血、高糖血症、高血脂症等相关危险因素,减少心脑血管事件的发生,同时采取有效的行为干预措施,改善和提高社区老年居民的健康状况和生活质量。因此,有效控制血压、血糖、血脂等相关危险因素,降低心脑血管疾病的发生率,已成为广大社区卫生服务工作者面临的重要课题。

四、健康评估内容

对老年人进行健康评估时,应该全面考虑、综合评估,不仅要处理已经发生的问题,还要预防潜在问题的发生。老年人健康评估通常可以从日常生活功能及躯体健康进行评估。从日常生活功能分析了解老年人日常生活功能,是测定他们独立生活能力、评估老年人健康的最重要的领域。测定内容包括两个方面：①日常体力活动,如穿衣、洗澡、上厕所等基本功能,是否自理或需要帮助护理；②日常功能活动,如购物、烹调、打电话等。这两个方面是反映老年人能否独立生活的基本条件。躯体健康可从健康的自我评价、医学症状、慢性病状况等方面综合分析,通常测评 3 个方面：①形体健康状况,具有标准体格指数,无显著驼背或异常畸形；②有一定的体力,肢体灵活,步态平稳,具有相应的听力、视力,无明显的神经内分泌功能异常；③未发现显性病理缺损和器质性疾病。

1. **身体健康状况的评估** 护士通过对老年人细致的观察和全面的、有重点的体格检查,更好地了解其身体状况,为进一步形成护理诊断、制订护理计划提供依据。①健康史：既往和目前的健康状况；②体检：全身状态、皮肤、头面部与颈部、胸部、腹部、泌尿生殖器、脊柱与四肢、神经系统；③功能状态评估：内容为日常生活能力、功能性日常生活能力、高级日常生活能力,常用评估工具为 KatzADL 量表和 LawtonIADL 量表；④辅助检查：包括血常规、尿常规、红细胞沉降率、血生化检查,心电图检查、影像学及内镜检查。

2. **心理健康状况的评估** 老年人的心理健康状况直接影响其躯体健康和社会功能状态,是实现健康老龄化不可缺少的维度之一。老年人的心理健康状况常从情绪和情感、认知能力、压力与应对等方面进行评估。情绪和情感直接反映人们的需求是否得到满足,是身心健康的重要标志。老年人的情绪纷繁复杂,焦虑和抑郁是最常见也是最需要进行干预的情绪状态。常用汉密尔顿焦虑量表和抑郁量表进行评估。认知评估包括思维能力、语言能力及定向力 3 个方面,在已经确定的认知功能失常的筛选测试中,最普及的测试是简易智力状态检查(MMSE)和简易操作智力状态问卷(SPMSQ)。

3. **社会健康状况的评估** 全面认识和衡量老年人的健康水平,除了生理、心理功能外,还要评估其社会状况,应对老年人的社会健康状况和社会功能进行评定,具体内容包括角色功能、所处环境、文化背景、具体状况等方面。

(1) 对老年人角色功能的评估：其目的是明确评估者对角色的感知、对承担的角色是否满意,有无角色适应不良,以便及时采取干预措施,避免角色功能障碍给老年人带来生理和心理两方面的不良影响,通过交谈、观察两种方法收集资料,评估内容包括一般角色(了解老人过去的职业、现在的工作状态、近期做的事情等)、家庭角色(在家庭中的地位、承担的责任等)、社会角色(自我概念、社会支持资源等信息),对角色的认知和适应。

(2) 对老年人的环境评估：①老年人的健康与其生存的环境存在着密切联系,如果环境因素的变化超过老年人体的调节范围和适应能力,就会引起疾病,其中居家安全物理环境因素是评估的重点,居住环境是老年人的生活场所,是老人学习、社交、娱乐、休息的地方,通过上门家访可以获得资料。②社会环境,包括经济状况(经济来源、工资福利、医疗费用的支付等)、生活方式(饮食习惯和不良嗜好等)、社会关系和社会支持(家庭成员关系、朋友邻里关系等)。

(3) 文化与家庭评估：文化评估是了解老年人的文化差异,为制订老年人文化背景的个体化的护理措施提供依据。家庭评估是了解老年人家庭对其健康的影响,以便制订有益于老年人疾病恢复和健康促进的护理措施。

五、健康评估方法

1. **交谈** 通过护士与老年人、亲友、照护者及相关医务人员进行谈话沟通,了解老年人的健康资料和信息。

2. **观察** 护士通过视、听、嗅、触等感官获取老年人的健康资料和信息,观察老年人的各种身体症状、体征、精神状态、心理反应及其所处的环境,发现潜在的健康问题。

3. **体格检查** 运用体检的方法,对老年人进行有目的的全面检查。

4. **阅读** 通过查阅病历、各种医疗与护理记录、辅助检查结果等资料,获取老年人的健康信息。

5. **测试** 用标准化的各种适合老年人的量表和问卷,测量老年人的身心状况。

六、健康评估的注意事项

1. **提供适宜的环境** 老年人的感觉功能降低,血流缓慢、代谢率及体温调节功能降低,容易受凉感冒,所以体检时应注意调节室内温度,以 22~24℃为宜。老年人视力和听力下降,评估时应避免对老人的直接光线照射,环境尽可能要安静、无干扰,注意保护老人的隐私。

2. **安排充分的时间** 老年人由于感官的退化,反应较慢,行动迟缓,思维能力下降,因此,所需评估时间较长。加之老年人往往患有多种慢性疾病,很容易感到疲劳。护理人员应根据老年人的具体情况,分次进行健康评估,让其有充足的时间回忆过去发生的事件,这样既可以避免老人疲惫,又能获得详尽的健康史。

3. **选择得当的方法** 对老年人进行躯体评估时,应根据评估的要求,选择合适的体位,重点检查易于发生皮损的部位。检查口腔和耳部时,要取下义齿和助听器。有些老年人部分触觉功能消失,需要较强的刺激才能引出,在进行感知觉检查,特别是痛觉和温觉检查时,注意避免损伤老人。

4. **运用沟通的技巧** 老年人听觉、视觉功能逐渐衰退,交谈时会产生不同程度的沟通障碍。为了促进沟通,护理人员应尊重老年人,采用关心、体贴的语气提出问题,语速减慢,语音清晰,选用通俗易懂的语言,适时注意停顿和重复。适当运用耐心倾听、触摸、拉近空间距离等技巧,注意观察非语言性信息,增进与老人的情感交流,以便收集到完整而准确的资料。为认知功能障碍的老年人收集资料时,询问要简洁得体,必要时可由其家属或照顾者协助提供资料。

任务三　居家养老模式

一、养老服务需求评估机制的形成

养老是指老年人随着年龄的增长,躯体功能逐渐衰退、退出生产领域,日常生活自理能力减弱,需要外界提供经济、生活和心理情感等方面的支持。在深度老龄化的严峻形势下,对老年人开展养老需求评估,推进多样化的养老服务形式,是提高养老服务效率与满意度的前提。长期以来,上海一直十分重视养老服务需求评估工作,已经制定颁发了一系列规定,先后出台了《上海市养老机构管理和服务基本标准》,根据老年人的年龄、生活自理程度、身体状况及特殊要求,通过评估,将接受服务老年人分为三级、二级、一级护理和专护,列出了具体的分级护理标准,并制订了较为详细的分级护理内容,促进机构养老服务的规范化;《老年护理等级评估要求》,将接受服务老年人分类为正常、轻度、中度与重度;《上海市老年护理医院出入院评估标准》和《高龄老人医疗护理需求评估管理规范(试行)》,对入院老人与城保老人开展模拟评估与试点评估。

二、居家养老模式

居家养老模式是指老年人居住在家中,由专业人员或家人及社区志愿者对老年人提供服务和照顾的一种新型社会化养老模式,而不是指我国传统的家庭养老方式。居家养老照顾主要依托社区,以社区服务为保障,把社区养老服务延伸到家庭,是体现家庭养老和社会养老双重优势的一种新型照顾模式,尤其强调社区照顾在居家养老照顾中的重要作用,是老年人及家属最愿意接受的养老照顾方式,也是我国未来养老照顾的主流。这种模式更注重对老年人心理和情感的关怀,使老年人尽可能过上正常化的生活,提高老年人的生活质量,具有投资少、成本低、服务广、收益大、收费低、服务方式灵活等特点。主要服务内容包括基本生活照料、医疗护理服务、精神慰藉、休闲娱乐设施支持等。居家养老服务的提供者主要有居家养老服务机构、老年社区、老年公寓、托老所的医疗保健、护理、家政服务等人员和社会志愿者等。上海市是我国居家养老服务的发源地,养老格局为"9073"(90%老年人由家庭自我照顾、7%老年人享受社区居家养老服务、3%老年人享受机构养老服务),目前已经在全市全面铺开,服务覆盖面已惠及近30万老年人,服务从最初的以生活服务为主,逐步扩大到助餐、助洁、助医、助行、助浴、助急等各个方面,为生活不便的老年人提供了所需服务,并为其中生活困难老年人给予了经济补贴。目前主要有两类服务形式:一是,由街道助老服务社派出经过培训的助老服务员,上门为有需求经过评估的老年人开展"六助"服务;二是,在社区开设日间照料中心和助餐点,为老年人提供文娱活动、健身养生、精神慰藉、洗澡就餐等日间服务。居家养老的最大好处是让老年人在自己熟悉的环境中生活,并能得到生活、精神等各方面的帮助。

三、上海居家养老的特点

(1) 服务人群越来越多:受益面已占户籍老年人的8%左右。

(2) 服务内容不断丰富:包括日常生活及精神服务的各个方面。

(3) 补贴范围不断扩大:经评估,已有10多万老年人得到政府的服务补贴。

(4) 服务政策不断完善:先后制定一系列文件,确保全市居家养老服务规范、有序、健康的发展。

上海市的居家养老服务发展早、起点高、运行规范,已形成规模效应,应抓住这个良好契机,在创新中进一步发展,以更好地应对上海所面临的快速、深度的老龄化态势。①培育形成专业化的服务组织,建议尽快培育形成中、大型的居家养老服务专业民间服务组织,以进一步提高居家养老服务的专业化、职业化服务水平,不断推进居家养老服务的规范化、集约化运作。②加大对居家养老服务人员的专业培训,可增加康复护理、心理护理等培训课程,确保专业人员持证上岗,给予一定的社会地位,建立专门的平台发布信息。③形成居家养老服务的社会化运作机制,及时发布政府新出台的养老政策,定期公布居家养老服务人员及补贴对象条件。居家养老服务不仅仅是关爱每一位老年人,也涉及一个家庭的幸福,更影响到社会和谐。

任务四 失能老人的照护

一、照护的定义

照护又称全面或者全方位照料的护理。它是一个综合概念,是指对因高龄、患病等身心功能存在,或可能存在障碍的老年人提供的医疗、保健、护理、康复、心理、营养及生活服务等全面的照顾。广义的"照护"概念不仅是指因生理疾病所需要的照护,还包括因健康所引起的心理和社会适应性各方面疾患和受损所需要的照护,照顾的目的在于增进或维持老年人身心功能,提炼老年人自我照顾及独立的生活自理能力,保持老年人的正常生活状态。

二、失能老人现状

我国人口老龄化的一个突出特点就是"高龄化",而失能往往是与高龄化相伴生的人口现象。宏观来看,我国的"老年人口高龄化"和"不健康老龄化"趋势在持续扩展,人口老龄化带来的养老风险和照料压力持续放大。失能老人从 2012 年的 3 600 万人增长到 2013 年的 3 750 万人,健康和自理能力的丧失是老年期丧失的主要问题,失能老年人因生活自理能力受损,不得不依靠他人提供生活照料和健康护理,家庭是失能老年人的主要照护者。作为失能老年人的照顾者,大多处在不堪重负、身心疲惫的状态中,存在 3 种情况:①照料功能逐渐弱化,由原先的多子女家庭转化为目前常见的三口之家。②功能名存实亡,名义上有子女,有经济供养但没有照料功能,如孩子不在身边,或者孩子工作忙碌,养儿不能防老;③功能丧失殆尽,如没有孩子的"丁克"家庭、失独家庭,2012 年我国至少有 100 万个失独家庭,每年还在增加 7.6 万个,现实地看,绝大多数家庭都逃脱不了这 3 种情况,摆脱不了以困苦无助为特征的"痛苦老龄化"的挑战。政府需要重建家庭养老制度,当前提出了新时期的养老服务体系——以居家养老为基础、社区服务为依托、机构养老为支撑,因此,长期照护服务的需求增加,其需求增加体现在两个方面:①家庭已经无法完全满足其照护需求;②失能老人照护需求多样化,失能老人已不再满足于简单的起居照料,在调查中多数失能老人表示对专业康复训练需求强烈,希望获得临终关怀服务,也希望获得文娱活动等,这些不幸的老年人寻求专业照料的刚性需求日趋增长。

三、失能老人的定义

丧失生活自理能力的老人称为"失能老人"。按照国际通行标准共包含吃饭、穿衣、上下床、上厕所、室内走动、洗澡 6 项指标,"做不了"1～2 项的,定义为"轻度失能",3～4 项定义为"中度失能",5～6 项定义为"重度失能"。

四、失能等级评估内容

失能老人是因年老、疾病、伤残等原因导致各种机体功能出现障碍,从而影响个体生活自理能力的一种情况。国际上通用的日常生活活动能力量表为标准界定失能老人,一般日常生活活动能力量表包括两个组成部分,基本日常生活活动能力(ADL)和工具性日常生活活动能力(IADL)两个指标。细化的具体评估内容如下。

1. *老年人失能等级评估表*　包括进食、梳洗、上厕所、沐浴、穿/脱上衣、穿/脱裤子、解大便、小便失禁及频率、在床和椅子/轮椅间移动、进出厕所、进出浴室/浴盆、步行(或是用轮椅)、上/下一层楼梯、使用交通工具、购物、做家务、个人财务管理、遵医嘱服药、解决问题能力、记忆力、定向力、注意力、情绪状态、社交能力、理解能力、表达能力、合理利用闲暇时间、在社区或医院或家庭安全的独处 30 项分别评估其自理程度(自理程度分完全自理、轻度失能、重度失能)。

2. *生活行为与社会功能评估表*　包括 14 项:吸烟习惯、是否喝酒、是否经常参加体育锻炼、饮食习惯、食肉习惯、食蛋习惯、食鱼习惯、睡眠习惯、睡眠质量、生活规律、是否帮助做家务、现在仍就业的工作时间、是否参与社会公益性活动等。

3. *其他*　在对失能老人进行全面评估时,不应只重视其生理状况,更应重视老人的生活功能,关注其丧失的功能和残存的功能,应鼓励失能老人最大限度发挥残存功能的作用,尽可能使其基本的日常生活能力自理。总之,既要满足失能老人的生理需要,还要充分调动失能老人的主动性,让其作为一个独立自主的个体参与家庭和社会生活,满足其精神需要。

五、失能老人的照护

失能老人由于生活自理能力有障碍,因而他们在一个较长时期,甚至无限期内都需要别人给予广泛的帮助,包括生活照料、保健护理服务、精神慰藉服务和特殊服务等。为了让老年人能够恢复或保持一定的健康状态,往往需要提供一系列长期服务,即进行长期照护。这种长期照护既不是一般的养老照顾,也不是纯粹的医疗护理,而是介于两者之间的一种中间性照护,其目的在于增进或维持老年人身心功能,锻炼老年人自我照顾及独立的生活自理能力,保持老年人的正常生活状态。

1. *正规性和专业性*　同一般的养老照料相比,正规性和专业性是长期照护服务最显著的特点。长期照护的服务对象是日常生活不能自理的身心功能障碍者,且常常患有多种疾病。对于他们,即使是吃饭、洗澡、移动等一般性照料,也需要更多的知识和技巧。

另外,还需要针对他们的患病情况和功能障碍,提供更多的医疗、护理和康复等服务,因而长期照护服务也就具有较高的专业性。

2. 长期性和连续性　长期照护服务并不是纯粹的医疗护理服务,具有长期性和连续性的特点。通常情况下,医疗护理服务主要是指针对急诊期的健康问题,在医院内进行诊断治疗和护理,其专业性强,但持续时间短且所需成本高。而失能老人在很长时间,甚至终生都需要进行连续性的照护,因此他们不可能通过长期住院来满足照护需求。另外,除了专业的医疗护理之外,同时需要日常生活照料、社会交往支持、经济和信息援助等服务,这些都是医疗服务机构无法满足的。由此可见,长期照护比传统意义上的照料或照顾更专业,比专科护理的内容更广泛、更长期,是医疗护理和社会照顾的有机结合。

六、失能老人长期照护的服务形式

失能程度不同、社会支持资源不同的老年人对长期照护服务需求的内容和形式是有差别的。因此需发展长期照护产业,开展多种形式的长期照护服务形式,应包含以下 6 种服务形式。

1. 老年护理院　为失能程度较高、所需照护比较多的老人提供全方位的医疗护理、康复、人身照料等服务。该类服务机构需要完备的设施、专业的医护人员,所需要的费用较高。

2. 老年公寓　主要接受有一定程度的失能,无法在社区独立生活,但不完全依赖他人进行人身照料的老人,为他们提供住宿、膳食、一般的人身照料和有限度的护理。

3. 日间照料中心　失能老人可定期前往日间照料中心,由康复治疗师和专业护士提供物理、作业等康复训练,进行专业护理和健康教育,尽可能恢复他们残存的功能和自理能力。

4. 居家护理　对于有明确医疗护理服务项目,在家居住的老年人,由社区卫生服务中心提供家庭病床和访视护理等上门服务,在家中进行导管护理、膀胱功能训练、伤口护理等,以维持老年人的健康水平,减少再次入院的风险。

5. 综合居家照顾　为失能老年人提供打扫卫生、送餐、协助洗澡等各种家政帮助,提供一定次数的交通接送、家居无障碍环境改造等服务,使他们尽可能地居住在社区,降低机构住院的风险。

6. 喘息服务　适用于居住在家中,由家庭成员进行长期照护的老年人。对于主要照顾者来说,长期照护会带来巨大的体力和精神压力,导致照护者负担过重,必须给予一定的援助。喘息服务就是将老年人送至相应的合约机构进行短期的照护,从而使主要照顾者能有一定的时间进行体能和精神的恢复。

在以上服务形式中,老年护理院和老年公寓属于机构长期照护服务的范畴,后面几种属于居家照护模式。机构照护所需成本相对较高,只能适度发展,否则会导致资源浪费。另外进行机构照护时,如果使用社会保险或国家税收转移支付等公共资助进行支付,必须经过专业机构的标准化评估和认定,兼顾效率和公平。失能老人的照护必须社会化、院舍化,同时失能老人的照料成本也需要部分政府化,国家养老政策应该为失能的、低收入老年人群提供全方位的托底照料支持。

任务五　空巢老人的照护

一、现状

在我国,由于社会经济的发展、家庭结构的核心化、家庭结构的小型化,以及人口流动的加速,亲属网络的弱化,出生率的下降,独生子女大量增加,人口的老龄化、高龄化使得空巢家庭问题凸现出来。由于身体健康受到慢性疾病的严重威胁,加之近年来,随着生活节奏的日益加快,越来越多的青年男女选择在外打拼,这使得空巢老人的数量出现逐年增长的现象,空巢老人由于长时间独处,无论是在生理上还是在心理上都容易出现各种问题,缺乏日常生活照料和情感慰藉,从而使其社会生活适应能力面临许多问题和障碍。社区卫生服务中心作为社区最重要的医疗机构,其在社区空巢老人身心健康方面发挥着重要的作用,对此社区卫生服务中心除了要积极治疗空巢老人各种疾病外,还需时刻关注空巢老人的身心需求,实施针对性的护理对策,满足空巢老人精神上的需求,提高其生活质量。

二、空巢老人的定义

空巢老人是指无子女或没有和子女居住在一起的老人,其中包括夫妻同住和单人独住的老年人。根据空巢老人是否愿意选择空巢生活方式,还可以分为主动空巢家庭(即老年人自愿选择不与子女一起居住)和被动空巢家庭(即由于种种原因老年人无法和子女居住在一起而只好独自居住),其中还包括失独家庭的老年人。

三、空巢老人的社区护理需求

(1) 空巢老人由于子女不在身边,缺乏关爱,因此易出现自卑、焦虑、烦躁及恐惧心理,其内心渴望得到亲属的重视与关爱,渴望得到医护人员的尊重与关怀,产生被尊重与被关爱的需求。对此护理人员必须给予高度重视,依据社区空巢老人实际的心理需求,给予针对性的心理护理,需多与空巢老人进行沟通与交流、陪聊或电话沟通,以真诚和热忱的态度赢取老人的信任,建立和谐、友好的护患关系,使空巢老人能够敞开心扉,排除其心中的不良情绪。

(2) 空巢老人随着年龄的增长,各种慢性病愈加突出,其所带来的痛苦也越加严重。受疾病影响,空巢老人在社区卫生服务中心医院就诊时,希望得到相应的社区护理,必要时更需要上门居家护理,如紧急救助需求、健康教育需求、定期检查需求、基础护理需求等,为老人提供家庭病床,给予家庭诊疗护理,实施上门体验服务等。社区卫生服务中心应设立意外事件救助系统,当独居老年人发生突发事件时可以得到及时、有效的帮助。对此护理人员需加强心理疏导,向空巢老人讲解相关疾病治疗的成功案例,尽可能转移其对不利事件的注意力,引导其积极、乐观地对待疾病,排除焦虑、恐惧的心理。

(3) 对于空巢老人,需建立与完善相关的护理保险制度,制订老人健康档案管理体系,并将护送、健康教育、用药等各方面的内容列为社区护理管理中,从细节入手,提升空巢老人的社区护理质量,依据空巢老人不同的文化程度、不同的生活习惯等,建立个性化的健康教育方案,定期评估老人的机体状况,致力于其生活质量的提高。总之,社区护理是空巢老人机体健康的重要保障,也是构建友好、和谐的护患关系的保障,对空巢老人疾病治疗及身心健康具有重要的意义。

四、居家护理的需求

在空巢家庭的非正式照顾系统中,由于子女不在身边,有配偶的家庭中配偶成为老人的重要精神支柱。其次,老人与子女的交流是老人精神慰藉的重要内容,打电话和到老人住所探望是子女与空巢老年人联系的主要方式,老年人也会打电话给子女或去子女家。通过这些互动,双方交流感情,尤其是老年人能从中获得感情慰藉。

1. **居家护理** 对社区空巢老人的身心健康有着重要的意义,对此社区卫生服务中心必须加强对家庭护理人员的培训,确保家庭护理人员具备专业的家庭护理知识,如合理用药、科学饮食、突发急救处理、常见病预防等。此外,社区卫生服务中心还可联合相关的社会团体,通过各种途径向空巢老人提供家庭护理支持,对于家庭护理人员也要加强关注,尽量减轻他们的身心疲劳,能提供"喘息服务"及常态化必要的援助。通过对空巢老人的上门家庭访视,及时了解空巢老人的实际健康状况,并给予相应的健康指导,同时应根据空巢老人的实际需求,给予对应的居家护理,如为老人提供家庭病床、给予家庭诊疗护理、实施上门体检服务等。

2. **陪伴护理** 老人害怕孤独,最需要陪伴,因为陪伴能增加老年人对生活的信心和安全感,陪伴的交谈还能使老人压抑在心里的情绪得到释放,从而摆脱不良情绪的困扰。对空巢老人开展上门居家心理护理,陪聊或电话聊天,护理人员在交谈中要做到态度真诚、言语柔和,要让空巢老人感受到医护人员对其的尊重与重视,以排除其孤独心理,消除其抑郁情绪,在沟通交流中诱导空巢老人自身转变养老观念;克服空巢心理。空巢老人应摒弃"养儿防老"的观念,意识到创造幸福的晚年生活要靠自己;若发现空巢老人抑郁症状严重,可引导其在医生指导下科学、合理应用抗抑郁药物。

总之,居家护理可以从空巢老人的日常生活照料入手,可有效改善空巢老人的身心健康状况,提高其疾病治疗的依从性,对空巢老人生活质量的提高有着非常重要的意义,可提高空巢老人的幸福感。

学习效果评价·思考题

1. 老年人的心理特征有哪些?常见的心理问题有哪些?
2. 简述居家养老的服务模式。
3. 如何指导家属照护居家的老人?如何照护失能、空巢老人?

项目七　生命周期与社区护理之六：舒缓疗护

学习目标

1. 识记舒缓疗护概念、原则；临终患者的主要症状和护理、心理反应和护理。
2. 识记疼痛的概念、评估和护理、疼痛控制基本原则与方法。
3. 理解临终患者家属的心理变化和指导；舒缓疗护的伦理原则。
4. 学会应用家属哀伤期的沟通技巧，尸体料理的方法，以及舒缓疗护社区护理项目。

案例导入

贺女士，79岁，已婚，退休。主诉：肝脏肿瘤介入治疗后疼痛1年。患者2012年12月体检时发现肝肿块，大小7 cm×8 cm，诊断为肝癌。给予肝介入及放射治疗，肿块缩小至3.2 cm×4.2 cm。6个月后检查发现双肺多发性转移灶，出现胸、腹痛，并放射至腰背部，靠服用吗啡缓释片止痛。近期疼痛加重，伴恶心、呕吐，大便干结，纳差、乏力，功能状态评分(KPS评分)40分。诊断：肝癌晚期伴骨、肺转移，入住舒缓疗护病房。患者既往有高血压病、糖尿病史10余年，长期服药。

患者入院后体格检查：神志清楚，血压160/90 mmHg，空腹血糖11.5 mmol/L。右侧胸痛剧烈，伴呼吸困难，严重影响夜间睡眠，疼痛评分(NRS)8分。由于骨痛长期卧床，患者情绪烦躁，并拒绝翻身。在与患者及其家属的沟通交流中，发现患者虽然对病情有所了解，但对预后尚不知情，家属担心告知实情会使患者精神崩溃。

请问：贺女士入院后，护士应如何对患者进行评估？针对患者癌性疼痛及伴随症状如何观察及护理？针对患者及其家属的心理变化如何进行干预？

分析提示

患者入院后护士通过与患者及家属沟通，评估患者及其家庭情况，包括现病史、既往史、临床表现、治疗过程、患者及其家属的需求，患者的心愿。制订个性化照顾计划，让临终患者在精神上有行为能力时，以其个人价值观表明自己对临终照护的意向，根据患者个人情况设定护理目标，寻找多方资源，制订护理计划，提供个性化的舒缓护理。

任务一　舒缓疗护概述

一、概念

舒缓疗护,又称姑息护理(palliative care)。2002 年 WHO 将其定义为:一种支持性照护方法,即通过早期识别、积极评估、控制疼痛和缓解其他痛苦症状,如躯体、社会心理和宗教(心灵)的困扰,以预防和缓解身心痛苦,达到改善身患进展性疾病者及其亲属的生活质量。

舒缓疗护是伴随临终关怀运动逐渐产生和发展起来的一种全新的护理方式,是对无治愈希望的临终患者及其家属提供身心与精神方面缓解性和支持性的照护,尽可能使患者有尊严地安详离世,同时给予家属提供支持及哀伤辅导。

二、发展史

1967 年英国西西里·桑德丝博士,创办了全世界第一家对癌症晚期患者有特殊服务方案的圣克里斯福宁养中心(ST. Christophers' Hospice)。使垂危患者在人生最后旅途的病痛得到舒缓,尊严得到维护。1974 年,美国创建了第一个临终关怀方案,于 1983 年获得政府法律通过。1981 年日本建立了第一所临终关怀机构。自 20 世纪 70 年代起,美国、加拿大、日本、澳大利亚、法国、荷兰、挪威、以色列,甚至南非等许多国家相继开展了临终关怀的工作。迄今为止,世界上许多国家和地区开展了临终关怀服务实践和理论研究。

20 世纪 80 年代后期临终关怀被引入我国。1982 年,香港地区推行舒缓护理,并于 1992 年成立了第一所独立的宁养病院——白普理宁养中心。至 2004 年已有 12 间公立医疗机构开设舒缓治疗护理服务,居亚洲第二位。1990 年台湾马偕纪念医院成立安宁病房。2000 年,立法院通过《安宁缓和医疗条例》,2001 年,安宁疗护整合性照护纳入全民健康保险。

1988 年,我国首家临终关怀机构——天津临终关怀研究中心由天津医科大学崔以泰教授主持建立,崔以泰被誉为"中国临终关怀之父"。同年上海南汇护理院成为我国第一家机构型临终关怀院。1990 年北京成立我国第一所民办临终关怀医院——松堂医院。1998 年李嘉诚基金会,在全国相继开设了 36 个宁养院,推进"人间有情"全国宁养医疗服务计划。2006 年经国务院批准"中国生命关怀协会"成立。2012 年上海市政府实事项目,在 17 个区(县)共 18 家社区卫生服务中心设立舒缓疗护病区,为肿瘤晚期患者提供居家和住院相结合的舒护服务。根据国家卫生部文件精神,临终关怀科为注册登记的唯一合法名称。在病区(病房)名称上采用舒缓疗护。

目前,全国各地建立的临终关怀机构已超过 120 家,主要分布于大城市,正向部分中等城市延伸。近 30 年的发展,我国在舒缓护理发展上已取得了一定成果,但一直未摆脱服务机构数量少、覆盖面小、服务水平较低、服务范围窄、管理不规范、政策不支持的困境,大多数癌症患者不能从中真正受益。

三、服务对象

服务对象中的"患者"包括:①患有相对可预料的凶险疾病,如转移性恶性肿瘤的患者;②患有预后不详的慢性疾病,如多发性硬化症或痴呆症的患者;③介于上述两种患者之间,在病理上进展迅速,伤害难以预料,或对各种治疗反应性较差的患者。

四、目标

控制临终患者的疼痛及不适症状,解除临终患者的痛苦,使其生命得到尊重;给予情感支持,并对其家属进行心理指导和精神支持;帮助临终患者及其家属了解死亡,进而接受死亡的事实,提高患者生存质量及其家属生活质量。

五、原则

1. 基本原则

(1) 照护为主的原则:为临终患者提供全面的照护和支持,提高患者生活质量,协助患者建立正常的社会支持系统,维护患者尊严。

(2) 适度治疗的原则:对临终患者的治疗采取姑息治疗为主,既不刻意延长生存期,也不提供缩短生命的安乐死,针对患者生理、心理方面出现的不适症状采取相应的治疗和护理,解除其身心痛苦。

(3) 满足心理需要的原则:临终患者不同程度的存在各种复杂的心理活动,根据患者的心理反应和需求给予关心和安抚,提供心理支持,使患者获得心理平衡,平静地面对和接受死亡。

(4) 整体服务的原则:为患者提供身体、心理、社会和灵性的全面照护与关心,同时还要关心其家属,提高其应对死亡与哀伤的能力。

(5) 人道主义原则:尊重患者的权利和尊严,特别要理解并尊重患者对死亡的自主权利,为患者提供支持支持和帮助。

2. 伦理原则

现代生命科学、生物技术和医疗实践引发的伦理问题有自主、行善、不伤害和公正四大原则,核心是维护患者的权益,增进人类健康和福祉,贯穿四大原则终极的价值标准即是尊重生命的原则。

(1) 自主原则:尊重患者的人格和尊严,取得他们自主的知情同意或选择。患者有知晓病情与选择治疗的权利,帮助患者及其家属正确认识和了解自身疾病,树立正确的死亡观,告知患者及其家属各种治疗的方法、疗效及不良反应,尊重患者的选择。

(2) 行善原则:生命科技要为人类造福,增进人类的健康,延长人类的寿命,尊重生命为基础,减轻患者身心痛苦,为临终患者提供全面关怀服务。

(3) 不伤害原则:努力防止和避免对患者造成伤害,进行利益、风险评估,两权相重取其轻。

(4) 公正原则:资源分配、利益分享和风险承担都要公平、公正合理地对待每一位患者,注意保护弱者和弱势群体。

六、模式

1. 居家舒缓疗护模式

（1）服务形式：居家舒缓疗护是以家庭作为社区的一个护理单位，由医生、护士和志愿者等结合组成的舒缓疗护服务团队，为临终患者及其家属提供舒缓照护和支持。服务的主要形式是家庭病床。

（2）服务内容：定期做居家探访，医护人员评估患者生理、心理和社会需求，包括家庭单位与家庭环境的评估；提供患者生理、心理、社交及灵性的全面照护，缓解患者及其家属的心理压力和心灵困扰；支持及指导家属照顾患者，联络社区资源以协助患者及其家属；为丧亲的家属提供情绪支持和辅导服务，帮助家属度过哀伤期，适应新生活。

2. 机构住院舒缓疗护模式

（1）服务形式：机构住院舒缓疗护是在医院、护理员、养老院、社区卫生服务中心内设置"舒缓疗护病房（临终关怀科）"为住院临终患者及其家属提供涉及身体、心理、社交及灵性各方面的全人照顾。其服务宗旨和服务内容与独立的临终关怀机构相同，在服务方式与组织管理方面有其自身的特点。

（2）服务内容：住院期间为临终患者及其家属提供适当的治疗与护理；根据患者情况，制订个性化的舒缓照护计划、辅导和转介；患者出院时，指导其家属如何照顾患者及转介居家舒缓服务进行持续的护理；患者情况不稳定或去世时，辅导家属面对至亲离世并舒缓丧亲的情绪。

3. 日间舒缓服务

（1）服务形式：是指为非住院患者提供连续的日间舒缓治疗服务。

（2）服务内容：提供患者及其家属的全人照顾，提供康乐及社交活动，促进患者彼此间的支持；协助患者提升自助能力，提高生活质量；协助患者及其家属寻求专业意见及辅导服务。

七、团队

1. 团队组织特点　舒缓疗护团队需要一支经验丰富的多学科、多专业的人员联合组成，提供多样性、专业化的舒缓疗护服务。由全科医师、护士、心理咨询师、理疗师、营养师、药剂师、社会工作者、志愿者、牧师、法律顾问等专业人士组成，尽最大力量提高临终患者的生存质量。

2. 团队成员任务

（1）全科医生：负责患者的治疗与症状管理，在患者生命的最后阶段给予最大限度的帮助，以减轻疼痛、控制一些相关症状，如恶心呕吐、食欲降低、便秘或腹泻、呼吸困难等。

（2）护士：负责对患者进行持续评估，及时修改照护计划，掌握缓解患者及其家属在临终阶段出现的生理、情感问题并给予支持。舒缓照护中与患者和其他工作人员合作；

为患者提供教育和支持；对居丧期家属进行哀伤辅导服务，帮助家属接受事实，顺利度过悲伤期。

（3）临床护理专家：协调整个舒缓疗护团队的工作与职能；对舒缓疗护计划提供指导；对舒缓疗护的实施进行督导与管理，改善患者临终阶段的生活质量；对团队成员进行教育与支持。

（4）心理咨询师：帮助患者疏导负性情绪和解决心理问题，以积极的心态面对现状，心怀感激的走完人生的最后历程。

（5）理疗师：为患者提供理疗服务，按摩身体，协助卧床患者进行床上肢体运动。

（6）药剂师：提供在治疗和症状控制方面用药的各种信息，同时也为患者在药理机制和作用方面进行疼痛管理服务。

（7）营养师：根据患者的病情、年龄、身体状况等方面情况推荐饮食搭配和营养供给，并对患者及家属进行饮食营养相关知识的教育，安排未来的生活。

（8）社会工作者：协助处理患者及家属面临的困难问题，组织社会上的各项活动让患者互相分享抗击癌症的经验。

（9）志愿者：关怀、倾听及陪伴患者及家属；为患者读报或代写书信；协助患者心愿完成；陪伴患者做各项检查或治疗；协助家属代叫救护车或联络接送事宜；协助家属处理丧事。

（10）牧师：提供宗教服务，提供精神和信仰方面的支持，探讨宗教问题，探讨生命的意义。

（11）法律顾问：为患者及其家属在舒缓疗护过程中可能遇到的法律问题提供相应的法律支持。

八、核心服务

舒缓临终患者的各种不适症状，提供身、心、社、灵的全面照护，协助患者消除内心冲突，实现特殊心愿，安排未尽事情，道别亲朋好友，以爱心关怀陪伴患者走完人生最后一程，协助家属面对患者的死亡和度过哀伤。

九、服务内容

24小时呼叫值班服务，舒缓疼痛和症状，给予医疗指导、技术性护理、个人保健与护理、社会工作服务、心灵及宗教上的支持，物理治疗、职业治疗和语言治疗，对面临死亡的患者及其家属的感情支持与帮助，丧失亲人时的支持与帮助。

知识链接

"四全"照护理念

舒缓疗护遵循"四全"的照护理念，即全人、全家、全队和全程。"全人照护"即给予患者生理、心理、社会和灵性的全面整体照护。"全家照护"不仅照护患者，也要照顾家属的身心需求。"全队照护"是由一支训练有素的工作团队,分工合作,通力照护患者及其家属,包括医师、护士、营养师、心理师、宗教师、社工、志愿者等。"全程照护"是从患者接受舒缓疗护到死亡,延续至对家属的哀伤辅导。

具体体现在 4 个方面:①提高患者的生活质量(有效控制症状解除不适使其保持舒适和自尊减少或消除烦恼、焦虑和恐惧)。②对患者全方位的照顾(临终前患者及其家属会产生一系列心理生理精神和情感等方面的问题)。③自主权和选择权:患者及其家属在姑息护理过程中不是消极被动的接受者,而是参与决策的合作者,他们在患者临终期将会面临许多选择。因此,护理人员应加以正确的引导适当的解释尊重其自主权。④开放性联系和协作:高效率的姑息护理需要一支经验丰富的多学科、多职业的工作组,协作任何个人和单一职业都有其局限性不可能提供充分的令患者满意的多样性专业化的服务。

任务二　临终患者躯体症状护理

一、恶心、呕吐

1. 原因

(1) 因肿瘤压迫脑部,颅内压增加;肿瘤阻塞肠道,部分或完全肠梗阻。

(2) 心理因素造成心情极度紧张、焦虑。

(3) 生理因素如强烈痛楚、严重咳嗽、体内电解质出现不平衡现象。

(4) 治疗因素如药物及药物的不良反应等。

2. 评估和观察要点

(1) 评估患者恶心与呕吐发生的时间、频率、原因或诱因,呕吐的特点及呕吐物的颜色、性质、量、气味,伴随的症状等。

(2) 评估患者生命体征、神志、营养状况,有无脱水表现,腹部体征。

(3) 了解患者呕吐物的生化检查结果。

(4) 呕吐量大者注意有无水、电解质紊乱,以及酸碱平衡失调。

3. 护理要点

(1) 告知患者及其家属恶心及呕吐发生的危险因素及紧急护理措施。

(2) 出现前驱症状时协助患者取坐位或侧卧位,预防误吸。

(3) 告知患者避免体位性低血压、头晕、心悸的方法。

(4) 呕吐停止后进食少量清淡、易消化食物,少食多餐,逐渐增加进食量。

(5) 呕吐发生时应将患者头偏向一侧或取坐位。呕吐后及时清理呕吐物,协助漱口,开窗通风。剧烈呕吐时,应暂停饮食及口服药物;待呕吐减轻时可给予流质或半流质饮食,少量多餐,并鼓励多饮水。

(6) 注重预防性给药,使患者在恶心、呕吐发生前,止吐药物在血液中浓度达到最高值,发挥最佳疗效。

(7) 注意观察生命体征、意识状态、电解质和酸碱平衡情况及有无低血钾表现。准确记录出入量,严重呕吐者可给予输注液体补充。

二、便秘

1. 原因

(1) 疾病因素:身体衰弱如长久卧床,活动减少,脱水,呕吐,体内缺乏充足水分及维生素;肿瘤所致肠道阻塞等。

(2) 精神因素:如精神过分紧张或精神沮丧。

(3) 药物因素:如阿片类、止吐药、化疗药等药物的不良反应。

2. 评估和观察要点

(1) 评估患者病情,有无高血压、心脏病、肠道病变等。

(2) 了解患者排便习惯、次数、量,粪便的颜色、性状,有无排便费力、便意不尽等。

(3) 了解患者饮食习惯、治疗和检查、用药情况。

3. 护理要点

(1) 指导患者合理膳食,多喝流质食品,多吃新鲜蔬菜、水果。

(2) 指导患者养成定时排便的习惯,收缩腹部运动,可促进肠蠕动。

(3) 指导患者保持心情愉快,避免情绪波动,消除或减轻焦虑、恐惧心理。

(4) 按顺时针方向进行腹部按摩,避免用力排便,必要时使用缓泻药。

(5) 注意观察大便次数并做好记录,3 天未解大便者,可给予灌肠。

三、水肿

1. 原因

(1) 因肿瘤引发淋巴液的循环通道受到压迫、阻塞,淋巴液流入组织间隙,使组织间隙胶体渗透压上升,吸收水分造成水肿。

(2) 因手术或放射治疗引发纤维化,血白蛋白过低,肾功能下降,腹部压力增大。

2. 评估和观察要点

(1) 评估水肿的部位、时间、范围、程度、发展速度,与饮食、体位及活动的关系,患者的心理状态、伴随症状、治疗情况、既往史及个人史。

(2) 观察生命体征、体重、颈静脉充盈程度,有无胸水征、腹水征,患者的营养状况、皮肤血供、张力变化及是否有移动性浊音等。

(3) 了解相关检查结果。

3. 护理要点

(1) 告知患者水肿发生的原因及治疗护理措施,轻度水肿患者限制活动,严重水肿患者取适宜体位卧床休息,抬高受累患肢减低静脉高压,增加静脉和淋巴回流,减轻水肿。

（2）指导患者合理限盐、限水，晨起餐前、排尿后测量体重，必要时记录24小时液体出入量；根据病情摄入适当蛋白质。

（3）保持肢体皮肤的清洁及完整性，预防感染。避免在患肢抽血、注射、量血压、输液；保持手和指甲四周皮肤柔软，润滑；慎防灼伤集聚体液导致水肿；用水时避免水温太高；不穿紧身衣服，避免手臂束得太紧使体液集聚导致肿胀。

（4）保持病床柔软、干燥、无皱褶，操作时，避免拖、拉、拽，保护皮肤，发生压疮及时处理。

（5）遵医嘱使用利尿药或其他药物，观察药物疗效及不良反应。

四、压疮

1. 原因

（1）力学因素，如皮肤受到压力或摩擦力作用，损害皮肤的保护性角质层，导致皮肤缺乏血液供应而坏死，形成溃疡伤口。

（2）局部潮湿或排泄物刺激使皮肤被软化而抵抗力下降，化学物质刺激使皮肤酸碱度发生改变，表皮角质层的保护能力下降，皮肤组织破溃，易继发感染。

（3）营养状况差使全身出现营养障碍、机体脱水、水肿、贫血等。

（4）机体活动和感觉障碍使自主活动能力减退或丧失，局部组织长期受压，血液循环障碍，机体对伤害性刺激反应障碍，保护性反射迟钝，长时间受压后局部组织坏死。

2. 评估和观察要点

（1）评估患者病情、意识、活动能力及合作程度。

（2）评估患者营养及皮肤状况，有无大小便失禁。

（3）辨别压疮分期，观察压疮的部位、大小（长、宽、深）、创面组织形态、潜行、窦道、渗出液等。

（4）了解患者接受的治疗和护理措施及效果。

3. 护理要点

（1）告知患者及其家属发生压疮的相关因素、预防措施和处理方法。

（2）指导患者加强营养，增加创面愈合能力。病情危重者，根据病情变换体位，保证护理安全。

（3）长期卧床患者可使用充气床垫或者采取局部减压措施，定期变换体位，避免压疮加重或出现新的压疮。

（4）压疮Ⅰ期患者禁止局部皮肤按摩，不宜使用橡胶类圈状物，局部可使用半透膜敷料或水胶体敷料加以保护。

（5）压疮Ⅱ～Ⅳ期患者采取针对性的治疗和护理措施，定时换药，清除坏死组织，选择合适的敷料，皮肤脆薄者禁用半透膜敷料或水胶体敷料。

（6）对无法判断的压疮和怀疑深层组织损伤的压疮需进一步全面评估，采取必要的清创措施，根据组织损伤程度选择相应的护理方法。

五、呼吸困难

1. 原因

（1）肿瘤所致胸腔积液、气道阻塞、腹水、恶病质、肺组织被癌组织取代、上腔静脉综合征等出现呼吸困难症状。

（2）治疗相关的因素，如放疗、化疗、肺切除术后以及心肌病等。

（3）机体衰弱及各种并发症，如发热、慢性阻塞性肺气肿、心力衰竭等。

2. 评估和观察要点

（1）评估患者病史、发生时间、起病缓急、诱因、伴随症状、活动情况、心理反应和用药情况等。

（2）评估患者神志、面容与表情、口唇、指（趾）端皮肤颜色，呼吸的频率、节律、深浅度，体位、胸部体征、心率、心律等。

（3）评估血氧饱和度,动脉血气分析,胸部 X 线、CT、肺功能检查等。

3. 护理要点

（1）提供安静、舒适、洁净、温湿度适宜的环境。指导患者合理安排休息和活动，调整日常生活方式。

（2）告知患者呼吸困难的常见诱因,指导患者识别并尽量避免。安慰患者,消除其紧张情绪,增强其安全感。

（3）每日摄入足够的能量,避免刺激性强、易于产气的食物,做好口腔护理。

（4）保持呼吸道通畅,痰液不易咳出者采用辅助排痰法,协助患者有效排痰。

（5）根据病情取坐位或半卧位,改善通气,以患者自觉舒适为原则。

（6）根据不同疾病、严重程度及患者实际情况,选择合理的氧疗或机械通气。指导患者配合氧疗或机械通气的方法。

（7）遵医嘱应用支气管舒张剂、抗菌药物、呼吸兴奋药等,观察药物疗效和不良反应。心源性呼吸困难应严格控制输液速度,20～30 滴/分。

（8）呼吸功能训练,指导患者有计划地进行休息和活动,循序渐进地增加活动量和改变运动方式。指导患者进行正确、有效的呼吸肌功能训练。

六、谵妄

1. 原因

（1）谵妄是患者临终前的一种意识混乱和精神错乱,当死亡即将来临时,80％以上的患者会出现谵妄表现,如感觉中枢异常,呈现灵敏度降低、定向能力减退、认知障碍、注意力不集中;或精神活动异常,如躁动、嗜睡、幻觉或妄想等。

（2）中枢系统肿瘤或转移瘤,代谢和电解质异常,药物（化疗药物、阿片类止痛剂、激素、止吐药物、抗胆碱能药物、镇静剂及抗抑郁剂等）。

（3）放射治疗、缺氧、感染、发热、尿潴留、营养不良、脏器衰竭、药物和酒精戒断、脑血管意外,甚至环境改变等所造成。

2. 评估和观察要点

(1) 评估患者病史、发生时间、起病缓急、诱因、伴随症状、活动情况、心理反应和用药情况等。

(2) 评估患者神志、面容与表情、口唇、指(趾)端皮肤颜色,呼吸的频率、节律、深浅度,体位、胸部体征、心率、心律等。

(3) 评估患者的意识状态或情绪障碍的程度,确定有无相关因素的影响。

3. 护理要点

(1) 提供安静、舒适、洁净、温湿度适宜的环境。

(2) 允许专人陪护,病床加用护栏,防止坠床等意外的发生。

(3) 护理人员相对固定,保证护理的连续性,给患者以安全感。

(4) 按医嘱服用镇静药物,减少外来的刺激,如噪声。

(5) 让患者接触熟悉的面孔,使他们有安全感。应用患者熟悉的语言沟通。

(6) 给予时钟、日历及日报等物件,可对轻微神智混乱的患者有帮助。

(7) 重复解释重要的信息,给予患者生活所需的辅助物,不要斥责或质问患者的古怪言行,留意他们内在的情绪。

任务三　临终患者的心理护理

一、概述

由于疾病末期而致人体主要器官的生理功能趋于衰竭,生命趋向终结,死亡将不可避免的过程,这个过程还要经历一个或长或短的预期死亡阶段,它是生命结束前的必经阶段。

二、心理反应和护理

美国 Kubler Ross 于 20 世纪 60 年代提出癌症及临终患者心理发展五阶段理论。

1. 否认期

(1) 表现:患者在得知自己的诊断后,第一个反应就是震惊与否认,拒绝承认患有癌症,怀疑诊断错误。如"不会是我"、"那不是真的"……这种否认反应是个体应对突发不良生活事件的一种自然心理防御机制,如使用得当可起到安慰和保护作用,如否认持续过久而且影响治疗则需要进行心理干预。

(2) 护理:医护人员应给予充分理解,真诚对待患者,不要揭穿其防御机制,多花时间陪伴,减少其怀疑逃避的机会,防止不良事件发生。

2. 愤怒期

(1) 表现:随着时间的推移患者不得不面对现实,此时的患者愤愤不平,心中十分委屈,"为什么是我?""我平时那么注意为什么还要让我生病?"由于"绝症"的事实与求生的欲望相矛盾,患者往往十分痛苦。愤怒是对巨大的失望和即将面临的丧失的一种自然反应,一些患者常把愤怒指向环境中具体的人或事,如对家属、医护人员、规章制度、食物等表示不满。

(2) 护理:医护人员要针对患者高度应急状态给予理解和关怀,允许患者发泄内心的愤怒,在可控制范围内不要阻挠,但要制止和防卫其破坏性行为。严密注意其情绪变化,可辅助以小剂量药物稳定情绪。鼓励患者与家人、朋友多沟通。

3. **妥协期** 又称为讨价还价期。

(1) 表现:患者在愤愤不平结束后,癌症的实事仍然存在。因此,患者不得不在心理上承认诊断,而面对疾病常常出现两种分化:①患者积极接受诊断,认为既然无法摆脱这一命运,不如在有限的时间里多感受人生的乐趣,他们常能配合治疗和护理,并主动参加社会活动;②患者则消极接受命运,认为自己无法与命运抗争,死亡是在所难免,他们经常交替出现愤怒与抑郁,加速了癌症的进程。

(2) 护理:医护人员要加强与患者的沟通交流,使患者主动配合治疗,积极引导减轻其心理压力。

4. **抑郁期**

(1) 表现:在治疗过程中随着病情的恶化,癌症患者面临着病痛和死亡的威胁,而且有些患者还承受着医疗费用的压力,为自己成为家庭的负担而感到不安。患者往往出现悲伤情绪,丧失了治疗的信心,甚至有"生不如死"的想法。表现为反应迟钝、言语减少、对事物冷淡。

(2) 护理:医护人员要给予患者同情和照顾,让患者有更多时间和家人在一起,尽量满足患者的合理要求,增强其对生活的期望。

5. **接受期** 又称为平静期。

(1) 表现:患者不仅在身体上承受了手术、化疗、放疗等痛苦,同时在精神上也经受了一系列的心路历程。在癌症晚期,患者常常对各种治疗都失去了信心,表现出异乎寻常的平静。

(2) 护理:为患者提供安静舒适的环境和氛围,减少外界的干扰,帮助患者表达临终心愿,让其家属更多的照护和陪伴,并尊重患者的信仰,做好生活护理。

三、灵性关怀

1. **灵性的概念** 每个人都有精神意识,许多与现实生活息息相关,与世俗之事密切相系,但是在人的思想意识深处,精神观念的核心部分,有着一种超越肉体约束,超越世俗生活局限的纯精神性的追求,称为灵性。健康的灵性即个人对目前及未来的生活感到有目的和有意义,是心理健康的重要资产。

2. **临终患者的灵性需求** 回忆生命中快乐与成功,寻求生命的意义;需要宽恕和被宽恕;需要爱;需要希望;需要信仰。

3. **临终患者的灵性困扰** 过去未完成的心愿,对于先前的成就不满意,尚有未舒解的罪恶感。现在深受个人完整性改变感到痛苦,如身体形象、功能及智力的改变,社交能力、执业能力、个人吸引力、性吸引力等的丧失;未来无希望、无用、无意义、受死亡念头困扰。

4. **灵性关怀的内容** 灵性关怀建立于彼此的信任,信任是启动心灵对话的基础,信任的建立需要付出时间与心力。尽力尊重患者的意愿和选择,仔细聆听患者最后的心声,建立心与心的链接与沟通。鼓励患者表达感受,说出真心话,共同面对死亡事实;全程陪同走过悲伤的所有阶段,尽最大努力帮助患者解开"宿怨"之结,完成临终心愿,做到生死两无憾。鼓励家属陪伴,增加躯体触摸与安抚,减轻患者孤独感,使患者得到被爱的真实感;帮助患者进行生命回顾,寻找生命经历的意义,使患者坦然面对死亡。

5. **灵性关怀的认知和技巧** 要认知灵性照顾中有很多无解的问题需要敏锐地觉察,并非每位患者都愿意让专业人员深入其内心世界。注意患者对隐私的界限,收集病史时切勿单刀直入的问及一些私人问题,不要打破砂锅问到底,使患者感受到照顾者的谈话是出于人性化的关心。应做到主动积极的倾听,接纳患者的需求,真正了解患者内心的恐惧、焦虑等情绪,尽量避免让患者产生孤独感,让其有发泄愤怒情绪的机会,将患者及其家属视为医疗环境中的一分子,心灵对话要挑时机,避免说教,避免试图说服对方。

知识链接

宗教与舒缓疗护

以医学为代表的世俗观念认为,人死如灯灭,肉体一旦死亡就可以宣布人的整体消亡。而宗教既肯定人有肉体的死亡,也肯定在肉体死亡的同时与之后还有"不死"的宗教性生命存在。

临床实践中发现有很多临终患者是宗教信徒,如佛教、基督教徒。对那些宗教修养很深的信徒来说,死亡乃是进入天国的前奏,因而他们在临终时刻往往不悲不惧,内心充满着对天国的向往,反而十分平静与喜乐。宗教所提倡和实践的博爱、慈悲精神与舒缓疗护的目标和宗旨是相契合的。它可以让临终患者和亲属从自己所信仰的宗教中获得精神上、信仰上的慰藉,获得从痛苦中解脱的智慧。

宗教作为舒缓疗护的一种手段,在政策允许的情况下,如何找到宗教信仰和临终患者缓解疼痛、心理舒缓的结合点,合理运用宗教的思想与观点,对死亡及生命现象不同的看法,减轻临终患者对死亡的恐惧和焦虑有着很重要的现实意义。如在举办相关讲座时,邀请宗教领域的学者、宗教人士,进行学术性的研讨与宣讲,不仅帮助公众也帮助医护人员学习、了解不同宗教的基本常识,各宗教对死亡的看法,充分理解、尊重有宗教信仰的临终患者,树立正确的舒缓疗护理念,答疑解惑。在病房里放置一些合法出版的宗教理论书籍,供有需要的信众阅读,在有信仰的患者小环境中(病床旁)摆放一些装饰、画像,播放一些佛教音乐等。要尊重不同宗教信仰,也包括无信仰的患者的意愿,不可强行推销某类宗教思想。

任务四　癌痛护理管理

一、概述

疼痛是癌症患者最常见的症状之一。WHO,1979 年和国际疼痛研究协会(international association for the study of pain,IASP,1986 年)对疼痛的定义："疼痛是组织损伤或潜在组织损伤所引起的不愉快感觉和情感体验。"疼痛是患者的主观感受,不仅是机体面临刺激或疾病产生的信号,同时又是影响生活质量的重要因素之一。急性疼痛常伴有心血管、呼吸、消化以及代谢、内分泌,甚至免疫系统改变,而慢性疼痛则常伴有生理、心理、和社会功能改变。2002 年,IASP 提出慢性疼痛是一种疾病,应给予重视和及早的治疗。在癌症或某些可能导致疼痛的疾病中,疼痛已被列为体温、脉搏、呼吸、血压之外的第五大生命体征,成为生命体征的重要指标。

癌痛(cancer pain)是指癌症、癌症相关性病变及抗癌治疗所致的疼痛。癌痛常为慢性疼痛(疼痛持续时间＞1 个月),会导致患者发生抑郁、乏力、焦虑、失眠、全身情况恶化,严重影响患者及其家属的生活质量。消除疼痛是患者的基本权利,患者有知情并陈述疼痛、得到完善镇痛、受到尊重、心理和精神上得到支持的权利,而对疼痛的治疗也是尊重人权和医者仁心的体现。

二、评估

1. **癌痛评估原则**　癌痛评估应遵循"常规、量化、全面、动态"评估的原则。癌痛评估是治疗癌痛的关键,在晚期癌症患者中,疼痛都是综合性的多因素所致,需要将患者作为完整的个体,综合了解及理解患者,包括了解疼痛的部位、严重程度、疼痛的性质及疼痛对患者生活质量的影响。

(1) 常规评估原则:癌痛常规评估是指医护人员应主动询问癌症患者有无疼痛,相信患者关于疼痛感受的叙述,不能依赖医护人员自己的主观判断,以患者的主述为依据,常规评估疼痛病情,并如实记录,鼓励患者积极参加疼痛评估。

(2) 量化评估原则:癌痛量化评估是指使用疼痛程度评估量表等量化标准来评估患者疼痛主观感受程度,需要患者密切配合。

(3) 全面评估原则:癌痛全面评估是指对癌症患者疼痛病情及相关病情进行全面评估,包括疼痛病因及类型、疼痛性质、疼痛程度、疼痛对生活质量的影响、镇痛治疗史、体检及相关检查、心理精神情况、家庭支持情况、既往史等。

(4) 动态评估原则:癌痛动态评估是指持续、动态评估患者的癌痛变化情况,包括评估疼痛程度、性质变化、爆发性痛发作情况、疼痛减轻或加重因素、止痛治疗的不良反应等。

2. **癌痛评估方法**　疼痛是患者的一种主观感受,主要依靠患者的主述。目前临床常用的疼痛评估方法有以下 4 种。

(1) 数字分级法(NRS):数字分级法用 0~10 代表不同程度的疼痛,0 为无痛,10 为剧痛。询问患者:你的疼痛有多严重？或让患者自己圈出一个最能代表自身疼痛程度的数字。疼痛程度分级标准见图 3-9。

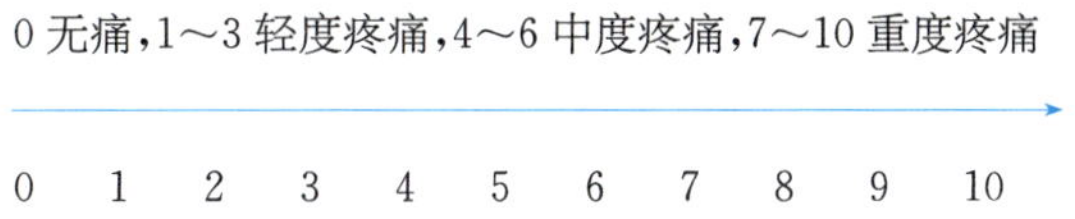

0 无痛,1~3 轻度疼痛,4~6 中度疼痛,7~10 重度疼痛

0　1　2　3　4　5　6　7　8　9　10

图 3-9　数字分级法

(2) 根据主诉疼痛程度分级法(VRS):0 级:无疼痛。Ⅰ级(轻度):疼痛可以忍受,生活正常,睡眠不受干扰。Ⅱ级(中度):疼痛明显,不能忍受,要求服用镇痛药物,睡眠受干扰。Ⅲ级(重度):疼痛剧烈,不能忍受,需要用镇痛药物,睡眠受到严重干扰,可伴有自主神经紊乱或被动体位。适用于神志清、不知道病情、高龄患者。

(3) 视觉模拟法(VAS 划线法):划一条长线(一般长为 100 mm),线上不应有标记、数字或词语,以免影响评估结果。使患者充分理解两个端点的意义,一端代表无痛；另一端代表剧痛,让患者在线上对最能反映自己疼痛程度之处划一交叉线(×)。评估者根据患者划(×)的位置估计其疼痛程度。适用于神志清、知道病情、能交流的患者(图 3-10)。

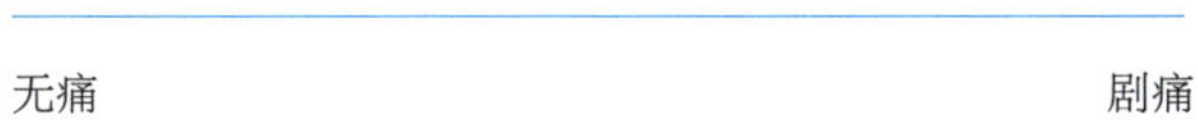

无痛　　　　　　　　　　　　　　　　　　　剧痛

图 3-10　视觉模拟法

(4) 疼痛强度 Wong-Baker 脸谱法:对于无法交流的患者,通过不同面部表情的脸谱评分法来评估。临床观察如叹气、呻吟、出汗、活动能力,以及心率、血压等生命体征提供的信息有利于疼痛程度的评估,适用于神志模糊、不能交流、濒死期的患者(图 3-11)。

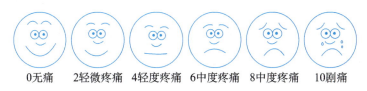

0无痛　2轻微疼痛　4轻度疼痛　6中度疼痛　8中度疼痛　10剧痛

图 3-11　Wong-Baker 脸谱法

三、治疗

控制癌痛治疗主要分为四大类,即病因治疗、镇痛药物治疗、非药物治疗、神经阻滞及神经外科治疗。对于许多不可治愈的癌症疼痛患者,药物治疗是癌痛治疗的主要方法。目前 WHO 推行的癌症疼痛三阶梯止痛治疗原则已被全球普遍接受,成为癌痛治疗的基本共识。但在临床实际工作中,仍需要根据患者的具体情况有计划、合理地综合应用有效止痛治疗手段,从而最大限度缓解癌症患者的疼痛症状,避免不良反应,提高患者的生存质量。

1. **病因治疗** 癌痛的主要病因是癌症本身及并发症等。针对引起癌痛的病因进行治疗,如手术、放疗或化疗等方法,达到解除癌痛的目的。

2. **镇痛药物治疗** 根据WHO的三阶梯止痛治疗指南,癌痛药物治疗的基本原则包括以下5个方面。

(1) 口服给药:口服为首选的给药途径。对不宜口服的患者可采用其他给药途径,如吗啡皮下注射、栓剂纳肛止痛、透皮贴剂等。

(2) 按阶梯给药:根据疼痛程度选择相应的镇痛剂。轻度疼痛患者选用非甾体类抗炎止痛剂;中度疼痛选用弱阿片类药物,如可待因、曲马朵;重度疼痛选用强阿片类药物,如吗啡、羟考酮、芬太尼等。注意镇痛剂的使用由弱到强逐级增加。

(3) 按时给药:按规定时间、间隔规律性给药。癌痛多表现为持续性慢性过程,按时给药时止痛药物可在体内达到稳态血浓度,有效缓解基础性疼痛。目前强调以控缓释阿片药物作为基础用药的止痛方法,如出现暴发性疼痛时,还应按需要给予快速止痛治疗。

(4) 个体化治疗:由于个体差异,阿片类药物无理想用药剂量标准,制订止痛方案前应全面评估患者的具体情况,如肝肾功能、基础疾病、全身状况等,有针对性地开展个体化止痛治疗。

(5) 注意具体细节:使用止痛药物,应密切观察患者的疼痛缓解程度和机体反应情况,注意药物联合应用的相互作用,可能影响止痛效果的潜在因素,如患者的心理精神、宗教信仰、经济状况、家庭及社会支持等多方面。

四、护理管理

1. **护士在癌痛管理中的作用**

(1) 护士是癌痛状态的评估者:在治疗与护理过程中,护士与患者的接触最直接、时间最长,往往最先发现患者的不适症状,及时准确的观察评估和记录为医生诊断治疗提供重要的参考资料。

(2) 护士是镇痛治疗措施的实施者:护士不仅根据医嘱执行药物止痛方法,同时在职权范围内运用一些非药物治疗方法为患者止痛。

(3) 护士是患者及家属的教育者和指导者:在治疗计划中护士负责患者及其家属相关癌痛知识的宣教,教育患者应用疼痛评估工具表达疼痛,解除患者害怕成瘾、强忍疼痛、担心不良反应的疑虑和担忧,指导患者进行疼痛自我管理,使镇痛效果达到理想满意状态。

2. **癌痛护理措施**

(1) 癌痛评估:根据患者的理解和表达能力,选择合适的疼痛评估方法与工具。评估患者疼痛的部位、持续时间、疼痛程度及性质、是否曾使用止痛药物及了解用药后的效果,观察疼痛伴随症状。发生疼痛随时评估;疼痛干预后30分钟再次评估;疼痛评分>3分,或接受疼痛治疗,至少每2~4小时评估一次(清醒状态)。

(2) 病情告知:告知患者及其家属疼痛是可以缓解的,目前使用的疼痛评估工具和方法、疼痛治疗的重要性及治疗期间的注意事项,疼痛时需告知护士;疼痛评分≥4分的患者需快速报告医生进行处理;当服用止痛药仍未缓解疼痛时,护士需要重新再评估并通知医生。

(3) 非药物护理:给予患者安静、舒适的环境,根据疼痛的部位协助患者采取舒适的体位;对于长期卧床的患者,可帮助其转换卧式,做一些简单的肢体活动、按摩等,以减轻因长期卧床而引起的不适;给予患者心理支持与安慰,陪伴患者,聆听及体会患者的心情,让其说出自己的担心和忧虑,有助减轻其内心的痛楚;运用多种放松技巧分散注意力,如听音乐、看电视、阅读、看笑话、回忆趣事等减轻和避免疼痛;根据患者病情给予适宜的物理疗法,如冷热敷、理疗、针灸、按摩等;合理饮食,避免便秘。

(4) 给药护理:给药过程中熟悉"三阶梯止痛原则",核对医嘱,按时、正确给药;做好疼痛观察与记录,严密观察药物疗效及不良反应。

(5) 患者及其家属宣教:鼓励患者主动向医护人员描述疼痛的程度;忍痛对患者有害无益;完全止痛可能需要一些时间;要按时服药才能更好地止痛;应在医生的指导下规律服药,不宜自行调整止痛药物剂量和方案;服用止痛药不会产生成瘾性,阿片类药物医学应用导致成瘾非常罕见;服用药物可能出现便秘、恶心、呕吐、头晕、呼吸抑制等不良反应,可给予对症处理及预防。

知识链接

全方位疼痛四因素

全方位疼痛(total pain)的概念是桑德斯(cicely saunders)在20世纪60年代率先提出的:它强调癌症晚期患者的疼痛是多方面因素产生的结果,是一种复杂性疼痛。包括如下。①生理性:其他症状,治疗的不良反应,失眠和慢性疲劳等;②心理性:愤怒、恐惧,因形象破坏而产生的不良情绪,对死亡的担忧、抑郁、无助、孤独等;③社会性:担忧家庭和经济,失去职业特权和收入,失去社会地位和家庭中的作用等;④精神性:对生命意义的困惑、对不幸发生的抱怨和不解、对往事恩怨的释放、对生命新的希望。此概念帮助医护人员认识到,疼痛患者除了对镇痛剂的需求外,还需要人性化的关怀和社会的支持。

任务五 临终患者濒死期护理

一、概述

医学上对濒死的解释,在接受治疗性或缓和医疗后,虽意识清醒,但病情加速恶化,各种迹象显示即将终结而未达到真正死亡的阶段。

二、特点

濒死期特点主要是因脑干以上神经功能丧失或深度抑制,而脑干以下功能尚存,人体各系统功能发生严重障碍,生命体征及代谢紊乱,出现意识不清或丧失,各种反应迟钝或消失等症状。有些患者也可出现血压上升、心率加快、肌肉强直等中枢神经系统兴奋性短暂加强的症状。此期持续时间长短不一,可持续数小时至几昼夜。心率、呼吸骤停者,可不经历此期直接进入临床死亡期。

三、症状

1. **中枢神经系统衰竭** 出现意识混淆、幻听幻觉、躁动、谵妄、拒绝进食及大小便失禁。

2. **呼吸系统衰竭** 呼吸困难呈现浅快或深慢的"潮式呼吸",鼻翼扇动,喉间有痰鸣音,发出死前咯咯声(death pattle),并同时伴有神志不清、半昏迷或昏迷。

3. **循环系统衰竭** 心率弱而快,血压下降,尿量减少,水肿,四肢厥冷无力、出冷汗、面色苍白或青紫,最后瞳孔散大,对光反射、角膜反射消失,进入临床死亡阶段。

四、护理

1. **环境要求** 居住环境保持清洁整齐、安静舒适、空气清新流通,温度、湿度适宜,营造温馨、仁爱、关怀的氛围。

2. **舒适护理** 尽可能控制患者躯体不适症状,给予舒适护理。维持患者良好舒适的体位,定期翻身,保持皮肤清洁、干燥,防止压疮发生;保持口腔清洁,定时做口腔护理,使用护唇膏或凡士林保持唇部滋润,避免干裂或破溃;保持会阴部清洁,做好排泄护理;患者眼睛不能闭合时,应涂抗生素眼膏加盖纱布,保持湿润和清洁,做好眼部护理;持续保持关怀和支持的态度,回应患者的需求。

3. **密切观察病情** 密切观察患者的生命体征,详细、准确记录体温、脉搏、呼吸、血压、神志意识、瞳孔大小及对光反射等变化。对于谵妄、烦躁不安的患者做好安全防护措施,设床栏保护防止坠床,可用毛毯包覆床栏以免患者碰伤或撞伤。

4. **保持呼吸道通畅** 濒死期有30%~50%的患者会出现咽下部分泌物增加,随着吸气和呼气的摆动产生喉鸣音,医学上称为"死亡哮吼声",此时应把患者的头转向一侧,抬高床头,或使用药物减少呼吸道分泌物,痰多时给予吸痰,保持呼吸道通畅;当患者出现呼吸困难、唇甲青紫,应给予低流量持续吸氧,保持室内空气流通;支持安慰在场的患者家属,做好解释让其放松;告知家属患者不会因喉鸣而感到不适,勤于吸痰并不能除去喉鸣音,容易造成咽喉过度刺激黏膜出血,给患者带来更大的痛苦。

5. **濒死患者的心理护理**

(1) 濒临死亡时患者会出现神志不清或产生幻觉,说一些没有逻辑的话,看见逝去的亲友或奇怪的事物。此时不要惊慌,保持聆听的态度,不要做判断;鼓励患者表达自己的感受;无论患者说的话多么荒谬或偏离现实,都要全心接受,不要反驳或企图改变其想法；如果无法理解患者的意思，不知如何用言语表达，可以运用肢体语言的形式表达关心与支持；重视患者的"胡言乱语"，用心倾听并寻找其中对患者有帮助的重要信息。

（2）濒临死亡时，患者肢体的运动和感觉功能最先消退，在视觉渐渐消失的过程中，听觉和潜意识可持续到最后消失，凡不应让患者听见的话语应特别注意，不要在床旁或室内谈论，避免给患者造成不良刺激。在患者能够平静地面对死亡，迎接死神来临时，最好能握着患者的手，以充满温馨的话语或赞美的口吻做临终告别，也可以根据患者的爱好、宗教信仰，放一些患者喜爱的音乐、宗教诗歌或诵经助念等让其放心，从而宁静、安适有尊严地离世。

（3）尽力尊重患者的意愿和选择，仔细聆听患者最后的心声，建立心与心的连接与沟通；鼓励患者表达感受，说出真心话；尽最大努力帮助患者解开"宿怨"之结，完成临终心愿，做到生死两无憾；与患者共同探讨面对死亡的感受，给予精神支持；鼓励家人的陪伴，增加躯体触摸与安抚，减轻患者孤独感，使患者得到被爱的真实感；帮助患者进行生命回顾，寻找生命经历的意义，使患者坦然面对死亡。

6. **濒死患者家属的心理护理** 对濒死患者家属表达同情和关爱。家属面对患者必须掩藏自己内心的悲伤，那些未告知患者真实病情的家属还要面临更大的压力，隐瞒病情使家属不能与患者真实地谈论死亡或彼此安慰鼓励。此时要主动积极聆听，鼓励家属表达自己的情绪和感受，帮助其疏导悲伤的情绪。

7. **临床死亡的宣告** 当患者确定心跳、呼吸停止，瞳孔散大、对光反射消失，心电图显示一直线，即诊断临床死亡。患者会出现下列现象：双眼没有闭合或眼皮微微睁开，下颌关节松弛，嘴巴张开不能闭合，大小便失禁。此时应记录死亡时间，整理物品，准备尸体料理。

五、尸体料理

尸体料理是对死者的尊重。临终患者生命终结后，护士要以高尚的道德观念和深切的同情心认真做好尸体料理，对家属进行心理安抚和协助，这不仅是对死者的尊重，也是对生者的支持和安慰。在进行尸体料理时，护士要自觉地、严肃地履行应尽义务，按规定的操作程序料理好尸体。

1. **尸体料理程序**

（1）首先撤去治疗用药、输液管、氧气管，然后擦净尸体，将尸体表面血迹污渍清洗干净。让死者平卧，两手放在身旁，双目紧闭。对不闭目者可以用棉拭子浸湿放在死者眼睑上，使其闭目。若有义齿者尽量戴好以维持死者面部容貌。如果闭嘴不上，可在颌下放一小枕垫之类的物体使其闭合。将死者的头发梳理好，堵塞咽腔、鼻孔、肛门等孔道及其他引流口处，尽量不使液体外流；保持尸体五官端正、肢体舒展、清洁无味、包裹整齐，使家属满意。

（2）护士应始终对死者持尊重与爱护态度，动作轻稳，避免过度摆弄、翻动尸体，不随意暴露死者身体某一部分，应遵照死者生前意愿、风俗习惯和宗教信仰，为其穿戴所喜欢的服饰。如死者留下遗嘱，护士应将其移交家属或单位领导，并保守死者的隐私和遗嘱的内容。

（3）为避免其他患者受到心理刺激，护士在尸体料理时，要选择单间病室或用屏风遮挡视线，然后再进行尸体料理。尸体远离病室后，护士要及时对室内、病床、地面及所有用物进行清洁消毒。

（4）对有生前交代遗体捐献或器官移植的临终患者，患者死亡后护士必须及时通知受遗体单位。

（5）做好家属心理安抚。在患者濒死到死亡的过程中，家属始终被忧伤、焦虑所困扰，他们消耗了大量的精力和体力。当患者真正死亡时，家属的心情会达到悲痛的高峰。护士要以高度的同情感安慰家属，尽可能提供家属发泄内心痛苦的机会，针对家属的心理反应给予关怀和支持，同时护士要认真严肃地做好死者的尸体料理，充分征求家属意见，给予他们和亲人进行最后道别与爱抚机会。环境准备的过程中，应鼓励家属参与，协助护理人员料理尸体，可以缓解家属的悲伤，体现对患者的关爱。

2. 尸体料理流程

（1）用物的准备：在病房中包括尸体鉴别卡、包尸单、药棉、擦洗用具等。

（2）填写尸体识别卡：填写死亡通知单，穿好隔离衣，用屏风遮挡，放平尸体，撤去棉胎和头下垫枕。

（3）为患者清洁沐浴身体：洗脸闭合眼睑；有义齿者需戴上，必要时棉花填塞口鼻、耳、肛门、阴道；必要时，用头带托起下颚；按顺序擦净全身，更衣梳发；有引流管者给予拔出及缝合包扎，有伤口者需更换敷料包扎，擦净胶布痕迹；手腕系尸体鉴别卡，尸单包尸裹体，绷带固定(胸、腰、踝)；尸体卡系尸体胸尸单上。

（4）尸体包裹：撤去盖被，动员家属给死者穿好衣服，再用被单包裹尸体。包裹尸体时，以被单两端盖好头、脚，两边整齐地包好抱紧，用绷带束紧肩、腰、小腿部分，并将尸体鉴别卡用大头针别在包尸单上，向遗体鞠躬告别，然后用平车送至太平间。现多有穿上寿衣后再送往太平间的习俗。

知识链接

濒死体验

濒死体验(ner-death experience)是指濒临死亡的体验，是在死亡瞬间人的大脑所产生的一种幻觉，是生命弥留之际自我意识最后的反应形式。濒死体验不是死亡体验，通常是有某些遭受严重创伤或罹患重疾从濒临死亡又意外重生的人们，叙述死亡瞬间的主观深刻体验。

生物学家罗兰·西格从生物学角度解释，人在濒临死亡时，大脑会分泌过量的化学物质并由此引起奇特的幻觉。主要有：生活回顾；隧道体验，看到发光的隧道；意识与躯体分离感；失重感；身体异常感；躯体陌生感；世界毁灭感；和宇宙融为一体感；死亡矛盾感，时间停止感；情感丧失感。

濒死体验在国内外、各民族间普遍存在，体验的方式各样。对死亡的认识、理解和研究，目的是让人们更加珍惜生命，善待生命，更好的活着。

任务六 家属哀伤期护理

一、哀伤反应

1. *丧亲家属对死亡的反应* 这是一个痛苦过程,通常比患者本身更难以接受死亡的事实。首先要承受患者临近死亡预测的精神打击,其次经历亲人死亡的悲痛过程,并持续到亲人离世以后,至少2年时间甚至更长才能恢复到正常生活。

2. *家属的心理反应* 家属经历初知病情的震惊,病情暂缓时的否认,病情加重时的愤怒,临终时的接受与抑郁,死亡时的怨恨与悲伤,死亡后居丧期的接受、理智与复原的各种心理、情绪反应。哀伤的反应受到多种因素的影响,包括家属自身的文化修养,对待死亡的态度,家庭和睦程度,家庭经济基础,患者临终过程长短等。

3. *家属的哀伤历程* 哀伤是一个漫长的过程。随着时间的流逝,虽然哀伤的强烈程度会逐渐降低,但哀伤仍会以不同的形式在生命中呈现出不同的程度。美国社会学家帕克斯(Parks)认为哀伤期家属产生的悲伤反应分为4个阶段。

(1) 麻木阶段:表现为麻木和震惊,发生在亲人离世后的数小时及数周内,但认知上接受失落的事实,个体不能通过正常渠道缓解悲伤。

(2) 渴望阶段:表现为思念、追忆与逝者的关系,希望离世亲人能够复生。

(3) 颓丧阶段:表现为对一切事物不感兴趣,感到分离的痛苦与绝望,生活空虚没有意义。

(4) 复原阶段:表现为重投生活,自我调节与重组新的生活取向,建立新的目标和人际关系,恢复正常生活。

以上历程一般需要1年时间,有的家属哀伤一直伴随,难以终结。需要社会多方支持,给予帮助和鼓励,使他们能够正视悲痛,顺利度过哀伤期,找到新的生活目标。

二、哀伤期护理

每个人面对悲伤与苦难的应对都是独一无二的。为丧亲家属提供积极性的陪伴、系统性的支持,使其放开与逝者的关系依附和旧的认知架构,建立新的关系与连结,重建新的生活意义。

1. *陪伴与安慰* 丧亲后的数分钟至数小时内,家属会出现急性悲伤反应,震惊后的内疚与自责也会悄然爬上心头;有的家属甚至可能因极度悲痛突然发生晕厥、心脑血管意外等急症。给予家属积极的陪伴与安慰,鼓励其倾诉悲痛的情感,告诉他们"我们都已经尽力了,家属也已经尽力了",减轻家属内疚、自责的感觉。

2. *协助料理丧事* 鼓励逝者的家属参与尸体料理过程,尽力尊重丧亲者的意愿、风俗及宗教信仰。

3. *协助丧亲者* 表达内心的悲痛情绪,与丧亲者建立一种真诚的关系,寻求共识,让他们能够毫无顾忌地讲述与逝者有关的事情,静静地倾听,以同理心给予最大的支持和安慰。

4. 协助处理实际问题　鼓励丧亲者正视问题和困难,克服障碍,接受事实,促进适应新生活。

> **知识链接**
>
> **叙事医学与医患沟通**
>
> 叙事医学是由美国学者Rita Charon在2001年率先提出的新名词,用于探讨文学与医学的关系。叙事医学定义为用叙事能力来实践的医学。即对患者的故事进行吸收、阐释、回应并为之感知,这种能力有助于医护人员在医疗实践中提高对患者的共情能力、职业精神、可信赖程度和对自己的反思。
>
> 叙事医学的目的是让医护工作者更清晰地表达自己,更理智地处理自己的感情,培养高超的倾听技巧,并从比喻和潜台词中发现隐藏信息的能力,更加设身处地为患者着想。护理工作中重视服务对象的感受和体验为叙事研究提供了前提。面对死亡任何人都无能为力,如何让死亡更安详,让冷冰的医学技术与人文关爱相遇,不仅是构建和谐医患关系的需要,更是对生命的呼唤。
>
> 叙事护理为社区舒缓疗护服务实践提供了重要的医患沟通模式,只有听得懂他人的疾苦故事,才能开始思考如何解除他人的苦痛。叙事护理有助于护士与患者建立心与心的交流,当彼此处于叙事护理情景时,他们共同面对的是生命的态度和抉择,而不是"冰冷的工具"或"护理技术"。让护士走进患者的世界,倾听与共情,沟通与理解,从情感上建立医者仁心的理念,促进彼此产生信任与爱。特别是面对伦理冲突时,倾听患者及其家属的声音,尊重他们的选择,以作出最佳的伦理决定,使临终患者能够安适、平静有尊严地走完人生最后历程,给予家属安慰与关怀,帮助其提高生活质量,构建和谐社会。

任务七　社区舒缓疗护护理管理

一、组织形式

舒缓疗护科是由多学科组成的合作团队,由全科医生、护士、社会工作者、心理治疗师、宗教人士、志愿者等人员组成,以护士作为舒缓护理的主要人员,同时还包括患者及其家属的共同参与,组成社区-家庭-患者三要素的舒缓护理形式,以及老年护理病床-社区家庭病床-舒缓疗护病床的"三床联动"工作管理体系,为患者及其家属提供多样化、专业化的服务。

二、护士的要求

1. *护士资格* 具有国家护士执业资格并经注册。
2. *教育培训* 通过地(市)以上卫生行政部门规定的系统舒缓疗护知识与技能岗位培训。
3. *知识、技能* 应掌握评估患者生命质量的技能,掌握舒缓疗护科常见病种的基本理论、基础知识和基本操作技能。
4. *具备能力* 具有良好的沟通能力,能规范提供具有舒缓疗护特色的咨询指导。

三、社区服务项目

1. *支持治疗技术* 在具备常见晚期恶性肿瘤疾病诊疗照护技术及设备的基础上,开展三阶梯镇痛、镇静、抗惊厥、止呕吐、通便、利尿等。
2. *非药物治疗* 包括音乐治疗、芳香治疗、水疗等治疗项目。
3. *中医适宜技术* 在减轻临终症状、提高生命质量等方面发挥中医药优势与特色,如中药内服、全息治疗、经络疗法、中医外治法、食疗药膳等。
4. *临终护理技术与咨询指导* 包括舒适护理、基础护理、饮食护理、终末期精神心理症状护理,濒死期护理和尸体护理,哀伤辅导服务项目。
5. *专科护理技术* 积极创造条件开展鼻饲、肛管排气、氧气吸入、雾化吸入、持续导尿护理等服务项目。
6. *居家临终基础护理技术* 生命体征监测与记录,药物服用及指导,肌内、皮下、静脉注射,家庭消毒,隔离技术等服务项目。

四、舒缓疗护与沟通

1. *舒缓疗护护理人员与患者及家属沟通* 护理人员应具备倾听的态度;鼓励患者及其家属说出心中感受与忧虑;以不批判的态度陪伴患者及其家属。
2. *舒缓疗护团队要为患者及其家属间建立沟通桥梁* 患者及其家属双方都能认识疾病进展带来的变化;在适当的时机,以不伤害原则下进行坦诚交谈;沟通与告知。
3. *舒缓疗护团队之间的沟通* 团队人员间应具备彼此倾听、包容及沟通的态度;有良好合作的团队默契;及时沟通,定期召开工作交流会议,进行相互学习和促进专业成长。

学习效果评价·思考题

1. 舒缓疗护的目标是什么?
2. 临终患者主要症状及护理要点有哪些?
3. 癌痛三阶梯治疗要点有哪些?
4. 临终患者心理变化有哪些?
5. 针对患者目前的情绪状态,如何与家属进行沟通及指导?

第四章　社区传染病的护理与管理

项目一　传染病与社区管理

> **学习目标**
> 1. 识记传染病的定义、分类,以及预防原则。
> 2. 理解传染病的社区访视管理。
> 3. 学会应用社区常用的消毒隔离预防技术、社区常见传染病护理。

任务一　传染病概述

随着医学科学发展,很多传染病发生得到有效控制,其治疗和预防也取得长足的进步,传染病不再是人类死亡的首要原因。同时,随着经济的发展,物质生活水平的不断提高,产生很多新的社会问题,如不正确使用抗生素使人群耐药性增加、人口流动频繁更易于疾病传播等,人类健康依然受到威胁。社区护理工作将面临更多的挑战,社区护士不仅要掌握肺结核、病毒性肝炎等原有传染病的防治,而且还需要不断加强对艾滋病、传染性非典型肺炎与人感染高致病性禽流感等近年来显著增加或是新发现的传染病的控制,准确掌握疫情并及时上报,在社区做好疾病的有效预防和控制。

一、定义

传染病(communicable diseases)又称传染性疾病,凡是由病原微生物(如病毒、立克次体、细菌、螺旋体、衣原体、支原体、真菌等)和寄生虫(原虫、蠕虫或医学昆虫)感染人体后引起的疾病统称为感染性疾病,其中传染性比较强,可以引起传播的疾病称为传染病。

二、流行条件

很多传染病具有传染性,不仅引起个体发病,还会在人群中流行。传染病在人群中发生、传播和终止的过程称为流行过程。传染病在人群中流行必须具备传染源、传播途径和易感人群3个基本环节,3个环节的存在只创造了流行条件。要引起重视的是,在自然因素与社会因素的影响下三者相互作用,才会发生传染病的流行。

1. **传染源** 是指体内有病原体生存、繁殖并能将病原体排出体外的人或动物。患者、病原微生物携带者及受感染动物等均可作为传染源,它们在疾病流行中的重要性则因不同传染病而异。

(1) 患者:多数情况下患者是最重要的传染源,但不同传染病的传染期有明显的差别,病毒性肝炎、水痘等在潜伏期的后期具有传染性,而大部分传染病则以临床症状期为主要传染期,病愈后病原微生物也随之消失。

(2) 病原携带者:可分为病后病原携带者和健康病原携带者,后者可能也包括一部分隐性感染病例。有些传染病的病原携带者是重要传染源,如流脑、伤寒、细菌性痢疾、脊髓灰质炎和白喉等。隐性感染患者无临床症状,但体内有病原微生物滋生繁殖,并可通过一定途径将病原体排出体外。如何发现和处理病原携带者和隐性感染病例,是控制传染病流行的主要环节。

(3) 隐形感染者:在某些传染病中,隐形感染者是重要传染源,如脊髓灰质炎、流行性脑脊髓膜炎等。

(4) 受感染的动物:一些在动物之间传播的疾病,也可以传给人类。常见的有狂犬病等。人类感染后,可引起严重后果,需要引起高度重视。

2. **传播途径** 病原微生物从传染源体内排出后,经不同方式到达易感者的路径为传播途径,也是指病原体离开宿主达到另一个易感者的途径。传播途径一般分为空气传播、粪口传播、接触传播、虫媒传播和血液、体液传播等。

(1) 空气传播:病原体在空气中形成气溶胶,易感者通过吸入获得感染,如传染性非典型肺炎与人感染高致病性禽流感、麻疹、白喉和肺结核等。

(2) 粪口传播:病原体借粪便排出体外,污染水、食物或餐具等,易感者通过这些污染的水或食物而获得感染,如伤寒、细菌性痢疾等。

(3) 接触传播:易感者经被污染的水或土壤而获得感染,如血吸虫病、钩虫病等。接触传播分为直接接触或间接接触两种传播方式,狂犬病等为直接接触,很多肠道传染病通过污染的手传播属于间接接触。

(4) 虫媒传播:病原体在节肢动物(如蚊子、鼠蚤等)体内繁殖,通过叮咬等方式侵入易感者体内,如疟疾、流行性斑疹伤寒等。

(5) 血液、体液传播:病原体通过使用血制品、分娩或性交等传播,使易感者获得感染,如乙型病毒性肝炎、丙型病毒性肝炎和自身免疫缺陷性疾病(艾滋病)等。

3. **易感人群** 是指对某种传染病缺乏免疫力,容易受传染的人群称为易感者(susceptible)。人群中易感者的多少,对传染病的发生和流行有很大的影响。当易感者的比例在人群中达到一定水平,并且存在传染源和适宜的传播途径时,传染病的流行将很容易发生。

三、分类

我国1989年2月21日颁布了《中华人民共和国传染病防治法》,2004年8月28日公布将传染性非典型肺炎(SARS)和人感染高致病性禽流感纳入乙类传染病;2008年5月2日公布将手足口病纳入丙类传染病;2009年4月30日公布将甲型H1N1流感纳入乙类传染病。目前,我国法定传染病报告的病种分为甲、乙、丙3类,共39种。

1. **甲类传染病** 鼠疫、霍乱。

2. **乙类传染病** 传染性非典型肺炎、艾滋病、病毒性肝炎、脊髓灰质炎、人感染高致病性禽流感、麻疹、流行性出血热、狂犬病、流行性乙型脑炎、登革热、炭疽、细菌性和阿米巴性痢疾、肺结核、伤寒和副伤寒、流行性脑脊髓膜炎、百日咳、白喉、新生儿破伤风、猩红热、布鲁菌病、淋病、梅毒、钩端螺旋体病、血吸虫病、疟疾和甲型H1N1流感。乙类传染病中传染性非典型肺炎、肺炭疽、人感染高致病性禽流感和甲型H1N1流感,按甲类传染病的预防、控制措施。

3. **丙类传染病** 流行性感冒、流行性腮腺炎、风疹、急性出血性结膜炎、麻风病、流行性和地方性斑疹伤寒、黑热病、包虫病、丝虫病、除霍乱、细菌性和阿米巴性痢疾、伤寒和副伤寒以外的传染性腹泻病、手足口病。

上述规定以外的其他传染病,根据其暴发、流行情况和危害程度,需要列入乙类、丙类传染病的,由国务院卫生行政部门决定并予以公布。

任务二 传染病预防与控制原则

传染病的预防和控制是一项重要的任务,作为社区护士,应掌握法定传染病种类、报告程序,承担起社区中传染病预防和控制的职责,采取综合措施,依据传染病的特征,针对不同环节实施管理。

针对传染病具有传染性及流行性特点、传染病的防治原则,以控制传染源,切断传播途径,保护易感人群,减少并控制传染病的发生和流行。

一、控制传染源

1. **传染病患者的管理** 必须做到"五早",即早发现、早诊断、早报告、早隔离和早治疗。

(1)早发现、早诊断:建立健全城乡三级医疗防疫卫生网,方便群众就医;提高医务人员的业务水平,加强工作责任心,开展社区卫生宣传教育,提高群众对传染病的识别能力;有计划地对集体单位人员进行健康检查,对早期发现、早期诊断传染病具有重要意义。

(2)早报告:全面、迅速、准确地传染病报告是各级卫生人员的重要职责,也是防疫部门掌握疫情、做出判断、制订控制疫情的策略及采取控制措施的基本依据。①报告人:

卫生部公布的《传染病信息报告管理规范》中规定,各级各类医疗机构、疾病预防控制机构、采供血机构均为责任报告单位;其执业医务人员和乡村医生、个体开业医生均为责任疫情报告人。②报告病种与时限:《中华人民共和国传染病防治法》中规定的传染病均需报告(表4-1)。

表4-1 所需报告的传染病病种及报告时限

报告病种	报告时限(小时)
甲类、乙类传染病中的肺炭疽、传染性非典型肺炎、脊髓灰质炎、人感染高致病性禽流感、甲型H1N1流感的患者或疑似患者	2
乙类、丙类传染病患者及疑似患者,规定报告的传染病病原携带者	24

(3) 早隔离、早治疗:发现传染病患者或疑似者,应尽早隔离、集中管理,避免周围人群接触传染源,以防传染病蔓延。隔离的方式应根据传染病的传播途径选择,分为严密隔离、呼吸道隔离、消化道隔离、血液体液隔离、接触隔离、保护性隔离等。隔离期限根据医学检查结果确定,结果阴性时方可解除隔离。

早期治疗不仅能使患者早期治愈,降低病死率,减少后遗症的发生,而且还能及早消除病原体携带状态,终止患者继续作为传染源,减少疾病的传播机会。

2. **病原携带者的管理** 可以按病种进行有目的地检查、治疗、教育,建立健康登记卡、调整工作岗位及随访观察。

3. **接触者的管理** 对接触者采取监测措施,在检疫期间根据所接触的传染病的性质、特点,分别进行医学观察、隔离观察或留验、卫生处理、预防服药或预防接种。

4. **动物传染源的管理** 对有经济价值而又非烈性传染病的动物,应分群放牧或分群饲养,并予以治疗。对无经济价值或危害性大的病畜,如鼠、狂犬应采取杀灭、焚烧或深埋等方法处理。在流行地区对家畜进行预防接种,可减少发病率。患病动物的分泌物、排泄物要彻底消毒。

二、切断传播途径

切断传播途径,是以消灭被污染的环境中的病原体及传递病原体的生物媒介为目的的措施。可根据传染病的不同传播途径,采取不同的措施。消灭病原体和媒介节肢动物的措施可分以下两类

1. **预防性消毒** 是指怀疑曾有传染源存在,并认为环境中有被污染的病原体存在,或在环境中有传递病原体的媒介节肢动物存在时,所施行的消毒与杀虫措施。

2. **疫源地消毒** 是指对目前或曾经是传染源所在地进行消毒,分为随时性消毒和终末消毒。①随时消毒:是指在传染源存在时,随时对其分泌物、排泄物及其他被污染的物品进行消毒,也包括对可能作为传播媒介的节肢动物进行杀灭;②终末消毒:是指传染源离开疫源地(如患者痊愈、转移或死亡)后,对疫源地所进行的一次彻底的消毒措施,目的是杀灭遗留在疫源地内的各种物品上的病原体。

三、保护易感人群

易感者在传染病发生后能否被感染患病,决定于对病原体防御能力的大小。保护易感人群可以提高人体对传染病的抵抗力和免疫力,从而降低传染病的发病率。保护易感人群应采取以下措施。

1. 增强非特异性免疫力　采用相应的健康教育,增强人群的卫生知识;改善社区居民的生活及居住条件;良好的卫生习惯;合理的营养;运动锻炼等。

2. 增强特异性免疫力　特异性免疫力通过隐性感染、患传染病后或人工免疫(预防接种)而获得,其中预防接种是预防和消灭传染病的一个重要措施。

3. 药物预防　对某些尚无特异免疫方法或免疫效果不理想的传染病,在流行期间可给予患者周围的易感者口服预防药物,这对于降低发病率和控制流行具有一定作用。

任务三　传染病的社区访视管理

社区护士应对管辖区域内发生的法定传染病患者进行家庭访视,及时掌握患者病情,并采取有效措施控制疾病的蔓延。

一、访视时间

当接到疫情报告后,社区护士应于 24 小时内进行首次家庭访视,了解发病情况,依据病情需要进行复访。按不同传染病的潜伏期、传播途径和病程的差异,复访的时间安排各不相同。一般第一次复访在发病后 3~10 天;第二次复访在发病后 40 天左右。对于转为慢性病的患者,每年还需进行 1~2 天访视,对于不可能转为慢性传染病的患者仅进行一次复访即可。

二、访视要求和内容

1. 初访

(1) 核实诊断:各级医院门诊医生在就诊患者中发现传染病后,立即填报"传染病报告卡"、"诊断依据卡",由医院相关部门收集,按患者居住或所在地址分发给地段责任医务人员;非本院地段或外区的传染病卡片转寄有关社区卫生服务中心预防保健科。社区护士于 24 小时内进行访视管理。甲类传染病应立即电话通知相关卫生防疫站,由卫生防疫站、社区护士共同进行防疫处理。

(2) 调查传染病的来源:调查该传染病在何时、何地、通过何种传播途径传播的。

(3) 判断疫情的性质及进展情况。

(4) 采取切实可行的防疫措施:遵循传染病传播的 3 个环节,实施有效的、适合现场的措施指导家属掌握,并做到切实落实,以控制疾病的传播流行。

(5) 做好记录:认真填写"传染病调查表"、"流行病学访视表",以备传染病的社区管理。

2. **复访** 了解患者病情的发展和痊愈情况,进一步明确诊断。了解患者周围的继发情况,并对继发患者立案管理。如发现疫情的大规模蔓延,要及时记录并上报主管部门。社区护士还应了解防疫措施的落实情况,患者及其家属对传染病和控制措施的实施情况,发现问题并及时指正;填写"传染病复访表";患者痊愈或死亡即结束本案的管理。如果继续访视,需确定下次复访的时间。

项目二 常见传染病的管理与护理

学习目标

1. 识记病毒性肝炎、细菌性痢疾、肺结核、传染性非典型肺炎与人感染高致病性禽流感、艾滋病与性病的访视管理原则及消毒隔离方法。
2. 学会应用病毒性肝炎、细菌性痢疾、肺结核、传染性非典型肺炎与人感染高致病性禽流感、艾滋病与性病的社区护理方法。

任务一 病毒性肝炎

案例导入

1988年1月15~2月3日,某区卫生防疫站陆续接到本区数所学校报告,学生中陆续发现一种原因不明的发热、纳差、全身不适、乏力,部分学生巩膜黄染的病例86例。该区自1987年1月1日起供餐公司开始向学校供应午餐。

请问:为控制这次疫情,社区护士应采取哪些控制措施?

分析提示

预防控制措施:①供餐公司在未查清前应停止供餐,对其人员进行体格检查,加强卫生监督;②开展卫生宣教(对象为学生、家长、学校方面、送餐公司等);③患者早发现、早诊断、早报告、早隔离、早治疗;④疫源地处理(病家、学校):随时及终末消毒,密切接触者需行医学观察,搞好食品卫生、个人卫生;⑤学生中接种甲肝疫苗(注意接种对象);⑥加强疫情监测,防止续发。

一、概述

病毒性肝炎(viral hepatitis)是由多种肝炎病毒引起的,以肝脏病变为主的一种传染病。临床上以食欲减退、恶心、上腹部不适、肝区痛、乏力为主要表现,部分患者可有黄疸、发热和肝大,伴有肝功能损害。有些患者可慢性化,甚至发展成肝硬化,少数患者可发展为肝癌。我国是肝炎大国,病毒性肝炎发病数位居法定管理传染病的第一位。

二、访视管理

所在社区发生传染病后,社区护士应于 24 小时内进行初访。初访后 1 周作第 1 次复访,自患者发病后 42 天,作第 2 次复访。慢性肝炎患者,应每年报 1 次疫情报告卡片。社区护士应每年至少访视 1~2 次。

访视内容包括了解患者的病毒性肝炎的传染源、目前的健康状况、是否有其他并发症。评估患者皮肤、巩膜、黏膜颜色,观察粪便、尿液颜色,了解黄疸程度。

三、消毒隔离

1. 甲、戊型肝炎 患者自发病之日起隔离 3 周,按肠道传染病进行隔离和消毒。食物实行分餐制;饭前、便后用流动水洗手。患者的食具消毒,可以用 2 000 mg/L 的含氯消毒剂浸泡 60 分钟后再清洗,患者的用具要单独使用;污染的手可在流动水下用肥皂洗刷 1~2 分钟。患者呕吐物、排泄物的消毒,用含氯消毒剂干粉加入呕吐物、排泄物中,使其有效氯含量达 10 000 mg/L,搅拌后作用 2 小时再倾倒;患者住院后或在家痊愈后,做 1 次终末消毒。患者接触过的一切用品包括环境地面、墙壁及物体表面等,用含有效氯 2 000 mg/L 的消毒液均匀喷洒,作用时间>60 分钟。有条件的可用紫外线照射消毒。

2. 乙、丙、丁型肝炎 由于病程较长(3 个月左右),有的还可能转为慢性肝炎或病毒携带者,其隔离期间要据情况而定,一般要持续到肝功能正常,抗原消失后方可解除。因为是经血液传染,要做到患者的牙刷、剃须刀、指甲刀和修脚刀专用,或患者用后消毒。

四、健康指导

1. 休息 急性肝炎早期应卧床休息,症状减轻后要控制活动,最好在饭后能卧床休息 1~2 小时,使血液集中于胃、肝、肠等部位,以利于肝脏血液循环。肝功能基本正常后,可适当增加活动,如散步、做广播体操及打太极拳等,以不感觉疲劳为原则。已婚的患者要控制性生活,育龄妇女避免怀孕,以利于肝功能恢复正常。一般来说,急性肝炎应全休 3 个月,6 个月内不宜参加体力劳动,定期门诊复查 1~2 年。慢性肝炎患者应适当休息,采取动静结合疗养措施。慢性重度患者以静养为主,慢性轻度患者可适当从事力所能及的轻型工作。症状消失,肝功能正常>3 个月者,可恢复工作,但仍需随访 1~2 年。

2. 饮食 急性期患者给予低脂、易消化的清淡食物;慢性肝炎有肝硬化倾向时应保证蛋白质摄入;有糖尿病倾向及肥胖患者,不宜摄入高糖、高能量饮食,防止诱发糖尿病及脂肪肝;腹胀时减少产气食品(如牛奶、豆制品)的摄入;各型肝炎患者要绝对禁止饮酒。

3. 其他　遵照医嘱按时服药,忌滥用药物,以免增加肝脏负担,不利于疾病恢复。

五、社区护理

1. 管理传染源　做好疫情报告及各类患者的隔离消毒工作。特殊行业(如饮食、托幼和水源管理等)人员应定期做体格检查,发现患者立即隔离治疗。献血员每次献血前应进行体格检查,HBsAg(乙型肝炎表面抗原)或抗 HCV(丙型肝炎抗体)阳性者不得献血。

2. 切断传播途径　对于甲、戊型肝炎应让社区人群了解疾病传播途径,把好"病从口入"关,养成餐具消毒、分餐制、饭前便后洗手等卫生习惯。做好"三管一灭",即饮用水、食物、粪便的卫生管理及消灭苍蝇。防止饮用水被污染,必要时对水源进行消毒,做好环境卫生及粪便无害化处理。对于乙、丙、丁型肝炎,重点在于防止通过血液及体液的传染,各种医疗及预防注射要保证"一人一针一管",医疗器械及用具实行"一人一用一消毒",提倡使用一次性医疗用品,严格血污染制品的消毒处理。加强血制品的管理,做好血制品 HBsAg 和抗 HCV 检测,阳性者不得出售和使用。牙刷、剃须刀等个人用品要专用。加强母婴传播的阻断工作。一般用 2 000 mg/L 含氯消毒剂浸泡消毒。

3. 保护易感人群

(1) 预防甲型肝炎:可注射甲型肝炎疫苗预防,近期有与甲型肝炎患者密切接触的易感者,可用人丙种球蛋白进行被动免疫预防注射。

(2) 预防乙型肝炎:对 HBV 感染母亲的新生儿及暴露于 HBV 的易感者,可采用 HBIg(高效价乙型肝炎免疫球蛋白)及时接种;易感人群及新生儿在出生后 24 小时内均应接种乙肝疫苗;密切接触者(如夫妻)需进行血液抗体筛查。凡 HBsAg(乙型肝炎表面抗原)、抗 HBs(乙型肝炎表面抗体)、抗 HBc(乙型肝炎核心抗体)阴性者(包括仅有低滴度抗 HBs 者),应接种乙肝疫苗。

> **思考题**
>
> 1988 年在上海有过一次人们食用被甲型肝炎病毒污染的毛蚶而引起的"甲肝"暴发流行。请问毛蚶在传染病流行的 3 个基本环节中属于哪个环节?为什么?

任务二　细菌性痢疾

案例导入

2012年6月11日晚,某市X区医院先后接诊数名以腹泻、呕吐症状为主的病例,少数伴有腹痛、头晕、发热等症状。截至6月12日16时,该院共接诊上述病例9例,病例均来自X区A中学,医院向X区疾控中心作出电话报告。区疾控中心接到报告后即至学校开展调查,又发现10例类似学生病例,19名病例均为住校学生,6月11日中午均在本校第二食堂就餐过,首例病例于6月11日16时发病,末例于6月12日15时发病。根据病例症状表现,初步考虑为食物中毒。

请问:从流行病学角度考虑,医生发现此情况时,应重点了解哪些方面?

分析提示

1. 病例是否有发病时间、住院或工作地点、人群职业等方面的聚集。
2. 是否有可疑食物食用史、共同聚餐史。
3. 是否接触类似病例,密接人员是否在其后发病等。

一、概述

细菌性痢疾(简称菌痢)是由痢疾杆菌引起的急性肠道传染病。主要临床表现为发热、腹痛、腹泻、里急后重或排脓血样大便。菌痢的传染源是患者和带菌者,急性菌痢早期传染性强,部分慢性菌痢可持续或间歇排菌数年,在流行病学上有较大的意义。由粪-口途径传播,致病菌污染食品、水和手而使人感染。人群普遍易感,儿童及青壮年多见。夏秋季节发病率高,在环境卫生及个人卫生习惯不良的情况下易于流行。病后免疫力短暂,易重复感染或复发。

二、访视管理

所在社区发现菌痢患者后,社区护士应于24小时内进行初访。在初访后3天复访,要求对每例患者进行复访。患者发病已超过7天者,对患者只做初访,不做复访。病程2个月以上的慢性菌痢患者,除一般的护理指导外,还应动员患者到医院积极治疗。

三、消毒隔离

1. *隔离措施*　按肠道传染病隔离,隔离期为临床症状消失,大便培养连续2~3次阴性或粪便正常后1周。患者的食具、用具要单独使用,要有专用便盆,防止污染水龙头。

2. *消毒措施*　食具、用具消毒同甲型肝炎。注意手的消毒,患者和护理患者的家属必须做到饭前用流动水、肥皂洗手,处理完患者大便后,必须在消毒水(2 000 mg/L 含氯消毒剂)中浸泡手 2 分钟,然后用流动水将药液冲洗干净。做好粪便消毒:痢疾患者的大便要排在便盆内,粪便可用 20% 漂白粉乳剂(100 ml 水+漂白粉 20 g)消毒。

四、健康指导

1. **休息** 有高热、严重腹泻及软弱无力者应卧床休息。
2. **饮食** 急性期以少渣、易消化的流质或半流质为宜,忌油腻,不宜饮牛奶,以减少腹胀,补充足量维生素,鼓励多饮水,病情好转后给予普食。

五、社区护理

1. **管理传染源** 隔离、治疗患者,消毒患者粪便最为重要,饮食行业的工作人员应定期做大便培养,发现慢性带菌者,应积极治疗并暂时调换工作。接触者需医学观察 7 天。
2. **切断传播途径** 做好社区宣教,养成良好的个人卫生习惯,注意饮食、饮水卫生,必要时消毒水源。做好"三管一灭",搞好环境卫生及粪便无害化处理。饮食行业的工作人员在工作前必须洗手,严格执行食品卫生管理法及有关制度。
3. **保护易感人群** 在疾病流行期间,易感者口服多价痢疾减毒活疫苗,如"依链"株菌苗,保护率可达 85%~100%,免疫期维持 6~12 个月。

任务三 肺 结 核

案例导入

2004 年 4 月,某高级中学高三年级某班 59 名学生参加高考体格检查,X 线胸透时发现有 6 名学生肺部有阴影,初步判断为肺结核。

请问:
1. 接到以上报告后,社区护士最先要着手的工作是什么?
2. 针对学校的结核病防治,应该重视哪几个方面的工作?

提示

1. **明确诊断** 结合 6 名学生的病史、临床症状、体征、痰检、X 线胸片等相关检查,明确是否是结核病暴发疫情。如果这 6 名学生被确诊,则应对全校师生进行结核病普查,以发现未知结核病传染源。同时按照结核病防治相关规定采取对该疫情的预防和控制措施。如隔离传染源,积极治疗患者。加强学校结核病防治的健康教育工作。
2. **注重新生的结核病筛查工作** 如入学时常规进行结核菌试验。提高学校医务人员结核病诊治水平,及时发现和治疗首例患者,防治疾病的传播和蔓延。平时注意加强学生结核病预防知识的宣传和教育;禁止随地吐痰,注意教室和宿舍通风,注意劳逸结合,加强体育锻炼,注意合理膳食,加强营养。

一、概述

肺结核(tuberculosis,TB)是由结核杆菌引起的肺部感染,主要通过呼吸道传染,其次通过被结核杆菌污染的食物或餐具引起的肠道感染。肺结核的传染源主要来源于排菌的肺结核患者。患者在咳嗽或打喷嚏时带菌的飞沫漂浮于空气中,或痰干燥后结核杆菌随尘埃漂浮于空气中,被健康人吸入是常见的传播途径。

结核病属于法定乙类传染病,是我国重点控制的疾病之一。社区护士一旦发现结核病患者或疑似患者,要登记管理,及时上报,并将患者转送至结核病定点医疗机构进行规范检查和系统治疗。无需住院治疗,转诊到社区卫生服务中心管理的患者,应由辖区的社区卫生服务中心的医护人员进行初次访视,并依据病情进行相应的复访。

二、访视管理

一般初次药物治疗期间,每月访视一次;再次治疗的患者,每3个月访视一次;慢性开放性肺结核患者,每6个月复访一次。

访视内容包括了解患者病情,社区护士应调查疾病来源,依据结核病的传播特点判断患者的感染途径,为有效控制传染源提供依据。同时评估患者目前疾病的发展阶段,并有针对性地进行社区管理。认真填写社区结核病病例管理相关表格,并存入健康档案,汇总后定期上报给上一级卫生主管部门。

三、消毒隔离

1. 隔离措施　患者咳嗽、打喷嚏时要用手帕捂住口鼻,不大声喧哗,以免细菌扩散;有条件的患者在家中应单独住一室,或用布帘隔开分床睡眠,同睡一床时必须要分头躺卧;饮食用具、衣服和手帕要分开独用。

2. 消毒措施　患者的痰要吐在专用有盖的容器内,加入含氯消毒剂干粉使其有效氯含量达10 000 mg/L,搅拌后作用2小时再倾倒。痰量不多时,也可吐在纸内,将有痰的纸放在塑料袋内一并烧掉。盛痰的容器要每天消毒,可用含有效氯2 000 mg/L消毒液浸泡或煮沸消毒;食具要单独使用、每天煮沸消毒,煮沸时间≥30分钟;日用品可煮沸消毒或用2 000 mg/L有效氯液浸泡消毒;被服应经常在阳光下暴晒;室内经常通风换气,保持空气新鲜。在重症患者住院后或患者迁出、死亡离开家后,应进行终末消毒,方法同肝炎患者的终末消毒。

四、健康指导

肺结核患者在疾病处于进展期、病灶处于高度活动状态、有严重的中度症状或咳血时应卧床休息。当毒血症状消失,病灶好转可适当活动,但应保证有充足的睡眠,做到动静结合。病灶趋于稳定后,经一定时间室外活动,无不良反应者,可在护理人员指导下进行适当地体育锻炼,如散步、打太极拳和做保健操等。

五、社区护理

（1）建立健全社区预防体系。

（2）对易感人群进行卡介苗接种，对象为社区中的婴幼儿及学龄期儿童。

（3）健康教育：以演讲、挂图、电影和幻灯片等方式，在社区的相关机构，如学校、居民大会等进行有关结核病的发病原因、病原体、传播途径、临床表现、检查机治疗方法、治疗原则、预防方法等方面的健康教育，使社区居民养成良好的卫生习惯，预防结核病的发生。

（4）接触者的检测及预防：①家庭成员都应定期接受检查。年龄<15岁儿童可做结核菌素试验，强阳性（皮丘硬结直径≥20 mm×20 mm，或局部有水泡和淋巴管炎）者需服用抗结核药物预防；15岁以上少年及成人可接受X线透视或胸片检查，以利早期发现患者。②学校中如有结核患者，至少在患者所在班级或全年级对全体学生做结核菌素试验，对强阳性者也要预防性化疗。

任务四　传染性非典型肺炎与人感染高致病性禽流感

案例导入

2003年3月15日香港至北京的某航班上一名72岁男士（病例B）发热，下飞机后，其妻女（共3人）陪同该老人到甲医院就诊，临床诊断为"右下肺炎，陈旧性结核"。在简单治疗后返回家中。3月16日该患者上午10时因高热、咳嗽到某医院就诊。医生查体后，给予常规的抗感染对症治疗，患者病情进展迅速，随即出现心肺功能衰竭，3月20日因医治无效死亡。流行病学调查表明，病例B曾于2003年3月5日抵香港照看其患病（SARS患者）的哥哥（病例A），病例B在感染后，乘坐国航CA2航班抵杨城。由于杨城医护人员对SARS缺乏正确的概念，未进行严格的防护，当防疫人员赶到时，已无法控制续发。3月20日后，医院的医疗人员和一些陪护家属陆续出现发热和肺炎等症状、体征，共有73例确诊为SARS。与病例B乘坐同一航班的112人中共发现SARS 16例。病例C与病例B乘同一航班由香港返回杨城，3月17日由杨城到曼谷，并于3月20日由曼谷返回杨城，使同机邻座感染出现病例J，形成第四代病例，病例J又下传3人形成第五代病例。在整个传播链中，共有59例，其中医护人员28例，占总发患者数的47.46%，死亡4例，病死率为6.78%，其传播历时28天。

请问：

1. 作为社区护士，从这一SARS传染事件中获得哪些启示和教训？
2. 谁是本病例的传染源？如何理解传染病的3个基本环节？

分析提示

1. 启示和教训　暴露出了相当多的医务人员缺乏防护知识，疾病预防控制体系薄弱，以及我国医学"重临床、轻预防"的缺陷。

> 2. 流行环节　传染病能够在人群中流行,必须同时具备传染源、传播途径和易感人群这3个基本环节,缺少其中任何一个环节,传染病则无法流行。预防传染病的一般措施:传染病流行的时候,切断3个基本环节中的任何一个环节,传染病的流行即可终止。

一、概述

传染性非典型肺炎又称严重急性呼吸综合征(SARS),是由新型冠状病毒引起的一种急性呼吸道传染病。目前已知的主要传染源是 SARS 患者。SARS 的传播途径有呼吸道的近距离飞沫、气溶胶传播,密切接触、血液和粪口等途径传播。临床表现为高热、咳嗽等呼吸道感染症状,重者可出现呼吸困难,甚至急性呼吸窘迫综合征。

人感染高致病性禽流感(highly pathogenic avian influenza,HPAI)是指禽类动物中流行的高致病性禽流感病毒(H5N1)感染人体引起的急性呼吸道传染病,是一种人畜共患病。主要表现为发热,体温常>39℃,持续 1~7 天,一般为 3~4 天,可伴有流涕、鼻塞、咳嗽、咽痛、头痛和全身不适,部分患者可有恶心、腹痛、腹泻和稀水样便等消化道症状。除了上述表现之外,人感染高致病性禽流感重症患者还可出现肺炎、呼吸窘迫等表现,甚至可导致死亡。

以上两类传染病均为《我国传染病防治法》规定按照甲类传染病管理的乙类传染病。

二、访视管理

所在社区发现传染患者后,社区护士应于 24 小时内进行初访。

访视内容:由于禽流感主要为患禽流感或携带禽流感病毒的鸡、鸭、鹅等家禽类,特别要了解患者与禽类的接触史,如接触禽类及其分泌物、排泄物、受病毒污染色水等。潜伏期一般在 7 天内,多为 2~4 天。感染 H9N2 仅有轻微呼吸道症状,如鼻塞、流涕、头痛、肌肉酸痛等,以及患者病情进展情况是否迅速。如果患者病情发展快,应建议其住院治疗。发现疫情后应立即上报,填写疫情报告卡和记录文件,存入健康档案。

三、消毒隔离

对患者发病时生活和工作过的场所及周围环境、接触过的物品及可能污染的其他物品要进行消毒。家属处理患者使用过的物品、解除呼吸道分泌物后,应当使用肥皂和流动水清洗双手,并注意生活用具的消毒处理。

四、健康指导

1. **保持室内空气流通**　应每天开窗换气 2 次,每次>10 分钟,或使用排气扇保持空气流通。

2. **注意饮食卫生**　进食禽肉、蛋类要彻底煮熟,加工、保存食品时要生、熟食分开。养成良好的卫生习惯,搞好厨房卫生,不生食禽肉和内脏,解剖活(死)家禽、家畜及其他制品后要彻底洗手。

3. **其他** ①发现疫情时,尽量避免去人群密集的场所,避免与禽类接触,公众特别是儿童应避免密切接触家禽和野兽;②若有发热及呼吸道症状,应戴口罩,尽快就诊,并切记告诉医生发病前有无旅游或与禽类接触史。

五、社区护理

1. **管理传染源** 发现患者应立即隔离,禁止擅自离开隔离点,无关人员不得无理由进入隔离场所;保护隔离区周围环境,加强对患者的用物、用具及排泄物的消毒处理,切断传染源。发生人感染高致病性禽流感时,疫区半径 3 公里内的家禽要彻底扑灭消毒;5 km 内的家禽要计划免疫。

2. **切断传播途径** 对密切接触者要进行医学观察,观察期间接触者应积极配合医务人员,认真、如实地提供密切接触过程中的有关情况。接触患者的医务人员,工作期间穿戴的防护用品应符合国家的有关规定,使用一次性注射器具、口罩、医用手套、鞋套和防护面具等,防止通过血液、体液和飞沫传播;接触患者后,用肥皂和流动水洗手。

3. **保护易感人群** 在疾病流行期间,外出时戴口罩,尽量避免去人群拥挤的公共场所。平时注意锻炼身体,加强营养,勤洗手,养成良好的个人卫生习惯。

任务五 艾 滋 病

艾滋病(AIDS)是获得性免疫缺陷综合征(acquired immune deficiency syndrome)的英文缩写,是由于感染了人类免疫缺陷病毒(HIV)后引起的一种致死性传染病。HIV主要破坏人体的免疫系统,使机体逐渐丧失防御能力而不能抵抗外界的各种病原体,因此极易感染一般健康人所不易患的感染性疾病和肿瘤,最终导致死亡。艾滋病从发现至今 20 年,但它在全球所引起的广泛流行,艾滋病自 1985 年传入我国,目前已进入"快速增长期"。感染人数急剧增加,截至 2011 年年底,中国存活的艾滋病病毒感染者和艾滋病患者为 78 万人。

一、访视管理

所在社区发现艾滋病患者或 HIV 感染者后,社区护士应于 24 小时内进行初访。一般初访后每月复访一次。

访视内容包括社区护士调查疾病来源,依据艾滋病的传播特点判断患者感染途径,为有效控制传染源提供依据。评估患者目前疾病的发展阶段,在社区营造友善、理解、健康的生活环境,鼓励他们采取积极的生活态度,改变高危行为,积极配合治疗,以延长生命并提高生活质量。认真填写社区艾滋病病例管理相关记录,并存入健康档案,同时做好保密工作,尊重患者隐私权,不得泄露患者信息。

二、消毒隔离

1. **隔离指导** 采取血液、体液隔离措施：接触患者血液、体液污染物品时应戴手套，或使用其他方法避免直接接触，如使用镊子、毛巾、纱布和纸张等。患者生活用具（如牙刷、剃须刀等）应单独使用；处理污染物、利器时应防止皮肤刺伤，处理污染物后一定要洗手；正确使用质量合格的避孕套可减少感染艾滋病的危险，每次性交都应使用避孕套。女性患者行经期防止经血溅污室内设施，预防疾病传播，患者用过的卫生纸、纸巾、处理伤口的敷料或被血液污染的废物料应收放在塑料袋内，尽快焚烧。

2. **消毒指导** 被患者血液、体液和排泄物污染的一切物品应随时严密消毒，消毒液常用 0.2% 次氯酸钠溶液。

三、健康指导

1. **休息** 提供良好的休息环境，保证充足的休息和睡眠，鼓励动静结合，适当进行一些力所能及的活动。

2. **饮食** 为患者提供高能量、高蛋白、高维生素、富有营养的食物，使之保持良好的营养状态，增强机体抗病能力。

3. **防止感染** 感染 HIV 后很长一段时间无症状，因此要尽量为患者提供正常生活。注意卫生条件，防止患者继发感染。对患者的一般性感染应予以积极治疗，以免产生严重的并发症。

4. **心理支持** 患者因害怕将疾病传染给家人或遭到家人嫌弃而产生犯罪感、绝望感，甚至轻生的念头，对患者来讲最有效的治疗措施是让其回归正常生活（生活、工作、娱乐及与他人交往），并使其得到家人和社会的支持。患者家属也因害怕被传染而恐惧、焦虑。应使家庭成员明白与艾滋病患者及病毒感染者的日常生活和工作接触不会被感染艾滋病，如握手、拥抱、共同进餐、共用工具和办公用品等都无感染的危险。

5. **定期复查** 可在医生指导下服用提高免疫功能的中西药，密切观察病情变化，一旦病情变化及时就诊。

四、社区护理

1. **管理传染源** 及时发现和合力管理 HIV 感染者。加强高危人群的监测，对受到公安机关处理的暗娼、嫖客、性病患者及吸毒者要强制做 HIV 血清检查。在国外居留 1 年以上的各类出国人员，在回国后 2 个月内到指定卫生专业机构做 HIV 血清检查。对新发现患者及 HIV 感染者应依法报告疫情。患者应隔离治疗，HIV 感染者每 6 个月到指定医院检查健康状况。禁止感染者献血、献精液及献器官。对患者的血液、排泄物及分泌物进行彻底消毒。

2. **切断传播途径**

（1）对密切接触者要进行医学观察，观察期间接触者应积极配合医务人员。如实客观地提供密切接触过程中的有关情况。

(2) 限制及严格管理一切进口的血制品。凡侵入人体的治疗、美容等器械均要严格消毒,做到一人一用一消毒。

(3) 为减少母婴传播,已感染的育龄妇女应避免妊娠、哺乳。

(4) 社区内的宾馆等涉外单位要做好床上用品、用具的消毒。

3. 保护易感人群 对密切接触者应给予具体的医学指导,加强个人防护。密切接触者或怀疑接触艾滋病者要做病毒感染检查,定期(3、6 及 12 个月)进行血液检测。医疗机构应建立完善的制度和有效的隔离消毒措施,以保障医护人员的安全。

任务六 性传播疾病

一、梅毒

梅毒是由梅毒螺旋体引起的一种性病。患者是唯一的传染源,除先天梅毒(胎传梅毒)外,性接触是最主要的传播途径。

(一) 社区管理

早期梅毒治愈前禁止性生活,女性梅毒患者在彻底治愈前避免妊娠;3 个月内接触过梅毒的性伴侣应予以检查,必要时按早期梅毒治疗。早期梅毒治疗后定期随访 2~3 年,第 1 年每 3 个月检查一次,第 2 年每 6 个月检查一次,第 3 年年末检查一次,如一切正常可停止观察;加强防治梅毒常识的教育。

(二) 社区护理

患者不与他人混用洗漱用具和餐具。护理人员照顾患者后用肥皂、流动水仔细洗手,最好用消毒药对手消毒。患者坐过的厕所坐桶要用消毒药消毒。患者内衣裤煮沸、消毒后洗涤。

二、淋病

淋病是指由淋球菌引起的泌尿生殖系统的黏膜感染。人是淋球菌的唯一天然宿主,传播途径以性接触为主,成人淋病几乎均由性接触引起。非性接触传播主要见于青春期前的女性,通过接触淋病患者污染的内裤、浴盆和浴巾等引起阴道炎。产道传播仅见于新生儿,最常见的临床类型是新生儿淋球菌性结膜炎。

(三) 社区管理

建议患者去正规医院就医,积极彻底治疗,患病后注意隔离,未治愈前禁止性生活。被淋病患者污染的被褥、衣服等生活用品要及时消毒处理。淋病患者禁止与小儿同床、共用浴盆和浴巾等。淋病患者在未治愈前应自觉不去公共浴室、公共厕所、餐厅等。30 天内接触过淋病的性伴侣应进行检查,必要时给予预防性治疗。淋病治疗后必须进行追踪复查,疗程结束后 1 周进行一次复查,此后每 1~2 周复查一次,随访不少于 3 次。洁身自好,正确使用安全套。经常用肥皂清洗阴部和手部,接触患处后须清洗、消毒手部。

(四) 社区护理

患者适当卧床休息,避免剧烈活动。避免进食刺激性的食物和饮料。治疗期间禁止性生活。衣物、浴巾和内裤应煮沸消毒。分开使用便器、浴具,保持外阴清洁。

知识链接

社区护士访视病毒性肝炎患者的操作流程

电话预约访视时间→访视前准备用物→操作前免洗快速消毒液洗手→根据操作要求穿戴好防护用品,如工作服、一次性隔离服、口罩、手套、鞋套→操作前解释和宣教→按操作规程执行操作→将医用垃圾放入双层黄色垃圾袋中带回进行无害化处理,将尖锐用物放入锐具盒内再装入黄色垃圾袋中带回社区服务中心或站点处理→使用免洗快速消毒液洗手→脱隔离衣、一次性用品直接放入黄色垃圾袋中→摘鞋套、手套直接放入黄色垃圾袋中→使用免洗快速消毒液洗手→访视结束离开。

学习效果评价·思考题

1. 阐述传染病的定义、有哪些分类?
2. 简述社区常见传染病护理?
3. 社区常用的消毒隔离预防技术有哪些?

第五章 社区突发公共卫生事件的应急处理及救护

学习目标

1. 识记突发性公共卫生事件、社区急性事件、社区救护的概念。
2. 识记社区突发公共卫生事件的应急处理,以及心脏骤停的社区救护。
3. 理解社区救护的原则和工作程序,急性中毒、创伤、烧、烫伤、中暑的社区救护。
4. 学会应用社区突发公共卫生事件的报告程序及预防。

项目一 社区突发公共卫生事件的特点及应急处理

案例导入

2009 年 3 月,在墨西哥暴发甲型 H1N1 疫情,并迅速在全球范围内蔓延。据我国卫生部通报,内地首例甲型 H1N1 流感患者包先生,30 岁,此前在美国某大学学习。患者于 2009 年 5 月 7 日由美国途经日本东京、北京、抵达成都。5 月 9 日自觉有发热、咽痛、咳嗽等症状,到四川省人民医院就诊,初步诊断为甲型 H1N1 流感疑似病例。截至 2010 年 1 月 10 日,国内已有 124 764 例甲型 H1N1 流感确诊病例,其中 744 例死亡。

请问:
1. 该事件属于哪类事件?有何特点?
2. 如何进行报告及应急处理?

分析提示

包先生就诊后,护士应配合医生全面收集患者相关资料,包括现病史、既往史、临床表现、实验室检验结果等,并进行评估。护士应做好病情观察和疾病护理。在患者被送往指定的医疗机构救治前,应采取就地隔离措施。在启动突发公共卫生事件应急预案时,护士对与患者有过接触者,应采用医学观察措施;同时按要求配合相关部门进行上报及相关咨询。

任务一 概　述

一、概念

突发性公共卫生事件(emergency public health events)是指突然发生,造成或者可能造成社会公众健康严重损害的重大传染病疫情、群体不明原因疾病、重大食物和职业中毒,以及其他严重影响公众健康的事件。

二、分类

根据突发公共卫生事件发生的原因,通常可以分为以下几类。

1. **重大传染病疫情**　是指某种传染病在短时间内发生,波及范围广泛,出现大量的患者或死亡病例。该传染病包括《传染病防治法》规定的甲、乙、丙三类39种法定传染病,以及由国务院卫生行政部门根据其暴发、流行情况和危害程度,决定需要列入乙类、丙类传染病,并予以公布的上述规定以外的其他传染病。如上海1988年发生的甲型肝炎暴发,青海2004年发生的鼠疫疫情等。

2. **群体不明原因疾病**　该类事件发生的原因不明,而且在相对集中的某个区域,短时间范围内,同时或相继出现具有相同临床症状的多名患者,且病例数量不断增加,影响范围不断扩大。如袭击全球的SARS、人感染高致病性禽流感的发病初期。同时,由于事件发生原因不明,往往当时没有快速有效的应对处置方法,给局势控制带来一定的难度。一旦暴发,后果较为严重。

3. **重大食物中毒和职业中毒**　是指摄入了含有生物性、化学性有毒有害物质的食品所出现的非传染性的急性、亚急性疾病,或劳动者在生产劳动过程中,由于接触生产性毒物引起的职业中毒,且中毒事件人数众多或伤亡较重。

4. **其他严重影响公众健康的事件**　是指针对不特定的社会群体,造成或可能造成社会公众健康严重损害,影响正常社区秩序的重大事件。

(1) 自然灾害:如地震、火山爆发、泥石流、台风、洪涝等自然灾害所引发的严重影响公众健康的多种疾病,由此带来社会心理因素在内的诸多公共卫生问题,从而引发多种疾病,特别是传染性疾病的发生和流行。

(2) 重大环境污染事故:如水体污染、大气污染,以及影响公共安全的放射性物质泄漏等所造成的环境污染,波及范围极广。并且由于是有毒、有害物质所致的污染,常常会对下一代造成极大的危害。

(3) 意外安全事故:如工矿企业的各类安全事故、交通运输事故、公共设施和设备事故等重大生产安全事故,造成巨大的人员伤亡和经济损失。

(4) 恐怖袭击事件:如生物、化学、核辐射、爆炸等恐怖袭击事件,给社区秩序和人民生命财产安全造成严重危害。

三、特点

1. **突发性** 事件发生的时间、地点、种类、强度不容易预测,往往是突然发生,造成的危害难以预料。

2. **群体性** 突发公共卫生事件所危及的对象不是特定的人,而是不特定的社会群体,在事件影响范围内的人都有可能受到伤害。

3. **复杂性** 我国地域辽阔,人口众多,自然因素和社会因素复杂,因此突发公共卫生事件发生原因多种多样、种类繁多。

4. **严重性** 突发事件给人民的生命财产、生态环境等带来严重危害,往往会引发公众恐慌、焦虑情绪等,对社会、经济产生一定的影响。

5. **紧迫性** 突发事件发展迅速、情况紧急、危害严重,政府及各部门必须快速做出反应,采取迅速有效的应对处置措施,避免局势恶化。

6. **综合性** 突发公共卫生事件不仅仅是一个公共卫生问题,它还是一个社会问题。由于事件发生突然,其现场救护、控制和转运救治、原因调查、善后处理等应急处理工作涉及多系统、多部门、政策性强,需要在政府统一指挥下,多部门综合性处置,甚至是全社会的共同参与,才能将危害降至最低程度,减少事件对社会、经济的影响。

四、分级

根据突发公共卫生事件性质、危害程度、涉及范围,突发公共卫生事件划分为:特别重大(Ⅰ级)、重大(Ⅱ级)、较大(Ⅲ级)和一般(Ⅳ级)4级,依次用红色、橙色、黄色和蓝色进行预警。

1. **下列情形之一的为特别重大突发公共卫生事件(Ⅰ级)**

(1) 肺鼠疫、肺炭疽在大、中城市发生并有扩散趋势,或肺鼠疫、肺炭疽疫情波及2个以上省份,并有进一步扩散趋势。

(2) 发生传染性非典型肺炎、人感染高致病性禽流感病例,并有扩散趋势。

(3) 涉及多个省份的群体性不明原因疾病,并有扩散趋势。

(4) 发生新传染病或我国尚未发现的传染病发生或传入,并有扩散趋势,或发现我国已消灭的传染病重新流行。

(5) 发生烈性病菌株、毒株、致病因子等丢失事件。

(6) 周边及与我国通航的国家和地区发生特大传染病疫情,并出现输入性病例,严重危及我国公共卫生安全的事件。

(7) 国务院卫生行政部门认定的其他特别重大突发公共卫生事件。

2. **下列情形之一的为重大突发公共卫生事件(Ⅱ级)**

(1) 在一个县(市)行政区域内,一个平均潜伏期内(6天)发生5例以上肺鼠疫、肺炭疽病例,或者相关联的疫情波及2个以上的县(市)。

(2) 发生传染性非典型肺炎、人感染高致病性禽流感疑似病例。

(3) 腺鼠疫发生流行,在一个市(地)行政区域内、一个平均潜伏期内多点连续发病

20例以上,或流行范围波及2个以上市(地)。

(4) 霍乱在一个市(地)行政区域内流行,1周内发病30例以上,或波及2个以上市(地),有扩散趋势。

(5) 乙类、丙类传染病波及2个以上县(市),1周内发病水平超过前5年同期平均发病水平2倍以上。

(6) 我国尚未发现的传染病发生或传入,尚未造成扩散。

(7) 发生群体性不明原因疾病,扩散到县(市)以外的地区。

(8) 发生重大医源性感染事件。

(9) 预防接种或群体性预防性服药出现人员死亡。

(10) 一次食物中毒人数>100人并出现死亡病例,或出现10例以上死亡病例。

(11) 一次发生急性职业中毒50人以上,或死亡5人以上。

(12) 境内外隐匿运输、邮寄烈性生物病原体、生物毒素造成我境内人员感染或死亡。

(13) 省级以上人民政府卫生行政部门认定的其他重大突发公共卫生事件。

3. 下列情形之一的为较大突发公共卫生事件(Ⅲ级)

(1) 发生肺鼠疫、肺炭疽病例,一个平均潜伏期内病例数未超过5例,流行范围在一个县(市)行政区域以内。

(2) 腺鼠疫发生流行,在一个县(市)行政区域内,一个平均潜伏期内连续发病10例以上,或波及2个以上县(市)。

(3) 霍乱在一个县(市)行政区域内发生,1周内发病10~29例或波及2个以上县(市),或市(地)级以上城市的市区首次发生。

(4) 1周内在一个县(市)行政区域内,乙、丙类传染病发病水平超过前5年同期平均发病水平1倍以上。

(5) 在一个县(市)行政区域内发现群体性不明原因疾病。

(6) 一次食物中毒人数>100人,或出现死亡病例。

(7) 预防接种或群体性预防性服药出现群体心因性反应或不良反应。

(8) 一次发生急性职业中毒10~49人,或死亡4人以下。

(9) 市(地)级以上人民政府卫生行政部门认定的其他较大突发公共卫生事件。

4. 下列情形之一的为一般突发公共卫生事件(Ⅳ级)

(1) 腺鼠疫在一个县(市)行政区域内发生,一个平均潜伏期内病例数<10例。

(2) 霍乱在一个县(市)行政区域内发生,1周内发病数≤9例。

(3) 一次食物中毒人数30~99人,未出现死亡病例。

(4) 一次发生急性职业中毒9人以下,未出现死亡病例。

(5) 县级以上人民政府卫生行政部门认定的其他一般突发公共卫生事件。

任务二　社区突发公共卫生事件应急处理

一、报告程序

1. **发现、登记**　乡镇卫生院、村卫生室和社区卫生服务中心(站)应规范填写门诊日志、入/出院登记本、X线检查和实验室检测结果登记本。首诊医生在诊疗过程中如发现或怀疑为突发公共卫生事件时,按要求填写《突发公共卫生事件相关信息报告卡》。

2. **报告方式**　具备网络直报条件的机构,在规定时间内进行突发公共卫生事件相关信息的网络直报;不具备网络直报条件的,按相关要求通过电话、传真等方式进行报告,同时向辖区县级疾病预防控制机构报送《突发公共卫生事件相关信息报告卡》。

3. **报告时限**　发现突发公共卫生事件相关信息时,应按有关要求于2小时内上报。

4. **订正报告和补报**　发现报告错误,或报告病例转归、诊断情况发生变化时,应及时对《传染病报告卡》和(或)《突发公共卫生事件相关信息报告卡》等进行订正;对漏报的传染病病例和突发公共卫生事件,应及时进行补报。

5. **报告内容**　《突发公共卫生事件相关信息报告卡》的内容包括报告单位、填报日期、报告人、联系电话、事件名称、初步判定的事件类型和性质、发生地点、发生时间、患者数、死亡人数、主要临床症状、已采取的主要措施等。

二、应急处理

1. **启动突发公共卫生事件应急预案**　一旦发现社区突发公共卫生事件,应立即按要求进行上报,并启动突发公共卫生事件应急预案。在卫生行政主管部门的统一指挥下,和各相关部门、社区协同开展突发公共卫生事件应急处置工作,有效预防、及时控制和消除突发公共卫生事件及其危害,保障公众身心健康与生命安全。

2. **现场伤病员救护**

(1) 现场评估:①了解事件发生的原因、伤病员人数及严重程度等情况;②观察现场对伤病员、救护者有无造成再次伤害的可能以及进入现场的安全性。

(2) 预检分诊、急救和转运:①根据伤病员身体状况的紧急和严重程度,进行检伤分类,对危重(第一优先处置)、重(第二优先处置)、轻(第三优先处置)伤病员和死亡人员分别采用红、黄、绿和黑色标识腕带扣系在伤病员,或死亡人员的手腕或脚踝部位,便于按优先顺序进行救治和转诊,以最短的时间尽可能抢救更多的伤病员;②社区护士迅速将伤病员转送到安全区域,按照"先救命后治伤、先救重后治轻"的原则,根据病情实施各种急救护理技术,病情许可情况下,尽快将伤病员转送到医院接受进一步治疗;③对传染病病员就地进行隔离、抢救,或送往指定的医疗机构救治,疑似传染病患者采取相应的隔离、医学观察等措施。

3. **消毒隔离处理**

(1) 杜绝传染源:找出引起突发事件的传染源,如有毒和有害物质的扩散污染、生活污水及粪便的病原微生物污染的水源,并对污染源进行消毒、控制或堵排。

(2) 切断传播途径:对疫区进行封锁、严格消毒,做好个人防护,同时开展杀虫、灭鼠等工作,如发生人感染高致病性禽流感重大疫情,应扑杀疫区内所有禽类、焚烧或深埋禽类的尸体及污染物,彻底清除污染的禽舍和环境。

(3) 保护易感人群:对生活居住在突发事件地的人群和年老体弱易感人群,采取应急接种、预防性服药、应急药品和防护用品分发等保护措施,并提供指导。

4. **传染病密切接触者和健康危害暴露人员的管理** 协助开展传染病接触者或其他健康危害暴露人员的追踪、查找,对集中或居家医学观察者提供必要的基本医疗和预防服务。

5. **流行病学调查** 协助疾控机构人员开展标本的采集、流行病学调查工作,收集和提供患者、密切接触者、其他健康危害暴露人员的相关信息,尽快查明事故原因。

6. **健康教育** 在突发事件救护过程中,对现场人群进行自救与他救健康教育,并给予心理支持。

三、预防

1. **风险管理** 在疾病预防控制机构和其他专业机构指导下,协助开展突发公共卫生事件风险排查、收集和提供风险信息,参与风险评估和应急预案的修订,并保证应急设施、设备、救治药品和医疗器械等物资的储备。

2. **社区评估** 评估社区交通、卫生、饮食、安全等方面存在的隐患,在相关部门的配合下,及时采取措施,杜绝危险因素,预防各种突发事件的发生;评估社区周边环境,熟悉可利用的救援设备和路径,在事件发生时能利用最大资源,尽快疏散人群到安全区域。

3. **健康教育** 重视对社区人群进行《突发公共卫生事件应急条例》等相关法律、法规知识宣传,为社区家庭制订一份突发事件的预防和应对处置计划;根据社区评估存在的风险和季节性因素,开展有针对性的健康教育活动,教育居民尊重自然,保护公共环境,预防突发事件的发生;对社区人群进行自救、互救、避险、逃生等个人防护技能培训,提高社区居民的保护技能。

4. **日常演练** 定期在社区开展现场救护、卫生处置、疫情防范等突发公共卫生事件应急预案演练,动员多部门合作,社区群众参与,提高社区应对突发事件的能力,提升医护人员的急救技能,保障社区居民的身心健康

项目二 急性事件的社区救护

一、社区急性事件

社区急性事件是指发生在社区范围内的各种可能危及生命的急症、创伤、中毒和灾难事故等事件,也包括慢性病急性发作。

二、社区救护

社区救护(community salvage and nurse)是指对在社区内遭受各种危及生命的急危重症、意外创伤、中毒等急性事件采取及时、有效的紧急救护,维持患者的生命,并以最快的速度将患者安全转运到上级医疗机构进一步救治。

任务一　社区急性事件的特征和预防

一、特征

1. **种类多样**　随着现代化社会的高速运转,人口老龄化趋势越来越严重,社区急性事件的发生呈上升趋势,而且种类繁多,如心脑血管急症、创伤、交通事故、急性中毒、烧、烫伤、中暑等。

2. **病情急骤**　社区急性事件病情急骤,如不及时处理,则可能给患者带来较大的伤害,甚至危及生命。WHO资料显示,20%创伤患者因没有得到及时现场救治而死亡;2/3交通遇难者于出事后25分钟内死亡,40%~60%的心肌梗死患者在发病后数小时内死亡,其中70%死于发病现场或家中;一些气道阻塞、溺水、电击伤及心跳、呼吸骤停的患者,因得不到及时的现场救护而导致死亡。

3. **突发性强**　社区急性事件往往预料不到,发生突然,如老年人急性心肌梗死、猝死等急症,挽救生命的"黄金时间"就在数分钟之内,越早抢救,成功率越高。

4. **伤员众多**　社区急性事件往往出现大批伤病员,如交通事故、火灾、矿难、塌方等,伤员众多,伤势重,内伤、外伤同时存在,并发症多,死亡率高。

5. **救护条件有限**　社区急性事件可发生在任何场所,如家庭、厂矿、商场、公园、交通要道等,环境嘈杂、伤情复杂,加之到达现场的社区救护人员、急救药品器械有限,现场救护条件远不如医疗机构,增大了救护的难度。社区救护人员应借助熟悉的社区地理环境,调动可利用的社会资源,最大限度地救治伤病员。

二、预防

1. **安全管理**　制订社区急性事件的应急预案和处置程序,如心脏骤停、创伤、急性中毒、烧、烫伤、中暑等,并加以不断完善。社区护士应根据社区急性事件应急预案的要求,落实应急设施、设备、救治药品和医疗器械等物资的储备工作。积极开展社区急性事件应急演练,提升急救技能,提高应对急性事件的能力。同时,协助街道、居委开展社区急性事件风险排查,普及应有对急性事件的预防和处理措施。

2. **社区评估**

(1) 社区环境评估:评估社区周边环境,熟悉可利用的救援设备和路径;评估社区交通、卫生、饮食、安全等方面存在的危险因素,及时发现各种可能危害社区人群健康的潜在危险因素,并向有关部门反映。

(2) 社区居民健康评估:评估社区居民的健康状况,特别是老年人、婴幼儿、慢性病等患者,通过家庭访视了解病情,熟悉居住场所和环境,以便在事件发生时迅速到达现场实施紧急救护。

3. 健康教育　　根据社区评估存在的风险和季节性因素,制订健康教育计划,开展有针对性的健康教育活动,对社区人群进行自救、互救、避险、逃生等个人防护技能培训,提高社区居民的自我保护技能。

(1) 教育形式:教育形式多样,如张贴宣传画、发放宣传资料、组织专题讲座、放映科普录像、举办大型咨询活动、应急演练等。

(2) 宣教内容:①指导社区居民养成良好的饮食卫生习惯,不要食用超过保质期的食品,加工、储存食物时要做到生、熟分开,注意手的卫生;②妥善保管有毒、有害药品物品,如安眠药、消毒剂、农药、杀虫剂、杀鼠剂等,避免被误食、误用;③安全用电用煤,定期检修,规范操作;④交通安全宣传,增强交通安全意识,防范交通事故发生;⑤火灾、台风、洪灾、地震、滑坡等自然灾害的防范,保护自然环境,指导社区人群自救、互救、避险、逃生等个人防护技能;⑥关注社区老年人、儿童、慢性病、精神病患者,进行家庭访视,提供帮助和心理支持,排除可能造成意外伤害的各种设备、物品,提供各种保障措施;⑦定期开展季节性肠道传染病和呼吸道传染病的宣传教育,如饮食卫生、环境消毒、个人防护及生活方式指导等。

3. 日常演练　　定期在社区开展急性事件应急预案演练,动员多部门合作,社区群众参与,指导社区居民自救、互救、避险、逃生等个人防护技能,提高社区应对急性事件的能力,预防和减少社区急性事件的发生,降低急性事件的危害程度。

任务二　社区救护的原则和程序

一、原则

1. 先救命后治伤、先救重后治轻　　社区医护人员到达现场,应迅速、准确地评估伤病员身体状况、现场环境的紧急和严重程度,按照"先救命后治伤、先救重后治轻"的原则进行救治和转诊。首先以救命为主,保持伤病员气道通畅,氧气供应,维持循环功能,然后再进行其他必要的救治。如呼吸、心搏骤停伴骨折的伤病员,应首先进行心肺复苏,恢复其心跳、呼吸功能,然后再固定骨折部位。同时,根据伤情的严重程度,优先抢救危重伤病员,后救治较轻的伤病员,以最短的时间尽可能抢救更多的伤病员。

2. 就地抢救、安全转运　　对急性危重症或严重创伤,随时危及生命的伤病员,应立即将伤病员迅速脱离危险环境,移至安全区域,及时采取有效的初步急救措施,维持患者的生命,减少伤残;并以最快的速度、最安全的方式将伤病员运送到医疗机构进一步的救治;在转运途中,应随时观察伤病员的病情,仍要积极给予急救处理。

3. 注意防护、避免伤害　社区医护人员应充分评估现场的环境,有可能发生的危险或损伤,做好自身防护。充分利用防护设备,如头盔、防毒面罩、防护衣、防护口罩、手套眼镜等,选择快速安全地进入和撤离通道,尽可能减少和避免不必要的伤害。

二、工作程序

1. 评估伤情　准确评估伤病员意识状态、生命体征及全身状况的严重程度和现场环境进行检伤分类时,按照"先救命后治伤、先救重后治轻"的原则进行救治和转诊。同时,拨打120急救电话,请求援助。

2. 脱离危险环境　社区医护人员达到现场,应迅速将伤病员安全地脱离危险环境,避免继续造成伤害。如一氧化碳中毒者,迅速将伤员撤离中毒现场,移至空气新鲜处;中暑者,立即脱离高温环境,将中暑者安置到阴凉处或通风良好的地方。

3. 抢救生命,维持自主呼吸和循环功能　呼吸、心搏骤停者,立即进行心肺复苏;窒息者应及时清理口、鼻腔分泌物及异物,保持气道通畅;张力性气胸者,即刻排气减压;有活动性大出血者,应及时正确止血。

4. 对症处理　创伤者,实施有效止血、包扎、固定、搬运等急救技术;热力烫伤者,烧伤部位用冷清水冲洗20分钟,轻轻擦干伤口,用纱布遮盖保护创面;一氧化碳中毒者,给予高流量氧气吸入。

5. 建立静脉通道,维持有效循环　合并胸、腹腔大出血者,需建立两条静脉通道(许可情况下,静脉通道应建立在上肢),给予止血、扩容、血管活性药物等抗休克治疗;较大面积烧、烫伤者,体液大量丢失,补充液体,纠正水和电解质防止休克。

6. 稳定伤员情绪　社区护士在救护过程中,注意关心体贴伤病员,给予心理支持和安慰,消除伤员紧张情绪。

7. 适时转运　经现场救护后,病情许可的条件下,将伤病员转送到上级医疗机构做进一步的专业救护。转运途中,尽量避免颠簸,注意保暖,密切观察病情。与专业急救人员做好交接工作。

项目三　常见急性事件的社区救护

任务一　心脏骤停

一、概念

心脏骤停(cardiac arrest,CA)是指各种原因所致的心脏突然停止搏动,有效泵血功能丧失,血液循环中断,引起全身严重缺血和缺氧,若不及时抢救,可导致死亡。心脏骤停必然导致呼吸停止,同样,呼吸停止也迫使心脏骤停。心脏骤停的体征包括意识丧失、大动脉搏动消失、呼吸停止或叹气样、面色苍白或发绀、瞳孔散大、心音消失。

当患者突然发生心跳、呼吸停止时,应建立基础生命支持(心肺复苏 CPR),保证人体重要脏器的基本血氧供应。社区基础生命支持,又称现场救护,其顺序包括胸外按压(C)、开放气道(A)、人工呼吸(B)程序。实践证明,心跳停止 4 分钟内进行心肺复苏,32%的患者能救活;4 分钟后再进行心肺复苏,只有 17%的患者能救活。故必须做到诊断快速果断,抢救分秒必争,措施正确有效。

二、社区救护

1. 评估和观察要点

(1) 第 1 名到达患者身边的社区护士必须迅速确定现场是否安全。

(2) 轻拍患者的肩膀,并大声呼唤"你还好吗?"

(3) 评估患者的反应,检查患者脉搏的方法为触摸颈动脉搏动:使用 2~3 个手指找到气管,将这 2~3 个手指滑到气管和颈侧肌肉之间的沟内,感触脉搏至少 5 秒,但不能 >10 秒。发觉心脏骤停症状时,快速检查呼吸。

(4) 如果 10 秒内尚未触及脉搏,应即刻行第一轮胸外按压,并呼叫他人帮助,协助拨打 120 急救电话。

(5) 从胸外按压开始进行 5 个周期的心肺复苏。

2. 现场救护——心肺复苏(CPR)

(1) 胸外按压(C):①位于患者一侧。②确保患者仰卧在坚固、平坦表面上,如果患者有头部或颈部损伤,将患者翻转为仰卧位时应尽量使其头部、颈部和躯干保持在一条直线上。③将一只手的手掌根放在患者胸骨中与下 1/3 交界处;另一只手的掌根重叠放于第一只手上。④伸直双臂,使双肩位于双手的正上方。⑤用力快速按压,确保垂直按压患者的胸骨。每次按压幅度至少达 5 cm,按压频率>100 次/分。⑥每次按压结束后,确保胸壁完全回弹,胸部按压和胸部回弹/放松时间大致相同。⑦尽量减少胸外按压的中断,努力使中断时间<10 秒。

(2) 开放气道(A):有两种方法可以开放气道提供人工呼吸。①仰头提颏法:将一手置于患者的前额,然后用手掌推动,使其头部后仰;另一手的手指置于颏骨附近的下颌下方;提起下颌,使颏骨上抬。②推举下颌法:在怀疑患者头部或颈部损伤时使用推举下颌法,可以减少颈部和脊椎移动。固定颈部不动,将双手分别置于患者头部两侧,双肘置于患者仰卧的平面上,手指置于患者的下颌角下方并用双手提起下颌,使下颌前移。如果双唇紧闭,用拇指推开下唇,使嘴唇张开。

(3) 人工呼吸(B):按压和人工呼吸比例为 30 次按压对 2 次人工呼吸。①口对口人工呼吸:用仰头提颏法开放患者气道;使用置于患者前额的手,将示指和拇指捏住患者鼻孔;正常吸一口气,用嘴唇封住患者的口周,使完全不漏气;给予吹气 1 秒,同时观察胸廓是否隆起;重复上述方法给予第 2 次吹气 1 秒,并迅速恢复,胸外按压。②口对面罩人工呼吸:抢救者用两手使面罩紧密封闭患者口鼻,深吸一口气,口含进气嘴用力吹气 1 秒,使患者胸廓隆起;重复上述方法给予第 2 次吹气 1 秒,并迅速恢复胸外按压。

(4) 复苏效果评估：实施心肺复苏 5 个周期，应进行复苏效果评估，如未成功则继续进行心肺复苏，评估时间<10 秒。

(5) 心肺复苏有效指标：①大动脉的搏动可触及；②瞳孔由大变小，对光反射存在；③出现自主呼吸；④神志逐渐恢复：可有眼球活动、睫毛反射、对光反射，手脚抽动，肌张力增加；⑤面色、口唇、甲床、皮肤色泽由发绀转为红润。

3. **转运** 病情稳定，协同 120 救护人员转至上级医疗机构进一步给予生命支持。

任务二 创 伤

一、概述

创伤(hurt)是指各种致伤因素造成的人体组织损伤和功能障碍。轻者造成体表损伤，引起疼痛或出血；重者导致功能障碍、残疾，甚至死亡。社区常见创伤有电击伤、烫伤、摔伤、骨折、出血等。创伤救护包括止血、包扎、固定、搬运四项技术，要求抢救动作敏捷，操作迅速准确，同时尽可能佩戴个人防护用品，做好自身防护。

二、社区救护

1. 评估和观察要点

(1) 评估伤员环境：迅速安全地脱离危险环境，排除可能继续造成伤害的因素，保护伤员和自身安全。必要时呼叫帮助，拨打 120 急救电话。

(2) 现场初步伤情评估：①首先处理急危重症患者，重点评估伤员是否有意识、呼吸、心跳；评估呼吸及循环状况，是否存在致死的危险因素，有无呼吸道阻塞、气胸、活动性大出血、头颅外伤等；②检查头颈部，是否有出血、肿胀、骨折，看鼻孔、耳道内是否有血液或脑脊液流出；③检查胸部、骨盆和四肢伤情，观察呼吸，询问疼痛部位，判断是否有肋骨骨折、骨盆骨折。

2. 现场救护

(1) 首先抢救生命，处理紧急伤情：①呼吸、心搏骤停者，立即进行心肺复苏；②窒息者应尽快去除其窒息原因，如气道异物阻塞，可用腹部冲击法或胸部冲击法清除气道内异物，保持呼吸道通畅；③开放性气胸者应立即用凡士林纱布、棉垫、毛巾等封闭胸壁伤口；④张力性气胸者即可排气减压，可用粗针头在伤侧第 2 肋间锁骨中间处紧急穿刺排气；⑤多根、多处肋骨骨折者应立即加压包扎固定软化的胸壁，制止反常呼吸；⑥合并胸腹腔大出血者，需建立两条静脉通道，立即进行止血、扩容、使用血管活性药物等抗休克治疗。

(2) 迅速有效止血：①指压止血，即用清洁的敷料盖在出血部位直接压迫止血，或用手指压迫伤口近心端的动脉以阻断动脉血运快速止血，如压迫颞动脉、股动脉、指动脉等用于相应部位止血；②加压包扎止血，即用清洁的敷料覆盖伤口，再用三角巾、绷带等加压包扎止血;③填塞止血,即用无菌棉垫、纱布等填塞在伤口内,再用三角巾、绷带等加压包扎止血;④止血带止血,即用止血带在上臂上 1/3 处或大腿中上段结扎止血,适用于其他止血方法无效,如四肢较大动脉出现,结扎止血带注意松紧适度,标记结扎时间,因特殊情况需延长止血带使用时间,连续时间最长不超过 4 小时,且期间每隔 0.5 小时至 1 小时放松 1 次,每次 1—2 分钟,禁止在同一部位反复绑扎。

(3) 包扎:①优先包扎头、胸、腹部伤口以保护内脏,然后包扎四肢伤口。②用清洁敷料覆盖创面,再用三角巾、绷带或现场可以利用的布料包扎伤口,起到快速止血、保护伤口、避免污染、减轻疼痛的作用。③大而复杂的伤口现场不冲洗、不复位、不乱用药;如伤口有异物,不拔出,应固定异物并包扎,以免发生大出血。④如内脏脱出者,先用无菌敷料覆盖外露的脏器,盖碗保护,然后再用三角巾包扎腹部,防止内脏进一步外泄。⑤如肢体断离伤者,首先加压包扎断肢近端的活动性出血,然后将断肢远端用无菌敷料或用清洁的布料、毛巾等包裹,保存在低温的环境中,迅速转运送至上级医疗机构。⑥耳、鼻溢液时不要现场堵塞,以防颅内感染。

(4) 固定:①先固定颈部,再固定四肢;②用夹板、颈托或现场可以利用的竹竿、手杖、硬纸板等材料固定,固定松紧适度,夹板不与皮肤直接接触;③如开放性骨折,外露的骨折端不还纳伤口内,避免感染扩散;怀疑脊椎骨折、大腿或小腿骨折,应就地固定,切忌随便移动伤员。

(5) 搬运、转送:①伤员经过现场初步伤情评估、实施现场救护,进行止血、包扎、固定后,在伤员病情许可的条件下,应安全、迅速转送到上级医疗机构进行进一步的专科救护。②用担架、徒手或现场可以利用的毛毯、衣服等材料搬运,在搬运和转运过程中,应随时观察伤员的病情,重点观察神志、呼吸、面色、出血情况等,注意保暖,必要时吸氧、建立双静脉通路,一旦途中发生紧急情况,应停止搬运,立即进行急救处理。③搬运和转送途中应避免再次损伤,如骨折伤员,应注意保护骨折部位;怀疑脊椎损伤者,应多人同时搬运至硬担架上转运,且注意颈部固定,维持颈部不动,使其始终保持与躯干成直线的位置。④搬运时,一般伤员取仰卧位,胸部伤员取半卧位,颅脑伤者及昏迷伤员应使头偏向一侧,切忌颠簸;稳定伤员情绪,关心体贴伤病员。

任务三 急 性 中 毒

一、概述

急性中毒(acute intoxication)是指毒物短时间内经皮肤、黏膜、呼吸道、消化道等途径进入人体,使机体受损并发生器官功能障碍。社区常见的毒物中毒为有机磷农药中毒、药物中毒、急性食物中毒、一氧化碳中毒等。急性中毒起病急骤,症状严重,病情变化迅速,不及时抢救常危及生命,必须尽快进行紧急救护。急救人员应采取安全有效的自我防护措施。

二、社区救护

1. 评估和观察要点

（1）评估周围环境：有无异常气味、遗留药瓶等，疑职业中毒，应询问职业。

（2）观察患者意识状况、生命体征、皮肤黏膜、瞳孔、面色等全身情况，以及中毒症状、程度。必要时拨打120急救电话。

（3）询问毒物接触史，了解毒物种类、名称、剂量、中毒途径、时间等情况。

（4）服入毒物时，保留遗留药瓶等，留取第一次呕吐物标本。

2. 现场救护

（1）迅速脱离有毒的环境或毒物：①撤离中毒现场；②停止服用的毒物；③脱去被毒物污染的衣物等。

（2）抢救生命：①呼吸、心搏骤停者，立即进行心肺复苏；②畅通气道，维持有效通气。

（3）清除体内毒物：①服毒，如神志清楚时要进行催吐，让患者饮温水300~500 ml，然后用压舌板或手指刺激患者咽后壁或舌根部，引起呕吐，如此反复多次进行，直到胃内容物完全呕出为止（按要求保留标本）。对昏迷、惊厥、强腐蚀剂中毒者不宜催吐。有条件者，应在口服中毒6小时内进行洗胃，强酸强碱中毒者禁忌洗胃。②一氧化碳中毒者，迅速将患者撤离中毒现场至空气新鲜处，松开衣领，保持呼吸道通畅，注意保暖，有条件者尽早给予足够的氧气吸入。③如皮肤或黏膜接触毒物应立即脱去被污染的衣服，用温开水反复彻底冲洗皮肤，眼内毒物迅速用清水或生理盐水冲洗。

（4）促进排出毒物：①大量饮水、使用利尿剂等使尿量增加，促进体内毒物排出；②快速静脉输液，必要时应用利尿剂，促进毒物通过尿液排出体外。

（5）维持呼吸、循环功能：保持呼吸道通畅，昏迷或中毒患者呕吐时应将头偏向一侧，及时清除分泌物，同时注意体温的监测，保护重要脏器。

3. 转运

经初步急救后，病情稳定，应转至医疗机构进一步救治。若抢救后病情继续加重者，应协同120急救中心迅速将患者转送上级医疗机构进行抢救，途中应给予吸氧，保留静脉通道和保持呼吸道通畅。

任务四　烧、烫伤

一、概述

烧伤和烫伤是由热力、化学物品、电流、放射线等作用于人体所造成的特殊性损伤，重者可危及生命。烧、烫伤为社区日常生活中常见的意外事件，如开水、热粥、热汤、热油、蒸汽、火焰、电力、化学物质等。

二、社区救护

1. 评估和观察要点

（1）评估患者周围环境，观察患者意识状况、生命体征等情况，是否合并一氧化碳中毒、窒息、休克及外伤等。必要时拨打120急救电话。

（2）询问烧、烫伤史及烫伤原因，评估烧、烫伤症状、程度。

2. 现场救护

（1）迅速脱离热源：①迅速离开致伤现场，为防止毒气、烟雾吸入，应用湿毛巾捂住口鼻，匍匐前进，避免窒息与呼吸道烧伤；②立即脱去被燃烧的衣服，或就地卧倒翻滚压灭火焰，切忌带火奔跑、呼喊。③电击伤者，立即切断电源，用绝缘物将伤员与电线分开。

（2）抢救生命：①呼吸、心搏骤停者，立即进行心肺复苏；②窒息者，清除口、鼻腔分泌物和异物，保持气道通畅。

（3）保护创面：①热力烫伤者，烫伤部位用冷清水冲洗20分钟或至无疼痛感觉时，轻轻擦干伤口，用纱布遮盖；不随便涂药，不挑开水泡。②强酸、强碱烧伤者，用干净的干布迅速将酸、碱吸干，流动的清水彻底冲洗受伤部位；强酸、强碱引起的消化道烧伤者，立即口服牛奶、蛋清，严禁催吐、洗胃，以免消化道穿孔。③生石灰烧伤者，立即清除生石灰粉，再用大量的流动清水冲洗烧伤部位；④电击伤者，用纱布遮盖受伤部位，合并骨折者，应给予妥善包扎固定。

（4）保持呼吸道通畅，预防休克：呼吸困难者尽快去除原因、给氧，必要时建立人工气道；较大面积的烧、烫伤者，常有体液的大量丢失，应尽早建立静脉通道，补充液体，防止休克。

3. 转运

经现场救护，受伤部位及时处理后，病情稳定，应转至医疗机构进一步救治。途中严密观察伤员的意识、呼吸、脉搏、血压等病情，确保伤员气道通畅。

任务五　高温中暑

一、概述

中暑是指人体处于气温高、湿度大的环境中，发生体温调节障碍，水、电解质平衡失调，心血管和中枢神经系统功能紊乱为主要表现的一种急性疾病。高温引起的不适或疾病，按严重程度轻重可分为热疹、晒伤、热痉挛、热衰竭和热射病。社区老年人、婴幼儿、儿童、精神疾病患者及慢性病患者最易中暑。即使是健康的年轻人，在高温天气下进行重体力劳动或剧烈的体育运动，也可能发生高温中暑，甚至死亡。因高温中暑导致的疾病和死亡已日益成为我国公众关注的公共卫生问题。

二、临床表现

1. **先兆中暑** 高温环境下,出现大汗、口渴、无力、头晕、头痛、耳鸣、恶心、心悸、注意力不集中等,体温<38℃。

2. **轻度中暑** 上述症状加重,体温>38℃,面色潮红或苍白、大汗、皮肤湿冷、脉搏细弱、心率增快、血压下降等症状。

3. **重度中暑**

(1) 中暑高热:以高热为突出症状,体温>40℃。可出现头痛,面色潮红,皮肤干热,血压下降,呼吸急促,心率增快,谵妄、惊厥,甚至昏迷。多见于老年人、慢性病患者。

(2) 中暑衰竭:以心功能不全为主要表现,体温稍高或正常。可出现头痛、眩晕、恶心或呕吐、大量出汗、面色苍白、皮肤湿冷、脉搏细弱、血压下降、呼吸快而浅,甚至晕厥、抽搐。多见于老年人、高血压病患者。

(3) 中暑痉挛:主要表现为肌肉疼痛或抽搐,通常在腹部和四肢阵发性发作。在高温环境下,由于人体大量出汗,水盐平衡失调,常伴有口渴、尿少等脱水症状,体温正常、意识清楚。多见于青壮年。

(4) 热射病:体温调节中枢功能障碍,使身体温度迅速升高,体温可达40℃以上,主要表现为剧烈头痛、头晕、恶心、呕吐,耳鸣、眼花,烦躁不安、皮肤干热、意识障碍,严重者发生抽搐、昏迷。如不接受紧急救护,热射病可导致死亡或残疾。多见于在高温环境中进行重体力劳动或长跑等剧烈体育运动者。

三、社区救护

1. **评估和观察要点**

(1) 评估患者周围环境,观察患者意识状况、生命体征等情况,是否合并休克及器官功能受损等情况;必要时拨打120急救电话。

(2) 询问高温环境下作业或烈日暴晒史,评估高温中暑症状、程度,有无口渴、头晕、多汗或皮肤干热、体温升高、肌肉痉挛、意识障碍等。

2. **现场救护**

(1) 迅速脱离高温环境:将伤员安置到阴凉处或通风良好的地方。解开衣领、腰带或脱去外衣。

(2) 抢救生命:①呼吸、心跳骤停者,立即进行心肺复苏;②休克者,立即建立静脉通道,并给予抗休克治疗。

(3) 降温:①轻症患者可反复冷水擦拭全身,放置冰袋、乙醇擦浴、风扇直至体温低于38℃;②清醒者可饮一些清凉淡盐水或淡茶水;③体温持续在38.5℃者,可口服水杨酸类解热药物,如阿司匹林、吲哚美辛等。

(4) 纠正水、电解质紊乱,维持循环功能:建立静脉通道,补充水和电解质,给予氧气吸入,防治休克,循环、呼吸衰竭。同时注意将呕吐者头偏向一侧,清理分泌物,保持呼吸道通畅。

（5）转运：经现场救护，轻度中暑的患者可恢复正常；重度中暑者，病情稳定后，应迅速转至医疗机构进一步救治，途中注意观察患者呼吸、脉搏。

学习效果评价·思考题

1. 简述突发性公共卫生事件、社区急性事件、社区救护的概念。
2. 简述社区突发公共卫生事件的报告程序和应急处理。
3. 简述社区救护的原则，以及心肺复苏的社区救护。
4. 简述急性中毒、创伤、烧、烫伤、中暑的社区救护要点。

第六章　社区中医护理及常用技能

学习目标

1. 识记中成药剂型。
2. 理解服药时间和方法。
3. 学会应用药后护理,以及艾灸法、刮痧法、推拿法、拔罐法等中医常用技能。

案例导入

张某某,女,67岁。因淋雨受凉,发病2天来医院就诊,表现为咳嗽,痰黏腻,鼻塞声重,流浊涕,恶寒发热,汗出不畅,头痛,肢体酸痛,胸闷欲呕,舌苔薄黄而腻,脉数。

请问:作为社区护士,你可为患者实施哪些中医护理操作以减轻其病症?

分析提示

作为护士,可为患者做拔罐、刮痧、推拿、艾灸等中医护理技术操作以减轻病症。

通过拔罐、走罐等疗法,提高机体免疫能力,促进感冒的痊愈;通过刮痧法,促使周身气血流畅,驱邪外出,缓解外感时邪引起的高热头痛、胸闷欲呕;通过推拿头部穴道缓解头痛;通过艾灸肺俞等穴位缓解感冒咳嗽,隔姜灸缓解恶心症状。

中医护理是我国医药学的重要组成部分,是随着中医学的形成和发展而逐渐兴起的学科。它是以中医理论为指导,运用整体观念,结合预防、保健、康复和养生等措施,并运用独特的传统护理技术,对患者及老、弱、病、残者施以护理,以保护人们健康的一门科学。

中医护理因其重视饮食调养、药物的煎煮和服用方法等而更贴近生活,特别是独特的护理方法,如火罐、艾灸、按摩等传统技术应更容易被社区患者所接受。因此在社区医院开展中医护理,拓展服务内涵,将为我国社区护理的不断发展起到不可估量的推动作用。

项目一　常见中成药给药方法及原则

中成药主要是指由中药材按一定治病原则配方制成，随时可以取用的现成药品。相对于中药汤剂而言，中成药因其能随身携带、无需煎煮、使用方便的特点，在临床上，特别是在社区医院广泛使用。而正确的服用方法将会直接影响药效，因此社区护理人员能否正确掌握给药途径和方法，将直接影响药效的发挥和治疗效果。

一、中成药剂型

1. **丸剂**　是药材细粉或药材提取物加适宜黏合剂或辅料，制成的球形或类球形的固体制剂，是中成药最古老的剂型之一。根据黏合剂的不同丸剂又可分为蜜丸、水蜜丸、水丸、糊丸、浓缩丸、微丸、蜡丸等类型。特点是吸收慢，药效持久，服用方便，易于保存。如肾气丸、六味地黄丸、安宫牛黄丸等，适用于需较长时间服药的慢性病及疾病恢复期患者。

2. **散剂**　是将药物碾成均匀混合的干燥粉末。散剂治疗范围广，服用后吸收快，奏效迅速，且具有制作方便、携带方便、节省药材等优点。如川芎茶调散、七厘散等，多用于慢性病。

3. **膏剂**　是将药物饮片反复煎煮3～4次，去渣用文火浓缩，加入适量的蜂蜜或红糖等制成。如梨膏、益母草膏等，特点是服用方便、可口，多用于慢性病。

4. **丹剂**　是水银、硝石、雄黄等矿物药经过炼制、升华、融合等技术处理制成的无机化合物，大多含水银成分，具有消肿生肌、消炎解毒的作用。如红升丹、白降丹等，临床上常用于治疗体表及慢性化脓性感染等外科疾病。

5. **片剂**　是药材细粉或提取物与适宜的辅料或药材细粉压制而成的片状制剂。片剂体积小、用量准确、易崩解、生效快，且具有生产效率高、成本低、服用及储运方便的优点。如桑菊感冒片、银翘解毒片，适用于各种疾病。

6. **颗粒剂（冲剂）**　是药材提取物与适宜的辅料或与药材细粉制成的颗粒状制剂，颗粒剂体积小，重量轻，服用简单，作用迅速。如板蓝根冲剂、感冒灵冲剂，多用于补益、止咳、清热等作用的药物。

7. **酒剂**　是药材用蒸馏酒为溶媒浸提制成的澄清液体制剂，又称药酒。酒剂服用量少，吸收迅速，见效快。如十全大补酒、风湿药酒等，多用于治疗风寒湿痹、跌打损伤等。

8. **合剂**　是药材用水或其他溶剂，采用适宜方法提取，经浓缩制成的内服液体制剂。单剂量包装的合剂又称口服液。如小青龙合剂等，既能保持汤剂的特点，又能避免汤剂临时煎煮的麻烦，便于携带、储存和服用。

9. **糖浆剂**　是含有药物、药材提取物和芳香物质的浓缩蔗糖水溶液。它是在传统的汤剂、煎膏剂的基础上，吸取西药糖浆的优点而发展起来的一种中成药剂型。因含有糖,可以掩盖某些药物的不适气味,便于服用。如急支糖浆、小儿止咳糖浆等,适用于小儿及虚弱患者服用,但不宜用于糖尿病患者。

10. **茶剂** 是将药物粉碎加工制成的粗末制品或加入适宜的黏合剂制成的方块状制剂。如午时茶、减肥茶等,在使用时沸水泡服或煎服。

11. **露剂** 是含芳香挥发性成分的中药材经水蒸气蒸馏制得的饱和或近饱和的澄明水溶液制剂,又称药露。如金银花露,临床多供内服,能够保存药材固有的香味,便于服用和吸收,多具有解表清暑、清热解毒的功效。

12. **注射剂** 是提取中药材的有效成分,经精制加工制备而成的可供注入人体内的灭菌溶液或乳状液。如复方丹参注射液等,可用于皮下、肌内、静脉注射或静脉滴注,剂量准确,起效迅速,不受消化液和食物的影响等优点。

二、中药服药时间与方法

1. **服药时间** 根据病情、药效及不良反应,选定最佳的给药时间,以利药物尽快发挥预防和治疗作用,减少不良反应。

(1)饭后服用:①无特殊规定的一般口服中成药,一日分2~3次,于早、晚或早、中、晚,饭后0.5~1小时各服一次;②对胃有刺激的中成药均宜饭后服;③用于消食的药物,在饭后服,以达开胃、导滞的功效。

(2)饭前服用:①补益的中成药宜饭前服,补阴药宜晚上18~20时一次服,补阳药宜在早上6~8时服,以此保持药效与人体阴阳的消长一致;②祛痰制酸中成药宜饭前服;③健胃药,应在饭前服用;④润肠通便药,宜空腹服用,以利消除肠胃积滞。

(3)睡前服用:①镇静安神的中成药应在睡前1~2小时服用;②泻下药,按"日晡人气收敛"之理,应入夜睡前给予。

(4)其他:①危急重症使用中成药必须及时,为了保证药力持续发挥,可将所需药量酌情分次给予或不拘时数服用。如截疟药应在发作前2小时给予;②治咽喉疾病,给药可不拘时多次频服,缓缓咽下,使药液能与病变部位充分接触;③平喘药,应在哮喘发作前2小时给药;④调经药一般于经前或经期服用,对肝郁气滞之痛经患者,应在行经前3~5天服用疏肝理气药;⑤止泻药,按时再服,泻止药停。

2. **服药方法**

(1)送服:又称"吞服",即用水或药引将成药经口送入体内。

(2)调服:即用糖水或温开水将成药调成糊状后服用。此法适用于小儿和不能吞咽的患者。散剂直接倒入口中用水送服容易呛入气管,一般宜调成糊状。为了加快蜜丸、水丸的吸收,也可压碎调成糊状服。

(3)含化:系将成药含于口中,让药慢慢溶化,缓缓咽下。如六神丸、喉症丸、救心丹等。

(4)炖服:又称烊化,阿胶等胶剂常用开水或黄酒炖化后服用。

(5)冲服:即将药物放入杯内,用温开水、药引等冲成悬混液后服用。

(6)喂服:本法主要用于婴幼儿、年老体弱或急危重症患者。是指将中成药溶成液状,喂给患者的一种方法。

三、药后调护

正确的药后护理,既是取得药效的重要保证,又是应对和处理不良反应的必要途径。因此,应格外重视中药应用后的护理。

1. 观察生命体征　体温、脉搏、呼吸、血压、神志状态等是反映人体生命体征的重要指标,应用任何药物后都应重视这些指标的变化,必要时作详细的记录。对一些急危重症患者要随时观察、记录患者的生命体征变化,有异常发生及时反映医生,协同处理。

2. 病证变化　患者用药后的病情、症状等变化是反映用药是否正确、有效的判断依据,也决定着后续的治疗用药。因此,应仔细观察用药以后的病证变化,尤其要重视一些能反映疾病特点的病证变化。

3. 用药护理　遵医嘱按时服药,不多服、漏服;对中西药合用的患者,应告诉其中西药服用的方法和间隔时间。

4. 不良反应的处理　如在用药后出现与治疗无关的反应或出现一些毒性反应,应及时停药,并向医生汇报,作出处理。如不良反应明显,应在许可的范围内及时作出相应的处理。

5. 饮食调护　社区护士应根据患者的病性、病证、体质,指导患者选择适当食物,以提高服药疗效。中医历来有"药食同源"之说,凡是食性与药性相顺应,食物能增强药物的作用;食性与药性相反,食物便会降低药物的作用。如羊肉配当归可加强补血之功,黄芪配薏仁可加强渗湿利水之功等。同时,还应注意服药与食物的禁忌,如有表证者服用解表药时,忌食生冷、酸味、油腻等食物,风热斑疹服用清热解毒药时,忌食发物、辛辣、油腻之物。

项目二　社区常用中医护理技术

社区常用中医护理技术包括灸法、拔罐法、推拿法、刮痧法、熏洗法、耳穴埋豆等多种技术操作项目。它具有操作方便、机械简单、适用范围广泛、易学易用等特点,在社区护理工作中占有重要地位。

一、艾灸法

(一) 概述

艾灸疗法简称灸法或灸疗。是一种用艾绒或艾绒为主要成分制成的艾条或艾炷对准或放置在体表一定的部位或穴位上燃烧、温熨,使其发生特有的气味与温热的刺激,借灸火的热力与药物的作用渗透肌肤。通过经络的传导作用,深入脏腑、温通经络、调和气血、扶正祛邪、调整生理功能,增强抗病能力,起到防病治病、保健强身之功效。灸法的种类很多,常用的有艾条灸、艾炷灸。

(二) 适应范围

灸法主要适用于慢性虚弱型疾病,以及风寒湿邪为患的病症。如肢体麻木、风湿痹痛、腹痛、呕吐、泄泻、阳痿、遗尿等。临床常灸气海、关元、足三里、大椎等穴。

(三) 操作方法

1. 艾条灸 又称艾卷灸,用纸把艾绒裹起来成为艾条,点燃其一端悬放于穴位或病变部位上进行烧灼、熏烤。主要用于治疗寒湿痹证及其他多种虚寒性疾患。按照施灸时操作方法的不同,可分为温和灸、雀啄灸和回旋灸。

(1) 温和灸:术者手执点燃艾条,对准需灸的穴位或患部,其距离以患者感到温热、舒适无灼痛为度。一般距皮肤 1.5～3 cm,每穴灸 10～15 分钟,灸到皮肤产生红晕为止。此为灸法中最常用的一种。

(2) 雀啄灸:手持点燃艾条,对准穴位,并不固定在一定的距离,如鸟雀啄食状,一起一落断续施灸,可灸 3～5 分钟。此法多用于小儿、晕厥急救、胎儿不正、无乳等。此法热感较强,注意防止烫伤皮肤。

(3) 回旋灸:用点燃的艾条在皮肤上保持一定的距离,但不固定,而是向左右方向或反复旋转施灸。一般每穴灸 10～15 分钟。用于面积较大的肢体麻木、皮肤病。

2. 艾炷灸 是把艾绒放在平板上,用手指搓捏成大小不等的圆锥形的艾炷,直接或间接置于腧穴部位或患处,点燃后进行烧灼的一种治疗方法。艾炷灸施灸时每燃一个艾炷,称为一壮。本疗法临床运用广泛,既可保健,亦可治病,尤其适用于虚寒证,如哮喘、胃脘痛、痛经久泻等。施灸时,艾炷灸可分为直接灸和间接灸。

(1) 直接灸:是将大小适宜的艾炷,直接放在皮肤上施灸,即将艾炷直接放在穴位皮肤上燃烧的一种方法。根据刺激量的大小和瘢痕形成与否分为有瘢痕灸和无瘢痕灸。若施灸时需将皮肤烧伤化脓,愈后留有瘢痕者,称为瘢痕灸;若不使皮肤烧伤化脓,不留瘢痕者,称为无瘢痕灸。

1) 瘢痕灸:又称化脓灸,施灸时先将所灸腧穴部位,涂以少量的大蒜汁,以增加黏附和刺激作用,然后将大小适宜的艾炷置于腧穴上,用火点燃艾炷施灸。每壮艾炷必须燃尽,除去灰烬后,方可换炷继续再灸,一般灸 7～9 壮。施灸时由于火烧灼皮肤,因此可产生剧痛,此时可用手在施灸腧穴周围轻轻拍打,借以缓解疼痛。在正常情况下,灸后 1 周左右,施灸部位化脓形成灸疮,5～6 周后灸疮自行痊愈,结痂脱落后而留下瘢痕。临床上常用于治疗哮喘、肺结核、瘰疬、慢性肠胃炎等慢性疾病。

2) 无瘢痕灸:施灸时先在所灸腧穴部位涂以少量的凡士林,以使艾炷便于黏附,然后将大小适宜的艾炷,置于腧穴上点燃施灸,当灸炷燃剩 1/2 或 2/5 而患者感到微有灼痛时,医者可用镊子将艾炷夹去,即可易炷再灸。一般灸 3～7 壮,应灸至局部皮肤红晕而不起泡为度。因其皮肤无灼伤,故灸后不化脓,不留瘢痕。一般虚寒性疾患,如哮喘、风寒湿痹、慢性腹泻等均可此法。

(2) 间接灸:用药物或某种物品将艾炷与皮肤隔开,进行施灸的方法。如隔姜灸、隔蒜灸、隔盐灸、隔附子饼灸等。

1) 隔姜灸:是用鲜姜切成直径为 2~3 cm、厚 0.2~0.3 cm 的薄片,中间以针刺数孔,然后将姜片置于应灸的腧穴部位或患处,再将艾炷放在姜片上点燃施灸。当艾炷燃尽,再易炷施灸。一般灸 5~10 壮,以使皮肤红润而不起泡为度。常用于因寒而致的呕吐、腹痛、腹泻及风寒痹痛等。

2) 隔蒜灸:用鲜大蒜头,切成厚 0.2~0.3 cm 的薄片,中间以针刺数孔,然后置于应灸腧穴或患处,然后将艾炷放在蒜片上,点燃施灸。待艾炷燃尽,易炷再灸,一般灸 5~7 壮。此法多用于治疗瘰疬、肺结核及初起的肿疡等症。

3) 隔盐灸:本法只用于脐部,又称神阙灸。用纯净干燥的食盐填敷于脐部,或于盐上再置一薄姜片,上置艾炷施灸,一般灸 5~9 壮。多用于治疗伤寒阴证或吐泻并作、小便不利、中风脱证等。

4) 隔附子饼灸:将附子研成粉末,用酒调和做成直径约 3 cm、厚约 0.8 cm 的附子饼,中间以针刺数孔,放在应灸腧穴或患处,上面再施艾炷施灸,直到灸完所规定壮数为止。多用治疗命门火衰而致的阳痿、早泄、宫寒不孕或疮疡久溃不敛等症。

(四) 注意事项

(1) 施灸方向应该先上后下,先阳后阴,先灸头顶、腰背部、后胸腹、四肢。

(2) 极度疲劳,过饥、过饱、酒醉、大汗淋漓、情绪不稳,或妇女经期忌灸。

(3) 施灸过程中要密切观察患者的病情、生命体征及对施灸的反应。

(4) 要注意保暖和防暑,在冬季要保暖,在夏天高温时要防中暑,同时还要注意室内温度的调节和开换气扇,及时换取新鲜空气。

(5) 施灸时一定要注意防止燃烧的艾绒脱落,以免烧伤皮肤和衣服。

(6) 瘢痕灸在其灸化脓期间,要加强营养,注意适当休息,戒食辛辣食物,注意保护痂皮,防止感染。

(7) 间接灸时,由于姜或蒜容易对皮肤刺激起疱,可在患者有痛灼感时用镊子将姜片或蒜片提起,稍等片刻后继续施灸,余同艾条灸。

(8) 施灸后,若出现水泡,小者可任其自然吸收,大者可用消毒针挑破,将其液体挤干,涂以碘伏,并盖上消毒纱布。保持干燥,防止感染。

(9) 一旦出现头晕、眼花、恶心、面色苍白、心慌、汗出等晕灸现象后,要立即停灸,轻者躺下静卧休息片刻,或饮温开水后即可恢复;重者可掐人中、内关、足三里等穴,严重时按晕厥处理。

二、拔罐法

(一) 概述

拔罐法,或称吸筒法,古称"角法",因古人以兽角做罐治病,故而得名。是我国古代人民与疾病斗争过程中积累的宝贵经验,是我国医药学的传统方法之一。

它是以罐为工具,利用燃烧排除罐内空气,造成负压,使之吸附于腧穴或应拔部位的体表,产生刺激,使被拔部位的皮肤充血、淤血,以达到防治疾病的目的。罐的种类很多,目前临床常用的有竹罐、陶罐、玻璃罐和抽气罐等。

(二) 适应范围

拔罐法具有通经活络、行气活血、消肿止痛、祛风散寒等作用。其适用范围较为广泛,如风湿痹痛,各种神经麻痹,以及一些急性和慢性疼痛,如腹痛、腰背痛、痛经、头痛等均可应用,还可用于感冒、咳嗽、哮喘、消化不良、胃脘痛、眩晕等脏腑功能紊乱方面的病症。丹毒、红丝疔、毒蛇咬伤、疮疡初起未溃等外科疾病亦可用拔罐法。此外,拔罐疗法还可用于预防保健。

(三) 操作方法

拔罐的方法多种,可分为火罐法、水罐法、抽气罐法等。

1. **火罐法** 利用燃烧时火的热力排出罐内空气,形成负压,将罐吸在皮肤上,具体操作有以下几种。①闪火法:用镊子或止血钳夹95%乙醇棉球,点燃后在罐内绕1～3圈再抽出,并迅速将罐子扣在应拔的部位上。这种方法比较安全,是常用的拔罐方法,但须注意的是点燃的乙醇棉球切勿将罐口烧热,以免烫伤皮肤。②投火法:将乙醇棉球或纸片燃着后投入罐内,乘火最旺时迅速将火罐扣在应拔的部位上即可吸住。③贴棉法:取棉花一小方块,略浸95%乙醇,压平贴在罐内壁的中下段或罐底,点燃后,将罐子迅速扣在选定的部位上,即可拔住。④架火法:用一不易燃烧和不易传热的物体,如小瓶盖等(其直径要小于罐口),放在应拔的部位上,上置小块乙醇棉球,点燃后迅速将罐子扣上。⑤滴酒法:在火罐内滴入95%乙醇1～3滴,翻倒之使其均匀地布于罐壁,然后点火燃着,迅速将罐子扣在应拔的部位上。

2. **水罐法** 此法一般是先用5～10枚完好无损的竹罐放在沸水或药液中,煮沸1～2分钟,然后用镊子夹住罐底,颠倒提出水面,甩出水液,迅速用凉毛巾紧扪罐口,立即将罐扣在应拔部位,即能吸附在皮肤上。煮罐时放入适量的祛风活血药物,如羌活、独活、当归、红花、麻黄、艾叶、川椒、木瓜、川乌、草乌等,即称药罐,多用于治疗风寒湿痹等症。

3. **抽气法** 此法是将罐紧扣在穴位上,用抽气筒套在塑料罐活塞上,将空气抽出,使之吸拔在选定的部位上。

以上各种方法,一般留罐10～15分钟,待施术部位的皮肤充血、瘀血时,将罐取下。若罐大吸拔力强时,可适当缩短留罐的时间,以免起泡。

(四) 拔罐法的应用

临床应用拔罐法时,可根据不同病情,选用不同的拔罐法。常见的拔罐法有以下5种。

1. **留罐** 又称坐罐,即拔罐后将罐子吸附留置于施术部位10～15分钟,然后将罐起下。此法一般疾病均可应用,而且单罐、多罐皆可应用。

2. **走罐** 又称推罐,可选用口径较大的玻璃火罐,罐口要平滑,先在罐口或欲拔罐部位涂一些凡士林油膏等润滑剂,再将罐拔住,然后,医者用右手握住罐子,向上、下、左、右需要拔罐的部位往返推动,至所拔部位的皮肤潮红、充血甚或瘀血时,将罐起下。一般用于面积较大、肌肉厚的部位,如腰背部、大腿部等。

3. 闪罐　采用闪火法将罐拔住后,又立即起下,再迅速拔住,如此反复多次地拔上起下,起下再拔,直至皮肤潮红为度。适应于肌肉比较松弛,吸拔不紧或留罐有困难处,以及局部皮肤麻木或功能减退的虚证患者。需注意闪罐大多采用火罐法,且所用的罐不宜过大。

4. 留针拔罐　此法是将针刺和拔罐相结合应用的一种方法。即先针刺待得气后留针,再以针为中心点将火罐拔上,留置10~15分钟,然后起罐拔针。

5. 刺血拔罐　又称刺络拔罐。即在应拔部位的皮肤消毒后,用三棱针点刺出血或用皮肤针叩打后再行拔罐,使之出血,以加强刺血治疗的作用。一般针后拔罐留置10~15分钟。此法多用于丹毒、扭伤、乳痈。

(五) 起罐方法

待拔罐局部皮肤出现明显瘀斑或留罐时间已到,即可起罐。起罐时操作者一手握住罐体;另一手的拇指按压罐口皮肤,待空气进入罐内,即可取下。

(六) 注意事项

(1) 病室温度适宜,避免直接吹风,防止受凉。

(2) 拔罐时要选择适当的体位和肌肉丰满的部位,要根据所拔部位的面积大小而选择大小适宜的罐。若体位不当或有所移动,及骨骼凸凹不平、毛发较多的部位,均不可用。

(3) 操作时必须迅速,才能使罐拔紧,吸附有力。棉球不要蘸太多乙醇,以防乙醇滴下烧伤皮肤。

(4) 用火罐时应注意勿灼伤或烫伤皮肤。若烫伤或留罐时间太长而皮肤起水泡时,小的无须处理,仅敷以消毒纱布,防止擦破即可。水泡较大时,用消毒针将水泡刺破放出水液,涂以烫伤膏,或用消毒纱布包敷,以防感染。

(5) 皮肤有过敏、溃疡、水肿者,以及大血管分布部位,不宜拔罐。高热抽搐者,以及孕妇的腹部、腰骶部,亦不宜拔罐。

(6) 起罐时手法要轻缓,以一手抵住罐边皮肤,按压一下,使气漏入,罐子即能脱下,不可硬拉或旋动。

知识链接

拔罐疗法的原理

负压作用:人体在火罐负压吸拔时,皮肤表面有大量气泡溢出,从而加强局部组织的气体交换。负压使局部毛细血管通透性变化和毛细血管破裂,少量血液进入组织间隙,作为良性刺激促进正常功能恢复。

温热作用:温热刺激能使血管扩张,促进局部血液循环,改善充血状态,加强新陈代谢,加速体内废物、毒素的排出;改变局部组织的营养状态,增强血管壁通透性,增强白细胞和网状细胞的吞噬力,增强局部的耐受性和机体的抵抗力。

三、推拿法

(一) 概述

推拿,又称按摩,是指术者运用各种手法作用于人体经络、穴位或特定部位,以防病治病的一种外治方法。术者运用自己的双手作用于病患的体表、受伤的部位、不适的所在、特定的腧穴、疼痛的地方,具体运用推、拿、按、摩、揉、捏、点、拍等形式多样的手法,以期达到疏通经络、推行气血、扶伤止痛、祛邪扶正、调和阴阳的疗效。

推拿疗法在我国历史悠久,它既能增强人体的自然抗病能力,取得保健效果,又可使局部症状消退,加速恢复患部的功能,从而收到良好的治疗效果。推拿具有经济简便、平稳可靠、易学易用等特点,故在临床护理应用广泛。

(二) 适应范围

1. **骨伤科疾病**　扭伤、挫伤、软组织劳损、落枕、肌肉萎缩、肩周炎、颈椎病、腰椎间盘脱出症、关节运动功能障碍、骨折愈后功能恢复期、腱鞘炎、腱鞘囊肿等。

2. **外科疾病**　术后肠粘连、慢性阑尾炎、乳痈等。

3. **内科疾病**　胃下垂、胃肠功能紊乱、感冒、早期高血压、头痛、失眠、呃逆、面瘫、偏瘫等。

4. **妇科疾病**　月经不调、痛经、带下病、乳腺小叶增生、慢性盆腔炎等。

5. **儿科疾病**　发热、咳嗽、厌食、疳积、呕吐、腹泻、便秘、遗尿、夜啼、肌性斜颈等。

6. **五官科疾病**　鼻炎、耳聋、斜视、近视等。

(三) 常用推拿手法

推拿手法,是操作者用手或肢体其他部分刺激治疗部位和活动患者肢体的规范化技巧动作。手法的基本要求是持久、有力、均匀、柔和、渗透。根据手法的动作形态,推拿手法分为以下几类。

1. **滚法**　手掌微握,以第5掌指关节为吸定点,用小鱼际掌背侧至第3掌指关节部着力(占掌背的1/3~1/2),前臂做主动的旋转摆动,带动腕关节的屈伸。此法适用于肩背、腰臀及四肢等肌肉较丰厚的部位,治疗颈椎病、腰椎间盘突出症、风湿酸痛、麻木不仁等。

2. **揉法**　用手掌的大小鱼际、掌根部或指端罗纹面,吸定于一定部位或穴位上,作回旋揉动。手法轻重要适宜,不要损伤患者皮肤。此法多用于治疗胃脘痛、慢性腹痛、面瘫、腰肌劳损等。

3. **一指禅推法**　用拇指指端、罗纹面或偏峰着力于一定位或经络穴位上,沉肩垂肘,以腕关节悬屈,运用腕间的摆动带动拇指关节的屈伸活动,以使之产生的功力轻重交替、持续不断地作用于经络穴位上,称为一指禅推法。本法适用于全身各部穴位。常用于头面部、颈项部、胸腹部、肩背部、腰骶部及四肢关节处,如头痛、失眠、面瘫、高血压、胃脘痛、腹痛以及关节筋骨酸痛等常用本法治疗。

4. **摩法**　用手掌掌面贴于患处,以腕关节连同前臂作有规律的环形移动。摩动时动作要协调,缓急适宜,以患者感到舒适为度。此法适用于各部位,以腹部应用较多。多用于治疗便秘、胃脘痛、久泄、痞积、痛经等。

5. 推法　用手指、手掌或肘部着力于治疗部位上,作单方向的直线移动。操作时用力要均匀,不可左右滑动,不能损伤皮肤。此法适用于全身。多用于治疗高血压、头晕、头痛、腰腿痛、颈椎病及肌腱周围炎等。

6. 擦法　用手掌的大、小鱼际、掌根附着在一定部位上,做上下或左右的往返摩擦。此法操作时速度先慢后均匀加快,以局部深层得热为度。可疏通经络、温中散寒、行气活血、消肿散结。主要适用于外感风寒、腰腿痛、小腹冷痛、月经不调等。

7. 搓法　用两手掌面或指掌面夹住一定部位,相对应地做快速揉搓,同时上下往返移动。手法由轻到重,再由重到轻;由慢到快,再由快到慢。主要用于四肢,常作为治疗结束时的舒筋手法,也可适用于肢体酸痛、关节活动不利等。

8. 抹法　用拇指罗纹面在体表做上下、左右或弧线呈单向或任意往返的移动,称为抹法。适用部位于头面部、胸腹部、手背、足背部等,如头痛、失眠、面瘫、近视、感冒、胸闷痞满、指掌麻木等。

9. 按法　用拇指指端或指腹,以及手掌(单掌或双掌)按压一定部位,前臂静止发力,按而不动,使患者有一定的压迫感。此法多用于腰背部与胸腹部,如腰背肌酸痛、胃脘痛、腰椎间盘突出症以及风寒感冒、偏瘫等。

10. 捏法　用拇、示两指或拇、示、中3指顺肌肉或经络走行部位将患者皮肤作连续不断的撵转挤压。多用于背脊部、四肢部,治疗四肢酸痛、小儿消化不良、腹胀、腹泻、疳积等。

11. 拿法　用大拇指与示指或中指,或拇指与其余4指相对用力在一定部位或穴位上进行有节律的一松一紧的提捏。施用此法动作要和缓,不可突然用力,力量要由轻到重有连贯性。此法适用于颈项部、肩部、四肢部。多用于治疗颈椎病、落枕、肩周炎、腰背肌劳损、梨状肌损伤综合征等。

12. 抖法　用双手握住患者肢体远端,微用力牵引并作连续的小幅度向上、向下的抖动,使关节有松动感。适用于上肢及腰部,如偏瘫、肩周炎、急性腰扭伤疲劳性四肢酸痛等。

13. 捻法　用拇指和示指相对,捏捻患处。常用于四肢小关节,如治疗掌(跖)、指(趾)关节扭挫伤等。

14. 摇法　用一手握住关节近端的肢体;另一手握住远端的肢体,作和缓回旋的转动。适于颈部、腰部、四肢关节等处。

15. 击法　以双掌相合,5指自然微分,用小鱼际桡侧和小指桡侧为着力点去击打治疗部位,称合掌侧击法,常作为放松肌肉或结束手法。适用于腰部、四肢部,如腰背肌肉痉挛疼痛、风湿痹痛。

16. 拍法　5指自然并拢,掌指关节微屈,使掌心空虚,然后以虚掌作节律地拍击治疗部位,称为拍法。适用于肩背、腰骶、股外侧、小腿外侧诸部,治疗风湿酸痛,重着麻木、肌肉痉挛等。

(四) 推拿疗法在护理中的应用

1. **失眠** ①取穴:印堂、太阳、头维、百会、神门、足三里、风池;②操作手法:术者以右手示、中两指点按睛明穴3~5次,以一指推法或双拇指推法自印堂穴向两侧沿眉弓、前额、两太阳穴处推5~10分钟。重点推揉印堂、太阳、头维等穴;再以双拇指指腹自印堂穴沿眉弓分别推至两侧太阳。余4指搓推脑后部,沿风池至颈部两侧。重复2~3次;点按百会、神门、足三里穴各2分钟。

2. **头痛** ①取穴:太阳、印堂、头维、百会、鱼腰、风池、风府、天柱等穴。②操作手法:术者用一指禅法从印堂向上至头维、太阳,往返3~4遍,并配合按揉印堂、鱼腰、百会、太阳等穴;然后再用拿法从头顶到风池,往返4~5次;最后用弹法从前发际至后发际两侧,往返2~3遍。

3. **便秘** ①取穴:中脘、天枢、关元、肾俞、大肠俞、支沟、足三里等;②操作手法:患者取仰卧位,术者以左掌压右手背,在患者脐部做摩运,顺时针、逆时针各摩5分钟。然后再取俯卧位,以两手拇指指腹推揉肾俞、大肠俞各3分钟。患者坐起,点按支沟、足三里穴。

4. **牙痛** ①取穴:合谷、颊车、内庭、下关;②操作手法:患者坐位,在颊车、下关处用一指禅推法治疗3~4分钟;再结合揉、掐合谷、内庭穴,治疗3~4分钟。

5. **腹胀** ①取穴:脾俞、胃俞、大肠俞、关元、气海等穴;②操作手法:患者取仰卧位,术者以掌面摩法,沿升结肠、横结肠、降结肠顺序推摩3分钟,再在脐部用环摩法摩运3分钟,点按关元、气海穴各2分钟。患者俯卧,点按两侧脾俞、胃俞、大肠俞穴。

6. **纳差** ①取穴:气海、天枢、足三里、脾俞、胃俞、肾俞穴;②操作手法:患者取仰卧位,先以拇指指腹轻推中脘穴,再以掌面摩法摩运上腹部、下腹部各3分钟;点按气海、天枢、足三里各3分钟。再让患者俯卧,沿第1胸椎至第2腰椎旁开5分处做揉法,重点揉脾俞、胃俞、肾俞穴。

7. **高血压** ①取穴:太阳、风池、内关、曲池、内关、太冲等穴;②操作手法:患者取坐位,用拇指指腹端从太阳穴沿头侧面推揉至风池穴,重复进行5遍;再用拇指端点按风池穴30下;患者取仰卧位,用拇指端点按曲池、内关、太冲穴各30下。

(五) 注意事项

(1) 饭后30分钟,空腹及劳累后,均不宜进行推拿。
(2) 推拿前要修整指甲,将手洗净,避免损伤患者皮肤。
(3) 推拿手法要轻重合适,并随时观察患者表情,使患者有舒服感。
(4) 应根据病情变换手法,适当掌握强度,防止擦伤,手法要轻缓。
(5) 室内空气要流畅,温度要适宜,冬季注意保暖。

四、刮痧法

1. **概述** 刮痧是传统的自然疗法之一,是以中医经络腧穴理论为基础,用边缘钝滑的器具,如牛角、玉石、瓷勺等在皮肤相关部位刮拭,使皮肤局部出现红色粟粒状或暗红色出血点等"出痧"变化,以达到疏通经络、活血化瘀之目的。

2. 适用范围　刮痧疗法适用于各科疾病,应用范围比较广泛。治疗的主要病症有:感冒咳嗽、体虚易感、自汗盗汗、发热中暑、头晕头痛、纳差不寐、牙痛口疮、月经不调、子宫脱垂、关节肿痛、跌打损伤、小儿厌食、遗尿流涎等。

3. 禁忌证

(1) 孕妇的腹部、腰骶部,妇女的乳头禁刮。出现心力衰竭者、肾衰竭者、肝硬化腹水、全身重度水肿者禁刮。

(2) 凡刮治部位的皮肤有溃烂、损伤、炎症都不宜用此种疗法。

(3) 大病初愈、重病、气虚血亏及饱食、饥饿状态下也不宜刮痧。

4. 操作方法

(1) 患者取舒适体位,充分暴露其施治部位,并做适当清洁。

(2) 施术者手持刮痧工具,蘸取植物油或清水后,在确定的体表部位,轻轻向下顺刮或从内向外反复刮动,逐渐加重用力。

(3) 刮时要沿同一方向刮,力量要柔和均匀,应用腕力,一般刮 10～20 次,以出现紫红色斑点或斑块为度。

(4) 一般要求先刮颈项部,再刮脊椎两侧部,然后再刮胸部及四肢部位。

(5) 每一部位可刮 8～10 条"痧痕",每条长 6～15 cm。按部位不同,"痧痕"可刮成直条或弧形。

(6) 刮痧时间一般为 20 分钟左右,或以患者能耐受为度。

5. 注意事项

(1) 冬天应用本法,室内一定要暖和,并注意患者保温,防止脱衣着凉,加重病情。

(2) 刮痧时手法要均匀一致,防止刮破皮肤,以引起感染。

(3) 刮痧过程中,边行术边询问患者的感觉情况,以便随时调整患者体位和改进施术的手法。

(4) 凡刮痧部位的皮肤有溃烂、损伤、炎症等,均不宜采用本法。

(5) 掌握好刮痧手法轻重,由上而下顺刮,并时时蘸植物油或清水保持肌肤润滑,不能干刮,以免刮伤皮肤。

(6) 刮完后,应擦净油渍或水渍。

(7) 刮痧后最好饮用一杯温开水(淡盐水为佳);30 分钟内忌洗澡;禁食油腻、刺激食品。

(8) 刮痧后 1～2 天内在刮痧部位出现疼痛(不是很剧烈)、痒、虫行感、冒冷、热气、皮肤表面出现风疹样变化等现象,均为正常。

五、熏洗法

1. 概述　熏洗法是将药液按一定比例配制,经过加热产生的温热药气,通过中草药的热力或蒸汽作用,在患处熏蒸、淋洗,以达到疏通腠理、活血止痛、祛风除湿、清热解毒、杀虫止痒目的的一种外治方法。

2. 适应范围 关节疼痛、肿胀、屈伸不利、皮肤瘙痒等；内痔脱垂、嵌顿、术后水肿、外痔肿痛、脱肛、肛周湿疹等肛肠疾病；眼科疾病引起的眼结膜红肿、痒痛、糜烂等症状；妇女会阴部瘙痒等症状。

3. 操作方法

(1) 熏洗前，向患者做好解释工作，并取得配合。请患者排空大、小便。

(2) 将药液倒入熏洗盆，加温水至 2 000 ml，水温在 50～70℃，注意防止烫伤。

(3) 取舒适体位，暴露熏洗部位，必要时屏风遮挡，冬天注意保暖。皮肤接触处垫上软枕，浴巾覆盖患者及熏洗盆，使药液蒸气熏蒸患部。

(4) 熏洗过程中询问患者感觉，有无不适以及药液的温度。一般熏 20～30 分钟，药液距被熏部位 20～30 cm。

(5) 熏后用小毛巾淋洗患部与药液充分接触，以浪花对患处冲击，淋洗时间 15～20 分钟，随时加入热水。

(6) 熏洗后，协助患者穿好衣裤，安排换药。

4. 注意事项

(1) 熏洗期间，注意患者保暖。

(2) 熏洗时患者如有不适，如出现脉搏加快、头晕等症状时，应立即停止熏洗。

(3) 局部有伤口者，应按无菌技术操作，熏洗时揭去敷料，熏洗完更换敷料，重新包扎。

(4) 所有物品需清洁消毒，用具一人一份一消毒，避免交叉感染。

(5) 忌烟酒，忌食辛辣、油腻及刺激性食物。

(6) 用药期间不宜同时服用温热性药物。

(7) 出现皮疹瘙痒等过敏症状时，应立即停止使用，必要时外用或口服抗过敏药物。

(8) 烫伤局部出现水泡或溃烂者，避免抓挠，保护创面或涂湿润烧伤膏等。

六、耳穴埋豆

1. 概述 耳穴埋豆是采用物品(如王不留行籽、菜籽等)刺激耳郭上的穴位或反应点，通过经络传导，达到防治疾病目的的一种操作方法。

2. 适应范围 各种痛性疾病，外伤性疾病、手术后疼痛、神经性疼痛，各类晚期肿瘤所致的疼痛；各种炎性疾病及传染病：如牙周炎、咽喉炎、流感、百日咳等；功能紊乱及变态反应性疾病：高血压病、神经衰弱、荨麻疹、哮喘等；内分泌代谢性疾病：甲减、甲亢、糖尿病等；其他：耳穴埋豆尚有催产、催乳功能，也可治疗食物中毒，输液反应，还可预防输血反应。

3. 耳穴的探查方法 人体有病时，往往会在耳郭的相应穴区内出现反应。由于各人耳廓的形状和大小不一样，故临床上使用耳穴时，不能只根据所规定的部位，还要进一步在此部位内探查出反应点的位置。这就叫耳穴探查方法。耳穴探查法常用的有以下 3 种。

(1) 直接观察法：用肉眼或借助放大镜，在自然光线下，观察耳廓各穴区有无变形、变色的征象。

（2）电测定法：以特制的电子仪器测定耳穴皮肤电阻、电位等变化。

（3）压痛法：最常用，先根据患者症情，选取耳穴，然后用探针或棉签进行探压。探压时压力要均匀，从穴区周围向中间按压。当探棒压迫到痛点时，患者会出现皱眉、呼痛等反应。此时可稍用力按压一下，作一个标记，以便针刺。少数患者的耳廓上一时测不到压痛点，可先按摩一下该区域，再行测定。

4. 操作方法

（1）核对穴位后，75%乙醇消毒，范围视耳郭大小而定。

（2）用镊子将中间黏有压物的小方胶布（面积为 7 mm×7 mm），置于穴区，并黏牢贴紧。待各穴贴压完毕，即予按压，直至耳郭发热潮红。按压时宜采用拇食指分置耳郭内外侧，夹持压物，行一压一松式按压，反复对压每穴持续 30 秒。每日按压 3~4 次，每周换贴 1~2 次。

（3）操作完毕，安排患者舒适体位，整理床位，埋豆者指导按压方法。清理用物，归还原处，洗手，记录并签名。

5. 注意事项　外耳如有明显炎症或病变，包括冻疮破溃、感染、溃疡及湿疹等，不宜采用本法；耳穴埋豆应注意防水，以免脱落；告知患者埋豆的数量；夏季不能贴敷时间太久。

学习效果评价·思考题

1. 中成药的剂型有哪些？
2. 简述中成药给药时间与服用方法时间。
3. 如何综合运用各种中医护理操作技术对患者进行护理。

下篇 | 拓展篇

第七章　社区护理管理

第八章　社区护理研究和科研方法

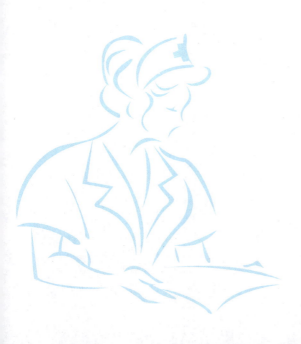

第七章　社区护理管理

学习目标

1. 识记社区护理管理、护理质量管理、护理风险管理的概念，社区护士准入条件与使用。
2. 理解社区护理人员的配备要求及岗位管理的工作任务，护理风险管理过程、护理风险的因素、风险管理和防范。
3. 学会应用培训原则制订社区护士培训计划，应用 PDCA 循环、品管圈理论制定社区护理质量改进方案。

案例导入

小王，某社区卫生服务中心护士，本科毕业，从事护理工作 6 年，工作热忱，身体素质良好。今接到通知安排到中心社区卫生服务站工作，负责该区域内居家患者的访视、护理工作。

请问：
1. 小王可否担任此项工作？
2. 社区护士任职条件有哪些？

分析提示

社区护士准入条件中规定：独立从事家庭访视护理工作的护士，应具有在医疗机构从事临床护理工作 5 年以上的工作经历。小王从事护理工作 6 年，符合社区护士任职要求。

项目一　社区护理管理

一、概述

社区护理管理（community nursing management）是运用现代管理理论，研究社区护理工作的特点和规律，通过对社区护理工作的计划、组织、协调和控制，达到控制社区护理系统、激发社区护士工作热忱、优化社区护理效应3个方面的统一，从而确保社区护理质量。

护理管理是管理理论与方法在管理实践中的具体应用，达到提高护理质量和工作效率的目的。根据工作内容不同可分为护理行政管理、护理业务管理、护理质量管理、护理教育管理等方面。社区护理管理是护理管理者行使职权，促进社区护士在社区护理服务中遵循科学发展规律，做到有法可依、有章可循，健全制度、规范流程，为社区居民提供优质服务的管理过程。因此，社区护理管理是确保社区护理质量的关键，是社区护理蓬勃发展的重要基础，加强社区护理管理势在必行。

二、管理职能

社区护理管理在提升护理质量方面的职能主要体现在以下5个方面。

1. 预测和计划　在社区评估及社区护理资源评估的基础上，分析发展趋势，制订工作计划。

2. 组织和指挥　将社区护理工作各环节有效地组织起来，保证社区护理工作的正常运行。

3. 监督和控制　制订一系列社区护理管理的规章制度，并对社区护理质量进行监督、监测和检查。

4. 开拓和创新　不断地挖掘社区护理资源的潜力，根据社区居民的需求，开拓社区护理服务的新技术和新项目，逐步完善和发展社区护理学科体系。

5. 培训与培养　根据国家卫计委《社区护士培训大纲》和社区工作任务和护士团队状况，制订护士培训与培养计划并付诸实施。

三、组织架构

社区卫生服务中心的护理组织架构按2002年卫生部《社区护理管理的指导意见（试行）》规定设置，社区卫生服务中心应根据规模、服务范围和工作量设总护士长或护士长（超过3个护理单元的设总护士长），负责所属医疗机构的社区护理管理、监督和考核工作（图7-1，图7-2）。护士的数量根据开展业务工作量合理配备。

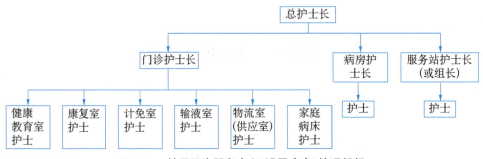

图7-1　社区卫生服务中心（设置病房）护理组织

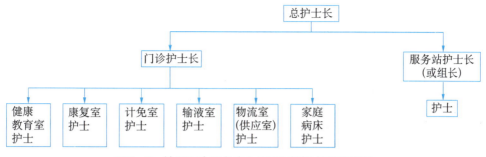

图7-2 社区卫生服务中心（不设病房）护理组织图

四、基本要求

1. **以人为本** 工作时间和人力安排应以人为本，充分考虑服务对象的需要。

2. **提供整体护理** 护理实践中运用护理程序，根据对服务对象的评估情况，制订并实施护理计划，提供整体护理。

3. **保障社区医疗护理安全** 为有效防止差错、事故和医源性感染的发生，针对社区护士工作独立性强、工作环境复杂的特点，必须严格执行消毒隔离制度、值班和交接班制度、医嘱制度、查对制度、差错与事故防范和登记报告制度、药品管理制度、抢救制度、传染病管理和报告制度、治疗室管理制度等。

4. **建立社区护士规范化服务的管理制度** 如家庭访视护理、慢性病患者护理管理、康复护理等制度，实施社区护理技术服务项目并逐步规范。在社区卫生服务中心（站）的健康教育、患者双向转诊、入户服务意外防范、巡诊等制度中，应充分考虑护理工作，完善相关内容。

5. **实施社区护士继续教育制度** 根据社区护理工作的需要和护理学科发展，加强在职培训工作，不断提高社区护士的业务水平。

6. **规范社区护士服务行为** 社区护士应佩戴胸卡，工作态度热情诚恳、耐心细致、仪表端庄。有条件的地区，家庭访视护理的护士可统一着装。

7. **创建良好的职业发展环境** 建立科学的绩效考核机制，实施社区护士的岗位设置管理，努力创造良好的职业发展环境。

8. **环境设置合理** 社区卫生服务中心（站）的治疗室（输液室）独立设置，布局合理；工作环境整洁、安静、安全、有序。

9. **护理基本设备齐全** 入户服务护理用品、交通工具及通讯联络条件基本保证。

项目二　社区护理人力资源管理

一、人力资源管理

社区护理人力资源管理（human resources management of community nursing）是管

理部门为实现"以人的健康为中心"的社区护理服务目标,从经济学角度来指导和实施社区护理人力与护理岗位匹配的管理活动过程。

二、人力资源管理目标

社区护理人力资源管理需要做好以下方面的工作。

1. **人与岗位的匹配**　为社区医疗机构提供训练有素的护理人员,使社区护理服务能力更有成效,做到事得其才,才尽其用。

2. **人与人的科学匹配**　通过对社区护士个体行为的统一规范,有效实现部门和组织目标,不断完善组织护理人力资源管理模式,提高管理效率。使组织中护理人员结构合理,人的特长优势互补,从而提高群体工作效率。

3. **人的贡献与工作报酬的匹配**　营造良好的工作氛围,注重满足社区护士的多层次需求,提高护理人员的工作满意度,使组织薪酬发挥有效的激励作用。同时搭建成长平台,使社区护士在组织中得到个人职业生涯的最大发展。

任务一　社区护理人员配置及岗位管理

一、护理人力配置

护理人力配置是以组织护理服务目标为宗旨,根据护理岗位数量填补适当护理人员,保证护理人员、护理岗位、护理服务目标合理匹配的过程。护理人力配置是护理人力资源管理的重要环节,侧重于对护理人力资源潜力的有效开发和利用。

二、人员配备及要求

社区卫生服务中心应根据其功能、任务、服务人群的需求及开展业务的工作量,合理配备一定数量的各类、各层次的社区护理人员。中国护理事业发展规划纲要(2011~2015年)提出,进一步增加城市社区卫生服务机构和农村乡镇卫生院的护理力量,保障基层护士待遇。到2015年,在基层从事工作的护士达到30万人,其中,社区卫生服务机构的医护比例为1∶(1~1.5)。

三、社区护士准入条件

社区护士所从事的工作比一般医院内的护士所从事的工作范围广,涉及问题多,2002年卫生部《社区护理管理的指导意见(试行)》规定,社区护士的准入条件包括:①具有国家护士执业资格,并经注册;②通过地(市)以上卫生行政部门规定的社区护士岗位培训;③独立从事家庭访视护理工作的护士,应具有在医疗机构从事临床护理工作5年以上的工作经历。

四、岗位管理

2012年卫生部《医院护士岗位管理的指导意见》提出了实施护士岗位管理的5项工作任务。

1. 科学设置护理岗位

（1）按照科学管理、按需设岗、保障社区人群安全和社区护理质量的原则合理设置护理岗位，明确岗位职责和任职条件，建立岗位责任制度，提高管理效率。

（2）社区卫生服务中心护理岗位设置分为护理管理岗位、基本医疗护理岗位和公共卫生护理岗位。护理管理岗位是负责中心内部及社区的护理管理工作的岗位，基本医疗护理岗位是社区护士为患者提供基本医疗护理服务的岗位，公共卫生护理岗位是社区护士为居民提供预防、保健、健康教育、计划生育和慢性病防治、康复等相关护理服务的岗位。护理管理岗位、基本医疗护理岗位和公共卫生护理岗位的护士应当占中心护士总数的95%以上。

（3）根据岗位职责，结合工作性质、工作任务、责任轻重和技术难度等要素，明确岗位所需护士的任职条件。护士的经验能力、技术水平、学历、专业技术职称应当与岗位的任职条件相匹配，实现社区护士从身份管理向岗位管理的转变。

2. 合理配置护士数量

（1）按照护理岗位的职责要求合理配置社区护士，不同岗位的护士数量和能力素质应当满足工作需要，特别是基本医疗护理岗位和公共卫生护理岗位要结合岗位的工作量、技术难度、专业要求和工作风险等，合理配置、动态调整，以保障社区护理质量和社区人群安全。

（2）病房护士的配备应当遵循责任制整体护理工作模式的要求，实际床护比例≥1∶0.4，每名护士平均负责的患者＜8人。

（3）根据不同服务特点、护理工作量实行科学的排班制度。需要24小时持续性工作的基本医疗护理岗位应当科学安排人员班次；护理工作量较大、有突发状况时，应当增加社区护士的数量，体现对社区人群的连续性、综合性、可及性的优质护理服务。

（4）社区卫生服务中心应当制订护士人力紧急调配预案，建立机动护士人力资源库，及时补充社区护理岗位护士的缺失，确保突发事件及特殊情况下临床护理人力的应急调配。

3. 完善绩效考核制度

（1）社区卫生服务中心应当建立并实施护士定期考核制度，以岗位职责为基础，以日常工作和表现为重点，包括护士的工作业绩考核、职业道德评定和业务水平测试。考核结果与护士的收入分配、奖励、评先评优、职称评聘和职务晋升挂钩。

（2）工作业绩考核主要包括护士完成岗位工作的质量、数量、技术水平，以及居民满意度等情况；职业道德评定主要包括护士尊重关心爱护社区居民，保护居民隐私，注重沟通，体现人文关怀，维护居民权益的情况，其中护理管理岗位还应当包括掌握相关政策理论、管理能力、德才兼备的情况；业务水平测试主要包括护士规范执业，正确执行临床护理实践指南和社区护理技术规范,为患者提供社区护理服务和解决实际问题的能力。

(3) 实行岗位绩效工资制度,社区护士的个人收入与绩效考核结果挂钩,以护理服务质量、数量、技术风险和居民满意度为主要依据,注重临床表现和工作业绩,并向工作量大、技术性难度高的护理岗位倾斜,形成有激励、有约束的内部竞争机制,体现同工同酬、多劳多得、优绩优酬。

(4) 完善护士专业技术资格评价标准,更加注重工作业绩、技术能力,更加注重医德医风,更加注重居民满意度。可以根据国家有关规定放宽职称晋升的外语要求,不对论文、科研作硬性规定。

4. 加强社区护士岗位培训

(1) 建立并完善社区护士培训制度:根据本中心护士的实际业务水平、岗位工作需要以及职业生涯发展,制订、实施本中心护士在职培训计划,加强护士的继续教育,注重新知识、新技术的培训和应用。护士培训要以岗位需求为导向、岗位胜任力为核心,突出专业内涵,注重实践能力,提高人文素养,适应社区护理发展的需要。

(2) 加强新护士培训:实行岗前培训和岗位规范化培训制度。岗前培训应当包括相关法律法规、中心规章制度、服务理念、医德医风,以及医患沟通等内容。岗位规范化培训应当包括岗位职责与素质要求、社区护理规范和标准及社区护理技术等,在中心及社区卫生服务站点的不同护理岗位进行轮转培训,提高护士为居民提供的综合护理能力及解决问题的能力。

(3) 加强"一专多能"护理培训:根据社区护理发展和社区护理岗位的需要,按照卫生部和省级卫生行政部门要求,开展对社区护士的"一专多能"护理培训,为社区护理培养适宜人才,提高专业技术水平。

(4) 加强护理管理培训:从事护理管理岗位的人员,应当按照要求参加管理培训,包括现代管理理论在护理工作中的应用、护士人力资源管理、人员绩效考核、护理质量控制与持续改进、护理业务技术管理等,提高护理管理者的理论水平、业务能力和管理素质。

5. 保障合同制护士权益

(1) 社区卫生服务中心应当根据核定的人员编制标准,落实护士编制。中心不得随意减少编制内护士职数,不得随意增加编外聘用合同制护士。

(2) 社区卫生服务中心应落实国家有关工资、奖金、岗位津贴、福利待遇及职称晋升等规定,保证聘用的合同制护士与编制内护士享有同等待遇;合同制护士同样享有参加继续教育权利。

(3) 社区卫生服务中心应当根据规模、服务范围、工作量等因素,动态调整护士配置数量并落实护士编制,保证社区护理质量。

五、管理岗位职责

1. 总护士长岗位职责

(1) 在社区卫生服务中心分管主任领导下,负责中心护理管理工作。

(2) 制订护理部工作目标、工作计划、落实措施,年终回顾总结。

（3）制订护理人员岗位职责、护理技术操作规范、护理常规、护理管理制度、护理工作标准等。

（4）健全护理质控网络，组织护理质量检查。制订护理缺陷、事故的防范措施，持续改进护理质量，确保医疗护理安全。

（5）应用流行病学方法于社区护理，指导护士掌握疾病发生的规律、疾病传染和流行过程，并做好相应的三级预防、健康管理和综合干预措施。

（6）制订社区护士培养目标和培训计划，按服务需求培养"一专多能"的社区护士，促进医院护士向社区护士转化；加强社区护士法律法规、职业道德教育；开展专业知识、技能及岗位培训，提升社区护士的综合素质；帮助社区护士完成继续教育工作。

（7）制订教学工作制度和教学计划，培养教学师资队伍，督促教学计划落实。

（8）加强学科建设，主持或参与社区护理科研；撰写护理论文；指导开展护理科研活动。

（9）召开各种会议，如全院护士大会、护理质量讲评会、护士长例会等，组织护士业务学习，护理查房。

（10）协调各部门间的关系，指导各科做好护理管理工作。

2. 护士长岗位职责

（1）在总护士长和科主任（团队长）领导下，开展护理工作。

（2）根据护理部工作计划及质量标准，制订本单元的护理工作计划，组织实施；制订和完善各项工作制度、工作流程、岗位职责。

（3）负责护理人员的综合考核；督促各班、各岗护理人员认真履行职责。

（4）负责护理质量自查自控，及时发现问题并及时改进；加强对护理危险因素及重点护理环节管理，对不良事件及时处理、上报、组织讨论分析，提出有效的整改措施。

（5）负责物品的领取和保管等工作。加强病区急救用品、备用药、毒麻药管理，维护病区环境清洁、整齐、安静、舒适。

（6）征求住院（就诊）患者和家属的意见，做好满意度测评工作，持续改进护理质量。

（7）指导和督促护士完成全科医生家庭责任制服务工作和公共卫生服务工作。

（8）制订各级护士培养目标和培训计划，负责完成业务学习、护理查房、护士三基培训和考核。

（9）督促、指导带教老师落实新进护士及岗位轮转护士的带教计划，并参与新进护士及岗位轮转护士的出科考核工作。

（10）加强学科建设，努力培养护理人才。积极参与科研，撰写护理论文。

任务二　社区护士培训

一、概述

培训（training）是指组织有计划、有组织地对组织成员实施的系统学习和开发潜力的行为过程。社区护士培训是通过对社区护理人员的工作指导、教育和业务技能训练，使其在职业素质、知识水平、工作能力等方面不断提高和发展的过程，包括社区护士岗前培训、岗位培训、继续教育等。进行社区护士岗位培训的机构应经过当地卫生行政部门的审核批准，培训的师资应具备一定的教学经验和临床经验，可采用学校教师和临床教师联合培养的方法，达到更好的培训效果。

二、培训原则

1. *按需施教，学用一致原则*　社区护士培训要从护理人员的知识结构、能力结构、年龄情况和岗位的实际需求出发，注重将培训结果向生产力转化的实际效果。

2. *综合素质与专业素质培养相结合原则*　社区护士培训除了要注意与护理岗位职责衔接，提高护理人员专业素质以外，还应包括组织文化建设的内容，使社区护理人员从工作态度、文化知识、理想、价值观等方面符合社区组织文化需求。

3. *重点培训与全员培训相结合*　社区护士的培训需要投入成本，因此培训工作必须要有侧重点，首先对社区护理技术骨干力量特别是针对护理管理人员进行培训。其次组织中的每一位护理人员都有接受培训和教育的权利，管理者在制订培训方案时既要注意对骨干进行培训提高，同时又不要忽略护理队伍整体素质的提高，做到全员培训。

4. *与组织发展战略相适应原则*　社区护士的培训首先要从组织的发展战略出发，并结合所在部门的发展目标进行培训方案的设计，以保证培训为组织发展服务、培训促进组织战略目标的实现。

5. *长期性与急用性相结合的原则*　对社区护士的培训必须坚持长期性的原则。社区护士只有不断学习，不断接受新的知识和信息才能保证自己的专业能力适应发展的要求。另外，社区护士培训的目的是为了更好地完成岗位工作和任务，如果岗位职责和工作内容发生变化，就应该及时针对岗位需要增加急需的知识和技能培训。

三、岗前培训

岗前培训是指护理人员上岗前的基础培训，培训内容包括公共部分与专科部分。通过岗前培训可帮助新进护理人员转换角色，尽快地适应新的工作环境。

1. *培训对象*　将在社区医疗机构任职的新护士。
2. *培训内容*

（1）公共部分：①机构的简介，重点介绍机构的组织、规模、功能、任务、目标及管理模式等；②职业道德，包括护士道德范畴和准则；③工作环境，重点介绍机构的组织体系、护理人员的排班、规章制度、基础护理技术操作、护理文书等；④服务理念，介绍机构的服务理念，包括仪表、仪容、行为、语言等。

（2）专科部分：科室（团队）人员组织结构、工作环境、各班工作程序及制度、岗位工作要求与标准、常见的社区疾病护理等。

四、岗位培训

社区护士岗位培训是指完成学校基础教育后,接受规范化的社区护理专业培训,通过培训达到卫生部2002年《社区护理管理指导意见》规定的社区护士基本条件。

1. **培训对象** 从事社区护理工作的注册护士,包括新毕业护士和已从事社区护理工作的护士。
2. **培训方式** 半脱产、函授。
3. **培训时数** 依照2010年卫生部《社区护士岗位培训大纲(试行)》的要求,完成课程内容,培训时间根据各地区的实际情况确定。
4. **培训内容**

(1) 社区卫生服务基本理论。

(2) 社区卫生服务基本政策法规与伦理。

(3) 社区护理基本理论与服务模式。

(4) 社区护理管理与成本核算。

(5) 社区卫生保健与健康评估。

(6) 社区健康教育与健康促进。

(7) 社区职业安全防护与健康。

(8) 社区特殊人群的预防保健。

(9) 社区常见慢性病护理。

(10) 社区营养与膳食管理。

(11) 社区康复及中医护理。

(12) 社区紧急救护。

(13) 社区临终关怀。

(14) 传染病与性传播疾病的护理。

(15) 社区人群心理健康护理。

(16) 社区护理基本技术:包括社区评估技术、流行病学调查技术、健康教育技术、家庭访视常用操作技术、社区康复技术、社区中医中药技术。

(17) 社区护理实践:包括社区突发事件的护理干预、社区群体健康计划与干预技巧、常见疾病的预防及护理,学校卫生,职业卫生,家庭护理,乡村卫生等。

五、继续教育

继续教育是指继规范化专业培训后,以新理论、新知识、新技术和新方法为主的一种终身性护理学教育。其目的是使护士在整个专业生涯中,不断跟上社区护理学科的发展,它是护士的再次注册、晋升高一级专业职务的必要条件。

1. **继续教育对象** 所有社区护士。
2. **学分要求** 实行学分制管理,作为护士再注册、晋升等的必备资料。主管护师以上职称人员需达到各地区规定学分要求。

(1) Ⅰ类学分项目:国家卫生部审批认可的国家继续教育项目,省、市审批认可的继续教育项目,卫生部继续教育委员会专项备案的继续教育项目。

(2) Ⅱ类学分项目:卫生部或省、市、自治区制订或指定的有关护理学"四新"资料的学习;经单位领导审核的自学资料的学习(要求写出综述);学习进修;国内专题研讨报告;论文发表、交流,科研成果、著作出版等;医疗机构组织的学术报告、专题讲座、技术操作示教等。

项目三 社区护理质量管理

社区护理质量管理是护理管理的核心,也是社区护理管理的重要职能。社区护理质量直接反映社区护理工作的职业特色和工作内涵,护理质量不仅取决于社区护士的业务素质和技术水平,同时与护理管理方法的优劣和管理水平的高低密不可分。PDCA 循环[PDCA 是英语单词 Plan(计划)、Do(执行)、Check(检查)、Act(纠正)的第一个字母,PDCA 循环就是按照这样的顺序进行科学管理,并且循环不止地进行下去的科学程序]、品管圈是质量管理最基本的方法,广泛应用于医疗和护理领域的各项工作中。将 PDCA 循环、品管圈引入社区护理质量管理中,能逐渐提高社区护士的思维分析和解决问题的能力,并进一步改进社区护理工作质量。

任务一 社区护理质量管理的方法

一、PDCA 循环

PDCA 循环是由美国著名的质量管理专家爱德华·戴明博士(W. Edwards Deming)于 20 世纪 50 年代初提出的,又称戴明环(Deming Cycle)。

1. **PDCA 循环的步骤** 每一次 PDCA 循环都要经过 4 个阶段,8 个步骤。

(1) 计划(P):包含第 1~4 步骤。①分析质量现状,找出存在的质量问题;②分析产生质量问题的原因或影响因素;③找出影响质量的主要因素;④制订改善质量的措施,提出行动计划,并预计效果。在进行这一步骤时,要反复考虑并明确回答以下问题(5W1H):为什么制订该措施(Why);达到什么目标(What);在何处执行(Where);由谁负责完成(Who);什么时间完成(When);如何完成(How);措施和计划应具有可操作性。

(2) 实施(D):即第 5 步骤,执行措施、执行计划。

(3) 检查(C):即第 6 步骤,检查计划的执行效果。根据计划要求,对实际执行情况进行检查,将实际效果与预计目标进行对比分析,发现计划执行中的问题并进行改进。

(4) 处置(A):对检查结果进行分析、评价和总结,包含第 7~8 步骤。①把成果、经验纳入有关标准和规范中,巩固已取得的成绩;②处理遗留质量问题或新发现的质量问题。所有质量问题不可能在一个 PDCA 循环中全部解决,遗留质量问题或新发现的质量问题会自动转入下一个 PDCA 循环,如此周而复始,螺旋上升。

2. PDCA 循环的特点

(1) 大环套小环:PDCA 循环作为质量管理的基本方法,适用于各项管理工作和管理的各个环节。各部门根据医院的方针目标,有自己的 PDCA 循环,层层循环,形成大环套小环,小环里面套更小环。通过循环把医院上下的各项工作有机地联系起来,彼此协同,互相促进。

(2) 阶梯式上升:PDCA 循环是爬楼梯上升式的循环,每循环一次,就解决一部分问题,取得一部分成果,质量就提高一步。到了下一次循环,又有新的计划,开始在较高基础上的新循环。

(3) 处置阶段是 PDCA 循环的关键:处置阶段就是解决存在问题,总结经验和吸取教训的阶段。该阶段的重点又在于修订标准,包括技术标准和管理制度。没有标准化和制度化,就不可能使 PDCA 循环转动向前。

二、品管圈

品管圈(quality control circle,QCC)是由相同工作场所、工作性质相类似的基层人员,自动自发地进行品质管理活动所组成的小组。又名质量控制圈、质量小组、QC 小组等。品管圈起始于 1950 年 Deming(戴明)教授的统计方法课程,以及 1954 年 Juran(朱兰)教授的质量管理课程。

1. 品管圈前期准备工作

(1) 建立强有力的品管圈活动推动组织。

(2) 开展品管圈教育培训,增强推动品管圈信心。

(3) 在构建品管圈时应注意强调领导的作用,工作性质相类似的基层人员为主,保证品管圈成员自愿参与,全员共同参与。

(4) 在开展品管圈管理前,应通过召开圈会,确定圈长、圈员、辅导员,各司其职。根据头脑风暴,集思广益,确定圈名及圈徽。

2. 品管圈活动步骤　品管圈管理的活动步骤一般根据戴明环(PDCA 循环)来进行。

(1) 选定主题:首先组织圈员们开会讨论,通过头脑风暴等方式列出日常工作中的常见问题,或从工作的总结和反省中提炼出 4 个以上问题,采用投票打分等方法选定 1 个主题。

(2) 拟订计划:一般以周为单位,按时间顺序来拟订活动计划,以一个完整的 PDCA 循环来分配各步骤所需的时间。

(3) 现状把握:了解问题现状、严重程度,收集客观真实的数据,为设定目标提供依据。

(4) 设定目标:以"完成期限+目标项目+目标值"的表达方式来明确目标值。

(5) 解析目标:以头脑风暴、问卷调查等方式找出要因。

(6) 拟订对策：针对前一步骤所确定的要因，以头脑风暴放手讨论、思考改善对策。注意对策要有可操作性、先进性、创新性。

(7) 实施对策并检讨：对策拟订后，首先根据选出的对策分派工作，由圈员分工合作，落实各项对策；在对策实施过程中，及时收集相关数据以监测管理效果；如实施效果不佳，可重新调整实施或改用其他对策。

(8) 效果确认：确认实施品管圈的效果，分析对策实施后结果有何改变，有无真正效果，所取得的效果是否具有可持续性，能否推广和承认。

(9) 标准化：对取得有效成果的措施进行标准化。

(10) 检讨和改进：在每一圈活动完成后，品管圈并未就此终止。应讨论活动过程中所发生的优缺点，明确今后需持续改进的问题，通过此步骤可确定下一期品管圈的活动主题，以持续进行 PDCA 循环。

任务二　社区护理管理工作的考核与监督

一、概述

建立健全社区护理考核与监督的相关制度，制订社区护理管理质量评价标准。监测社区护理的运行情况，评价社区护理管理的效率与效果，发现问题，提出解决办法，从而提高社区护理服务的质量。考核与监督的评价指标包括：①居民对护理服务满意率；②居民对护理服务投诉率；③社区护理差错、事故发生率；④社区护理服务覆盖率；⑤空巢老年慢性患者访视、护理率；⑥家庭护理病历建档率，护理计划（含评估、诊断/问题、措施、效果评价）与患者实际符合率；⑦社区护士培训率。

二、质量评价方法

1. 社区护理质量评价指标的评定标准

(1) 权重：根据影响质量的重要程度，将各项检查项目赋予不同权重。

(2) 分级：对评价指标可采用五级评分法（好、较好、一般、差、很差），并赋予一定的分值。

2. 社区护理质量评价方法

(1) 基础质量评价：①对工作人员职责、技能等进行定期考核；②对制度落实情况进行定期质量检查；③对消毒的医疗器械、物品等进行质量抽查；④对护士服务态度和护理行为进行问卷调查；⑤服务对象是否有因护理不当而发生的并发症；⑥对患者健康状况改善的情况；⑦患者满意度的调查等。

(2) 过程质量评价：发放病员卡及同事监督卡，调查并了解在实施护理措施过程中，护士执行过程的质量。

(3) 终末质量评价：对终末质量进行评价分析，发现问题、分析原因、寻找对策，修改或制订新的服务质量指标。

（4）应用统计图表进行分析：通过统计图表分析护理缺陷的主要原因，进行同期质量的比较、前后质量的比较和人员间质量比较，针对原因制订持续质量改进的方案。

项目四　护理安全与风险管理

任务一　概　　述

一、护理安全

护理安全　是指患者在接受护理服务全过程中，不发生法律和法定的规章制度允许范围以外的不幸或损失的风险。护理安全包括护理对象的安全和护理主体的安全。

二、护理安全管理

护理安全管理　是运用技术、教育、管理三大对策，主动地实施一系列与安全、职业健康相关的各种行动措施和工作程序，防范意外事故，把隐患消灭在萌芽状态，创造一个安全、高效的医疗护理环境，确保患者安全。

三、护理风险

护理风险　是指在护理服务过程中，因护理行为引起的遭受不幸或损失的一种可能性。护理风险存在于护理工作的各个环节中，具有风险水平高、风险不确定性、风险复杂性、风险后果严重性等特点。

四、护理风险管理

护理风险管理　是对现有和潜在的护理风险的识别、评估、评价和处理，有组织、系统地消除或减少护理风险事件的发生及风险对患者和医疗机构的危害及经济损失，以最低成本实现最大安全保障的科学管理方法。

五、护理风险管理的意义

"护理风险无处不在"，有时甚至极为简单或看似微不足道的护理活动都带有风险。随着人们法律意识日益增强，医疗护理纠纷的发生也逐年上升。另外，社区护理由于其工作场所的特殊性，工作内容的广泛性，更应在严格规范社区管理的同时，加强风险管理。通过对护理风险的分析，加强护理重要环节的管理和防范，有效地回避护理风险，防范和减少护理纠纷，有助于减少社区护士对风险的恐惧和担忧，充分调动社区护士工作的积极性和创造性，为社区居民提供优质、安全的护理服务。

六、护理风险管理过程

护理风险管理的目的是使护理风险系数降到最低程度,保障患者与护士的安全。护理管理者应充分认识护理风险的特性,护理风险管理包括护理风险识别、护理风险衡量与评价、护理风险处理及护理风险管理效果评价4个阶段。这4个阶段构成一个风险管理的周期循环过程。

1. **护理风险识别** 是对潜在的和客观存在的各种护理风险进行系统的连续识别和归类,并分析产生护理风险事故原因的过程,是护理风险管理基本程序的第一步。

2. **护理风险衡量与评价** 是在识别护理风险的基础上,测定护理风险发生的可能性及可能造成损失的估计,对护理风险事件进行定量分析和描述,包括风险发生的概率、损失程度、风险事件发生的可能性及危害程度,确定危险等级,为采取相应的护理风险措施提供决策依据。

3. **护理风险处理** 是针对经过风险识别、风险评价后应对风险问题采取的措施,风险处理是护理风险管理的核心内容。风险处理主要包括风险预防和风险处置两方面内容。

4. **护理风险管理效果评价** 是指对风险管理效果和风险处理手段的实用性和效益性进行分析、检查和评估,是对护理风险管理效果的验证。

任务二 社区护士的风险防范

一、护理风险因素

根据风险事件进行系统识别分类,主要归为以下几个方面。

1. **护理管理因素** ①社区护理规章制度不健全;②护理制度监督不到位,缺乏监控力度;③社区护理管理欠规范、不够全面,大多秉承医院管理模式;④对社区护士教育培训不重视等。

2. **社区护士因素** 详见本书第六章"法律意识淡漠,风险防范意识差",第七章"护理专业知识、技能缺乏"相关内容。

3. **服务对象因素** ①病情变化快、并发症多;②不合作;③个性差异;④刻意维权。

二、护理风险防范

护理风险防范和管理是一项长期的、持续的工作,应健全护理风险管理机制,强化社区护士风险防范意识,提高其应对风险的能力,有效地推进社区护理质量管理工作,为社区居民提供更加安全、有序、优质的护理服务。

1. **建立风险管理制度** 风险管理制度是落实风险管理内容的重要保证。社区护理管理者应根据社区护理特点及发生的护理纠纷或潜在的护理风险隐患,制定各项社区护理操作过程中要遵守的管理制度、重要环节管理流程和采取的护理措施,如建立居家护理安全管理制度,家庭护理操作规范,护理操作告知制度等。

2. **开展护理风险教育** 风险教育是提高防范护理风险的基础,应定期开展相关法律、法规知识培训及护理风险教育,依法执业,强化社区护士法律意识和自我风险防范能力。同时,通过分析、讨论有护理缺陷的案例,总结经验教训,对可能出现的风险制订预防措施,使各种潜在的风险得到控制。

3. **加强护理风险监控** 加强社区护理工作的规范化管理,完善护理服务标准、规范,健全护理质量控制和持续改进体系;社区护理管理者应定期下沉家庭、社区,督导社区护士护理制度及岗位职责的落实情况,规范护理行为和操作流程,并在工作中不断改进,严格按照护理质量控制标准检查和考核;同时建立多方位、多途径、多视角的监控系统,及时发现潜在的护理安全隐患,认真分析原因,找出问题所在,采取有效的护理措施,有预见性地处理可能发生的护理风险,降低护理缺陷和护患纠纷的发生,保证社区居民得到高质量的护理服务。

4. **规范护理文书记录** 护理记录是护理服务过程的文字反映,也是发生护理纠纷时重要的法律文件,一旦发生纠纷将立即被封存。因此,要求社区护士必须及时、准确无误、完整书写护理记录,形成可追溯的法律证据。

5. **加强护理队伍建设** 大力培养与培训社区"一专多能"实用型护理人才,突出社区护理专业特点,注重护理实践能力的提高。同时,落实社区护士配备相关标准,优化护士队伍结构,全面提升护理服务能力和专业技术水平,使其具备独立开展社区护理的能力。

6. **加强护患沟通,建立良好的护患关系** 社区护士在护理活动中,应做好充分沟通和解释,认真、耐心地对待患者的要求与疑问,理解他们在患病治疗期间所持有的烦躁情绪,正确、有效的处理患者及家属的意见。社区护士在护理活动中应履行告知义务,充分尊重患者及家属的知情同意权,取得社区患者及家属理解、支持与配合,建立良好的护患关系,使护患双方成为抵御风险的共同体,防范和减少护理纠纷发生。

学习效果评价·思考题

1. 简述社区护理管理、护理质量管理、护理风险管理的概念。
2. 简述社区护士准入条件、社区护理人员的配备要求。
3. 简述社区护士岗位管理的工作任务。
4. 简述护理风险的管理过程。
5. 简述护理风险的因素及防范措施。

第八章　社区护理研究和科研方法

项目一　社区护理研究热点

　　社区卫生服务在中国的发展不到 20 年,但从工作内容到具体实践,还有许多问题需要研究和解决。把社区现存问题当成研究来做,更加有利于社区护理水平提升,促进社区护理人才队伍科学与医学素质的提高,促进其特色服务的形成,促进其管理模式和服务模式的优化。因此,科研对于社区卫生服务的改革与发展起到了支撑与引领的作用。尽管当前社区护士缺乏一定的科研基础与经验,但却具备较好的外部科研条件,一方面社区护理研究范围广泛,从临床护理到公共卫生赋予的相关工作,从生理学到社会学、心理学、营养学、伦理学、管理学等均可涉及;另一方面研究对象相对广泛,并与护理人员接触时间长,使得取样和纵向的追踪随访等均便利。在国外,社区护理一直是护理科学研究的热点,如 1992 年美国护理专家会议提出 1995～1999 年最主要和优先支持的研究课题,即为"社区护理"及"老年慢性病患者的护理"等。随着疾病谱的变化和人口老龄化时代的到来,社区护理的重要性日益凸显。国家《十二五护理发展规划纲要》对于服务人群的指导方针为"十二五"期间将逐步建立和完善"以机构为支撑、居家为基础、社区为依托"的长期护理服务体系,提高对长期卧床患者、晚期姑息治疗患者、老年慢性病患者等人群提供长期护理、康复、健康教育、临终关怀等服务的能力。这些方针的制定其实已为社区护理科研指明了方向。如从科研对象上看,社区护理科研的一个研究热点是针对社区卫生服务的主体即"社区护士"展开,包括社区护士的配置、培训等。因我国社区护理起步晚,社区护士无论是学历、职称均处于国内护士人才金字塔的底层,现有能力与新形势下社区卫生需求并不匹配,促进社区护理人员知识优化、提升其综合能力是适应当前老龄化、慢病管理需求的关键。因此,围绕"社区护理人才培训,提升其胜任力"相关研究大量涌现,包括探讨社区护士培训现状及需求等调查性研究、也有聚焦"社区护士培训方法、模式及体系等的探讨。面对社区护士人才紧缺及社区强大的护理需求现状,这一研究热点将会得到持续关注。社区护理科研的另一个研究热点是社区卫生服务的客体,即社区卫生服务的接受者,如老年人、慢性病患者等,如"构建长效的社区护理服务模式及如何为不同社区人群提供优质的护理服务"成为社区护理需要解决的关键问题。近年多个国家自然基金项目中标课题(表 8-1),基于社区护理的课题研究成为护理学科国自然中标项目中的一个亮点,可见国家层面对于社区护理科研给予了高度重视。另外,上海市卫计委科教处张勘教授从整体层面分析社区科研方向时,提及社区科研应重点关注

3个方面：①对社区卫生服务机构人、财、物等的管理模式研究；②社区卫生服务模式研究，即针对不同的服务对象如何提供行之有效的服务；③社区卫生适宜技术应用研究。以上观点为社区护理科研指明了方向。

总之，我国社区卫生服务起步晚，正处于探索中前进的阶段。而作为社区护理的主力军——社区护士，工作在社区一线，有较好的科研外部条件，也便于发现社区卫生服务中存在的问题，如能从科研的视角分析和解决问题，必将成为推动社区护理服务发展的中坚力量。

表8-1 与社区护理相关的国家自然基金历年中标项目

年份	中标项目
2008	宁夏地区老年常见慢性病社区护理干预模式研究
2009	癌症患者患者临终关怀准入系统与服务模式的构建研究
2010	蒙贫困农牧区精神分裂症恢复期患者支持性干预及健康管理模式研究
2011	宁夏社区访视护理现状与访视护理质量评价体系构建的研究
2012	健康管理视角下中国城市老年社区护理服务适宜项目及管理策略研究
2013	残疾危险因素模型构建及支持性干预与健康管理模式
2014	社区开展大肠癌筛查的护理干预模型的研究

项目二　社区护理研究方法

有了研究思想，如何将之付诸实践，从起初研究思想到最后的结果报告，研究过程中有若干至关重要的步骤。每一步都需要研究者做一项或多项重要的决策。这将影响整个研究的方向及最终的成果效益。由于篇幅限制，此处仅基于科研设计的性质，分析量性研究和质性研究两种研究设计的特点和应用。

任务一　社区护理的量性研究

量性研究亦称定量研究，量化研究，主要收集用数量表示的资料或信息，并对数据进行量化处理、检验和分析，从而获得有意义的结论的研究过程。定量研究是社区护理科研中常用的一种研究设计。本节主要介绍社区护理量性研究的常见类型，包括调查性研究、实验研究、类实验研究等。

一、调查性研究

调查性研究是指运用一定的调查工具，采取一定抽样策略抽取调查样本，以验证有关变量之间的关系。调查性研究可有横断面设计和纵向设计等,在社区护理研究中应用最为广泛,调查性研究具体实施步骤如图8-1,具体实施见第二章。

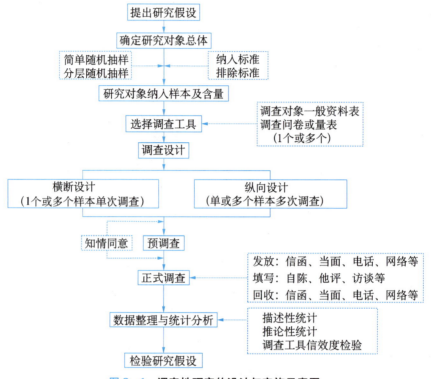

图8-1 调查性研究的设计与实施示意图

二、实验性研究

实验性研究是指研究者根据研究目的人为地给研究对象设置干预措施,按照对照、重复、随机化的基本原则控制非干预措施的影响,通过分析实验结果,评价干预措施的效果。任何实验性研究的设计必须具备以下3个内容。

(1) 干预研究者对研究对象有人为的施加因素,即研究设计中加有护理的干预部分,研究者有目的地对研究对象施加某些护理措施。

(2) 设计对照需排除干扰因素、控制外变量(干扰因素)的影响。

(3) 随机取样和随机分组要求实验性研究必须随机化,即使试验组和对照组能在均衡的条件下进行比较,使样本更具代表性。

案例导入

多领域认知训练对社区轻度认知障碍老年人影响的随机对照研究

此研究的目的是探索多领域认知训练对社区轻度认知障碍(MCI)老年人的干预效果。文

> 章采用了随机,对照,双盲评估的实验研究方法,运用 SAS 软件对 120 例入选对象进行区组随机化,将随机编号分为 A、B 两个组,A 为干预组,B 为对照组。对照组不参加认知干预;实验组接受多领域认知训练。2 周后比较两组干预前后研究对象的认知功能的改变,发现多领域认知训练干预对社区轻度认知障碍老年人的认知功能具有促进或保持作用。

以上案例即采用了实验性研究法。实验性研究是检验因果假设最有说服力的一种研究设计,由于这种设计通过设立对照组最大限度地控制了对人为施加处理因素的干扰,能比较准确地解释处理因素与结果之间的因果关系,具有较高的科学性和客观性。但实验性研究需要严格控制干扰变量,由于大多数护理问题研究对象是人,较难有效控制干扰变量,因此降低了在护理研究领域应用实验性研究的可能性。

三、类实验研究

又称准实验研究,与实验研究方法基本相似,不同处在于其研究内容缺少按随机原则分组或没有设对照组,但一定有对研究对象的护理干预措施。由于在实际对人的研究上,很难进行完全的实验性研究,特别要达到随机分组比较困难,故选择类实验性研究在护理研究中可行性较高。类实验性研究设计常见如下两种类型。

1. **不对等对照组设计** 是指根据样本纳入标准选择合格的、愿意参与的研究对象,按随机或非随机原则将研究对象分为实验组和对照组,施予不同的干预措施,然后观察比较两组的结果。

> **案例导入**
>
> **对社区脑卒中人群实施双轨道互动干预的研究**
>
> 目的:探讨双轨道互动干预模式对脑卒中康复期患者生活质量的影响。方法:文章采用了非随机实验对照研究,将研究对象按入组先后顺序偶数为观察组,奇数为对照组;对照组实行传统家庭照顾,不施加干预;观察组应用双轨道互动模式干预。6 个月后比较两组研究对象在日常生活活动能力、脑卒中相关知识知晓率等差别。结果:观察组和对照组 3 个月和 6 个月时进行 Barthel 指数、对脑卒中相关知识的知晓率、遵医行为、控制血压、饮食护理等评定差异有显著意义。结论:双轨道互动干预模式应用于脑卒中康复期患者,可及时预防和干预脑卒中可改变的危险因素,降低致残率和复发率,减少后遗症,并对提高患者生存质量、减少家庭和社会负担具有积极作用。

以上案例采用的即是非随机分配方法。此设计方法简单,可操作性强,实施方便,短时间内可获得较大样本。但因采用的是非随机分组,试验组与对照组可比性较差,从而会影响结果的可信度和说服力。

2. 自身实验前后对照设计　同一研究对象接受前、后两个阶段、两种不同的处理措施,然后对其效果进行比较。因为是同一个体,故前后两个阶段不需要分层,但第一阶段同第二阶段的观察期必须相等。自身实验前后对照设计通过受试者自身前、后两阶段干预效果的比较,可以排除个体差异而不需要分层,所需样本量小,统计学效率较高,而且每一个患者在研究过程中有接受新护理措施或新疗法的机会,符合伦理原则。

任务二　社区护理的质性研究

一、质性研究的概念

质性研究是在自然的情境下从整体的高度对社会现象进行深度探究和诠释的过程。它要求研究者在研究过程中要融入被研究对象的经验世界中,深入体会他们的感受与看法,并从被研究者的立场来诠释这些经验和现象的意义。质性研究属于探索性和描述性研究,资料数据通常为文字、声音、图像等,其结果能较充分呈现研究对象的生活经历、价值观、情境体验和感受等,注重探索研究对象的内心真实情感、体验等。因此,在护理领域越来越多地得到研究者的关注。本部分主要介绍可用于社区护理质性研究的常见类型。

二、质性研究的基本步骤

1. 选择研究问题　与量性研究不同,质性研究问题的提出不是在文献回顾和分析的基础上形成的,而是以研究对象的主要关注点为核心,强调来自研究对象的真实生活世界,关注研究对象的生活意义、体验等,并予以呈现。

2. 进入研究场所　质性研究要求研究者与研究对象有深入的接触,一旦确定研究场所,研究者应进入研究场所并接近研究对象。接近医疗机构内的研究对象,一般需获得机构的相关负责人批准,研究者也需承诺为研究对象的参与保密。

3. 抽样　是指根据研究的需要对有关的人、时间、地点、事件、行为、意义等进行选择的行为。与量性研究不同的是,质性研究不可能进行随机抽样,质性研究的样本一般比较小,采取的是目的性抽样的原则,按照研究目的抽取能够为研究问题提供最大信息量的研究对象。因此,研究者在选择样本时,一定要考虑抽样对象是否是一个能够提供非常密集、丰富信息的个案,即抽取那些能够为研究问题提供最大信息量的人或事。

质性研究的研究对象不强调代表性,但应具有典型性,即能从研究对象处获得丰富的资料信息,研究者要考虑从哪些场所可获得其研究对象。

具体抽样策略如下：

(1) 目的性抽样:研究者以自身专业知识和经验为基础,根据研究目的选择包含典型特征、信息量丰富的研究对象。

（2）理论性抽样：是指在某种理论指导下，有意识地选择符合理论框架特征的研究对象。

（3）方便抽样：以研究者方便获得样本的方法获取研究对象。此法省时、省力，但所得信息可信性降低，易至结果偏倚。

（4）滚雪球抽样：研究者借由一些人找到另一些信息丰富的个案。可使研究样本像滚雪球一样，逐渐扩大。

4. **收集资料**　在收集资料的时候最重要的问题是："如何从被研究者那里获得能够表现他们所思所想、所作所为的资料，如何从他们的角度理解他们的行为和意义构建"。因此，在质性研究资料收集过程中，研究人员需深入研究现场，采用非结构式或半结构式观察、访谈、录音、录像、记录等方法收集资料，除通过现场笔记或录音进行记录外，还应有现场研究备忘录，随时记下资料收集过程中一些突发的想法和感受。

5. **资料转录**　访谈或观察所获得的资料需进行记录，记录方式多样，常用文字、录音、图像等，研究者需在资料收集后进行整理转录。通常研究者需在 24 小时内将录音逐句转换成文字稿，对访谈对象在谈话中出现的停顿、声音及音调等一并记录并撰写备忘录。为提高访谈资料的可信度，可将转录的文字资料反馈给访谈对象核查。访谈对象的一般资料信息也需录入和整理，所涉患者信息的全部资料由研究者交专人加密保管。

6. **资料分析**　质性研究中的资料分析是向着研究现象作精确的描述和解释所迈出的一大步。质性研究资料的分析首先要求对资料进行整理，需要将信息编组，使资料归并，这一过程被称为编码。

（1）资料沉浸：包括反复听取录音、反复阅读转录的文字资料，直到真正深入资料之中。

（2）编码与归类：编码建立在对原始文字资料的反复阅读基础上，可用词语或句子代表一个编码，一般资料中可进行编码的内容包括：反复出现的事物；现象或事物形式；现象或事物的变异性。一般先对前1～3份研究对象的文字资料进行编码，然后将该编码用于其余的资料中，适时比较、修改。编码包括两种方法：①把相似的资料放在一起组成一组，然后再来给这些组别命名；②在熟悉资料的基础上，作者开始有意地按照一定的标准分出不同的组别，然后把资料放入这些类别中。

（3）提炼主题：随着分析的深入，各类别、研究对象、行为、事件之间的相互关系逐渐出现，可提炼主题。

7. **质性研究结果的写作**　质性研究撰写论文一般包括：①背景知识，包括文献综述、研究者个人对研究问题的了解和看法、有关研究问题的社会文化背景等。②研究的目的和意义。③研究方法的选择和运用，包括抽样标准、进入现场及与被研究者建立和保持关系的方式，资料收集与分析方式。④研究结果，质性研究处理结果的方式可以分成类属型和情境型：类属型主要使用分类方法，将研究结果按照一定的主题进行归类，然后分别加以报道；情境型非常注重研究的情境和过程，通常将收集到的原始资料按照个案方式呈现出来。个案呈现的内容可以是一个自然发生的故事，也可以是一个按时间顺序排列的各种事件的组合。⑤对研究结果的检验，讨论研究的效度、推广度和伦理道德问题。

三、质性研究的主要类型

本部分主要介绍可用于社区护理的质性研究的常见类型,包括现象学研究、扎根理论研究、个案研究及内容分析法等。

1. **现象学研究**　运用归纳及描述,在没有预设及期望下,观察某特定现象,分析、提炼该现象的核心要素,并探讨各要素间及各要素与周围情景间的关系的一种质性研究方法。

现象学研究常采用访谈法收集资料,也可结合观察法、档案资料查询等方法收集资料。研究人员就某一主题请研究对象描述他们的体验和经历,同时研究人员应不同程度地参与研究对象的活动中,以对其语言和非语言性沟通行为、所处的环境、研究对象对环境的反应等进行深入观察。

现象学研究法的资料分析是通过编码、归类、解释现象的实质和意义、提炼主题和要素得以完成。常用 Giorgi 和 Colaizzi 等资料分析方法。以下为 Colaizzi(1978 年)提出的现象学研究 7 个分析步骤:即仔细阅读原始资料;提取与研究现象相关的词组或语句;为提取的重要陈述赋予意义,即编码;重复上述步骤,并将码号归类;整合所得结果,详细描述研究现象;缩减详细的描述形成结构框架;返回研究对象求证。

> **案例导入**
>
> **社区脑卒中患者母亲照顾者照顾体验的质性研究**
>
> 　　目的:探讨社区脑卒中患者母亲照顾者的照顾体验。方法:采用目的性抽样,应用半结构访谈法访谈脑卒中患者的母亲 8 例,每例访谈时间持续 45~60 分钟。访谈结束后及时将录音材料转录为文字,并整理记录被访者的非言语行为及其基本资料。采用 Colaizzi 的关于现象学资料的 7 步分析法进行资料分析。结果:母亲照顾感受可归纳为 4 个主题:照顾负担,应对态度不同,积极体验,需要支持。结论:了解母亲照顾者这一特殊人群的真实体验及内心感受,可协助社区护理人员提供有针对性的护理,发挥母亲优势,提高其生活质量。

2. **扎根理论研究**　扎根理论研究法寻找研究问题的影响因素和相关因素,资料一般从事实中来,理论从资料中形成,称为扎根理论。该方法重视事物的过程而不只单看事物的静态情况。扎根理论的目的在于理解人们赋予自己生活事件的涵义,试图从资料中来建构理论,因此需要富有技巧的访谈和深入的内容分析。扎根理论的根据是符号互动理论,即人们为自己构建了事件的意义,然而这又是以与别人的互动为基础的。在扎根理论研究中,取样、资料收集和资料分析是同步进行的,对前面资料的分析可以指导以后样本的选择方式和资料收集的重点,研究者利用初步的理论框架来影响下一步的资料收集。随着收集到的资料越来越丰富,研究者就要把资料概念化,并进行剖析和分类,形成核心概念以及概念之间关系的命题,最后提出理论或假设作为研究成果。

> **案例导入**
>
> **基于扎根理论的互动式患者参与患者安全理论框架构建的研究**
>
> 目的:探索患者对参与患者安全管理的感知和过程。方法:采用了运用格拉泽传统扎根理论方法论,采用目的抽样和理论抽样选取访谈者,对 34 例出院或即将出院的患者进行半结构式深度访谈,并收集、分析部分网络媒体的相关报道,析取主题。结果:析出主题"互动式患者参与患者安全"的 8 个类属,并据此构建理论框架,包括"决策性、照护性、诉求性"3 个参与策略,"信任、信息、沟通、支持"4 个原因要素,"有利"1 个参与结果,7 个相关理论假设。结论:互动式参与患者安全的理论框架可引导患者据其不同临床情境,采取积极"照护性参与"、审慎"决策性参与"、理性"诉求性参与"的恰当策略,对促进患者参与患者安全管理的研究及实践具指导意义。

3. **个案研究** 个案研究指对单一案例(一个人、一个家庭或一个社区)的行为进行详尽的描述与分析,常使用定性数据,如自然观察、访谈、档案记录等。在个案研究设计中,界定边界或明确分析单元是关键所在。资料收集与分析程序都与其他质性研究方法相差无几,非常依赖于研究者访谈的技巧和他们建立信任关系的能力。个案研究的优点是可以深入考察用量性方法无法做到的事情,如人们对社会现象的感受和经历。

参考文献

1. 陈雪萍,李冬梅.社区护理学.杭州:浙江大学出版社,2014.167～176
2. 成燕,冯威,张旭等.多领域认知训练对社区轻度认知障碍老年人影响的随机对照研究.中华精神科杂志,2012,45(4):228～231
3. 杜海霞,金红,刘冰等.国内外社区护理研究进展.中国社会医学杂志,2014,(2):123～125
4. 樊巧玲.中医学概论.北京:中国中医药出版社,2014.269～320
5. 付华.预防医学.第6版.北京:人民卫生出版社,2013.265～276
6. 郭锐.康复护理技术.北京:高等教育出版社,2005
7. 胡长梅.常见慢性病社区综合防治管理手册/脑卒中管理分册.北京:人民卫生出版,2007.1～8
8. 花前珍.老年护理学.第3版.北京:人民卫生出版社,2012
9. 华嘉增,朱丽萍.现代妇女保健学.上海:复旦大学出版社,2012.356～394
10. 姜贵云.康复护理技术.北京:北京大学医学出版社,2009
11. 姜丽萍.社区护理学.第3版.北京:人民卫生出版社,2014.44～45,120～133
12. 蒋小剑,何国平.国外社区护理体系对我国社区护理发展的启示.中国全科医学,2010,13(10):1062～1063
13. 李春玉.社区护理学.北京:北京大学医学出版社,2010.89～100
14. 李春玉.社区护理学.第2版.北京:人民卫生出版社,2000.96～98
15. 李春玉.社区护理学.第3版.北京:人民卫生出版社,2012.11～27,157～167,208～209
16. 李继平.护理管理学.第3版.北京:人民卫生出版社,2012.99～123
17. 李巍,项晓培.院前急救诊疗常规.北京:人民卫生出版,2014.37～55
18. 林何梅,莫海花,周享玲.对社区脑卒中人群实施双轨道互动干预的研究.护士进修杂志,2012,12(27):2121～2123
19. 刘建芬.社区护理学.第2版.北京:中国协和医科大学出版社,2010.96～136
20. 刘晓虹,李小妹.心理护理理论与实践.北京:人民卫生出版社,2013.155
21. 卢根娣.国际护士伦理守则解析与临床应用.上海护理,2012,12(5):93～95
22. 梅永霞,张振香,张艳等.社区脑卒中患者母亲照顾者照顾体验的质性研究.中国卫生事业管理,2014(5):389～391
23. 美国心脏协会.医务人员基础生命支持学员手册(专业版).杭州:浙江大学出版社,2011.3～10
24. 潘素彦.儿童社区护理与健康管理.北京:人民军医出版社,2010.147～179
25. 上海市社区舒缓疗护(临终关怀)工作规范.沪卫基层〔2013〕1号
26. 施永兴,王光荣.缓和医学理论与生命关怀实践.上海科学普及出版社,2009.274～281
27. 宋梅,李贞,唐俐玲等.社区护理发展中的伦理学思考和对策分析.中国医学伦理学,2011,24(1):68,88
28. 孙秋华.中医护理学.北京:人民卫生出版社,2012.191～216
29. 涂英.社区护理学.第2版.北京:人民卫生出版社,2012.120～127,178～189
30. 卫生部.《实施医院护士岗位管理的指导意见.卫医政发[2012]30号.
31. 卫生部.国家突发公共卫生事件应急预案,2006 http://www.gov.cn/gzdt/2006-02128/content

213129. htm

32. 卫生部. 国家基本公共卫生服务规范. 2011 http://www. moh. gov. cn/jws/s3577/201105/51780. shtml
33. 卫生部. 社区护理管理的指导意见(试行)》. 卫医发[2002]6号
34. 卫生部. 孕产期保健工作管理办法和孕产期保健工作规范. 卫妇社发〔2011〕56号
35. 卫生部办公厅关于印发社区卫生人员岗位培训大纲(2010年版)的通知. 卫办科教发〔2010〕76号
36. 文军,蒋逸民. 北京:北京大学出版社,2010. 226
37. 肖顺贞. 护理科研. 第3版. 北京:人民卫生出版社,2006. 4
38. 徐桂华. 刘虹. 中医护理学基础. 第2版. 北京:中国中医药出版社,2012. 450~487
39. 徐国辉. 社区护理. 北京:科学出版社,2013. 143~157
40. 燕铁斌. 康复护理学. 第3版. 北京:人民卫生出版社,2012
41. 姚崇华. 常见慢性病社区综合防治管理手册/冠心病管理分册. 北京:人民卫生出版,2007. 1~4
42. 叶任高,陆再英. 内科学. 第6版. 北京:人民卫生出版,2004. 57~63,272~298,787~820
43. 叶旭春,刘朝杰,刘晓虹. 基于扎根理论的互动式患者参与患者安全理论框架构建的研究. 中华护理杂志,2014(49):6:645~649
44. 易巍陆,宾映初. 社区护理. 第2版. 北京:科学出版社,2011. 33~38
45. 张勘,沈福来. 大力开展社区科研是一项重要而迫切的学科人才建设任务. 上海医药,2014,35(6):15~19
46. 张平,吴文娟. 长宁的实践——社区卫生服务发展的组织与制度创新. 上海:上海人民出版社,2008
47. 张平,赵德余. 中国特色健康保障之路的探索——长宁社区卫生服务发展模式的演进历程与经验. 上海:上海人民出版社,2011
48. 赵秋利. 社区护理学. 第2版. 北京:人民卫生出版社,2006. 9~11
49. 郑彩娥. 实用康复护理学. 北京:人民卫生出版社,2012
50. 郑亦宁. 黄建华. 社区专科护理实践指南. 北京:科技出版社,2007. 30
51. 中华人民共和国国务院令(第376号). 突发公共卫生事件应急条例. 2003
52. 中华医学会呼吸病学分会慢性阻塞性肺病学组. 慢性阻塞性肺病诊治指南(2007年修订版). 中华结核和呼吸杂志,2007. 30(1):8~17
53. 中华医学会呼吸病学分会慢性阻塞性肺疾病组. 慢性阻塞性肺疾病诊治指南(2007年修订版). 中华内科杂志,2007,46(3):254~261.
54. 邹恂. 现代护理诊断手册. 第3版. 北京:北京大学医学出版社,2003
55. Derstine J B., Drayton-Hargrove S. Comprehensive rehabilitation nursing. The United States:Saunders,2000
56. McNamara E. Home care:hospital discover comprehensive home care. Hospitals,1982,55:60~66
57. PASTOR D K. Home sweet home:a concept analysis of home visiting. Home Health Nurse,2006,24(6):389~394
58. Stanhope M, Lancaster J. Public health nursing:population-centered health care in the community. 7th ed. St. Louis,Missouri:Mosby,2008,340~372
59. Zhong NS, Wang C, Yao WZ, et al. Prevalence of chronic obstructive pulmonary disease in China. Am J Respir Crit Care Med,2007,176(8):753~760

图书在版编目(CIP)数据

社区护理/刘薇群,杨颖华主编. —上海：复旦大学出版社,2015.6(2023.1 重印)
全国高等医药院校护理系列教材
ISBN 978-7-309-11294-8

Ⅰ.社… Ⅱ.①刘…②杨… Ⅲ.社区-护理学-医学院校-教材 Ⅳ.R473.2

中国版本图书馆 CIP 数据核字(2015)第 054956 号

社区护理
刘薇群　杨颖华　主编
责任编辑/王晓萍

复旦大学出版社有限公司出版发行
上海市国权路 579 号　邮编：200433
网址：fupnet@fudanpress.com　http://www.fudanpress.com
门市零售：86-21-65102580　团体订购：86-21-65104505
出版部电话：86-21-65642845
上海崇明裕安印刷厂

开本 787×1092　1/16　印张 19.25　字数 395 千
2015 年 6 月第 1 版
2023 年 1 月第 1 版第 4 次印刷
印数 11 701—13 300

ISBN 978-7-309-11294-8/R·1433
定价：48.00 元

如有印装质量问题,请向复旦大学出版社有限公司出版部调换。
版权所有　侵权必究